Vernetzte Medizin

Der Autor ist Arzt und Journalist und beschäftigt sich mit elektronischen Netzen und ihrer Bedeutung für die Medizin seit der Frühzeit des Internets in Deutschland. Er arbeitet als freier Journalist in Berlin für zahlreiche Print- und Onlinemedien.

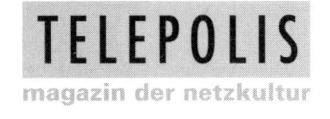

TELEPOLIS
magazin der netzkultur

➜ www.telepolis.de

Das Online-Magazin Telepolis wurde 1996 gegründet und begleitet seither die Entwicklung der Netzkultur in allen Facetten: Politik und Gesetzgebung, Zensur und Informationsfreiheit, Schutz der Privatsphäre, wissenschaftliche Innovationen, Entwicklungen digitaler Kultur in Musik, Film, bildender Kunst und Literatur sind die Kernthemen des Online-Magazins, welche ihm eine treue Leserschaft verschafft haben. Doch Telepolis hat auch immer schon über den Rand des Bildschirms hinausgesehen: Die Kreuzungspunkte zwischen realer und virtueller Welt, die »Globalisierung« und die Entwicklung der urbanen Kultur, Weltraum und Biotechnologie bilden einige der weiteren Themenfelder. Als reines Online-Magazin ohne Druckausgabe nimmt Telepolis damit eine einzigartige Stellung im deutschsprachigen Raum ein und bildet durch seine englischsprachige Ausgabe und seinen internationalen Autorenkreis eine wichtige Vermittlungsposition über sprachliche, geografische und kulturelle Grenzen hinweg.

Philipp Grätzel von Grätz (Hrsg.)

Vernetzte Medizin

Patienten-Empowerment und Netzinfrastrukturen in der Medizin des 21. Jahrhunderts

ⓗ Heise

Philipp Grätzel von Grätz
philipp@media-crew-mitte.de
www.dukla.de

Copy-Editing und Lektorat: Susanne Rudi, Heidelberg
Satz: Peter Eichler, Eberbach
Herstellung: Birgit Bäuerlein
Umschlaggestaltung: exclam!, Düsseldorf
Druck und Bindung: Koninklijke Wöhrmann B.V., Zutphen, Niederlande

Bibliografische Information Der Deutschen Bibliothek
Die Deutsche Bibliothek verzeichnet diese Publikation in der Deutschen Nationalbibliografie;
detaillierte bibliografische Daten sind im Internet über http://dnb.ddb.de abrufbar.

ISBN 3-936931-19-4
1. Auflage 2004
Copyright © 2004 Heise Zeitschriften Verlag GmbH & Co KG, Hannover

Die vorliegende Publikation ist urheberrechtlich geschützt. Alle Rechte vorbehalten.
Die Verwendung der Texte und Abbildungen, auch auszugsweise, ist ohne die schriftliche
Zustimmung des Verlags urheberrechtswidrig und daher strafbar. Dies gilt insbesondere für
die Vervielfältigung, Übersetzung oder die Verwendung in elektronischen Systemen.

Alle Informationen in diesem Buch wurden mit größter Sorgfalt kontrolliert.

Weder Herausgeber, Autor noch Verlag können jedoch für Schäden haftbar gemacht
werden, die in Zusammenhang mit der Verwendung dieses Buches stehen.

Inhalt

Statt eines Vorworts:
Vom Enthusiasmus der Anfänge 1

Einleitung:
Netztechnologien in einem Gesundheitswesen im Umbruch 6

Erster Teil
Patient sein in einer vernetzten Medizin 14

»Was Sie nicht sagen, Doktor«, oder:
Was Patienten wollen. 15

»Die mit der großen Milz und dem Internet« 18
Beitrag von Katrin Beck und Anja Forbiger

Informationstechnologie und die Epidemiologie der Angst. Eine Fallstudie. 25
Beitrag von Gunther Eysenbach

Die Welt von unten betrachtet: Suizidforen im Internet. 33
Beitrag von Tondra Marklund

Schreiben, dass man weint:
Das Internet und die Rückkehr in die Realität nach einer
stationären psychotherapeutischen Behandlung 40
Beitrag von Joey Marecage-Tortue

Online-Gesundheitsinformationen, ihre Qualität und Nebenwirkungen 47
Beitrag von Gunther Eysenbach

Patienten-Empowerment, weitergedacht:
Elektronische Akten im Internet 62

Zweiter Teil

Medizinische Distanztechnologien:
Mehr als Toys für Boys? 69

Telemedizin:
Vom Werkzeug in Extremsituationen zum Alltagstool? 70
Interview mit Alois Thömmes und Thomas Weber

»Wir setzen an zum Quantensprung in Richtung Telepräsenz« 83

Mein Herz so digital 95

Schlaganfall-Teleservice Saar:
Selbstkritische Analyse eines Pilotversuchs zur Schlaganfallnachsorge
mit Hilfe einer telemedizinischen Homecare-Plattform 105
*Beitrag von Stephan Kiefer, Michael Schäfer, Fatima Schera,
Harald Niederländer und Kerstin Rohm*

Dritter Teil

Was Technik (an)treibt 113

Punktlandung 2006?
Der Aufbau einer Telematikinfrastruktur im deutschen Gesundheitswesen 114

Datenschutz in der vernetzten Medizin 136

Irren ist menschlich.
Zur Debatte um medizinische Expertensysteme in einer vernetzten Medizin 163

Money, Money, Money
Viele Beteiligte, viele Faktoren: Zur Finanzierung der Telemedizin 180

Vierter Teil

Open Access und die biomedizinische Forschungspublizistik 197

Philipp Grätzel von Grätz

Statt eines Vorworts:
Vom Enthusiasmus der Anfänge

Der folgende Beitrag erschien in geringfügig längerer Form unter dem Titel »Der Patient ist die Sonne: Die Medizin in den Zeiten des Cyberspace« am 20.12.1999 im Onlinemagazin telepolis.

Thema dieses Beitrags ist die Medizin im Zeitalter der Kommunikationstechnologien. Es geht um Grundsätzliches: Wie beeinflussen moderne Techniken der Datenübertragung, Datenverarbeitung und Datenspeicherung in einer vernetzten Welt die Behandlung von Patienten? Wie verändern sie die Kommunikation zwischen Ärzten und Patienten? Und schließlich: Wie wirken sie sich auf die organisatorische Struktur des Gesundheitssystems aus?

Wer über die Medizin der Zukunft redet, muss über die »elektronische Krankenakte« reden. Er muss darüber reden, dass in Zukunft alle medizinischen Informationen über einen Patienten X nicht mehr in verstaubten Archivschränken in Arztpraxen oder Krankenhäusern liegen werden, sondern in Datenbanken, auf die innerhalb eines definierten Netzes ein bestimmter Personenkreis nach einem bestimmten Modus zugreifen kann – um es zunächst maximal allgemein zu formulieren. Die elektronische Krankenakte ist vordergründig also nichts anderes als der Wechsel von einem Medium in ein anderes, aber mit immensen Konsequenzen. Die Frage, wie ein solches Medizinsystem organisatorisch strukturiert sein soll, wird für das Gesundheitswesen eine der zentralen Fragen der nächsten Jahre sein.

Viele Probleme müssen dabei gelöst werden. Was ist mit der Sicherheit der übertragenen Daten? Wie ist es um den Datenschutz bestellt? Ist ein Arztbesuch vor einer Webkamera auch rechtlich ein Arztbesuch? Neben solchen Detailfragen wird es bei der Einführung elektronischer Patientenakten vor allem um eines gehen: Wo sollen sie liegen, und wer darf wann und wie darauf zugreifen?

Seit Jahrhunderten besteht der Konsens, dass die Krankenakte Eigentum des behandelnden Arztes ist. Im Zeitalter elektronischer Krankenakten wird sich früher oder später die Frage stellen: Warum eigentlich, wenn die Informationen auch an mehr oder weniger zentraler Stelle für alle zugänglich aufbewahrt werden könnten? Entworfen werden soll in diesem Beitrag das organisatorisch-technische Szenario einer Medizin in der Zeit des Cyberspace, ein Szenario, in dem der Patient der unumschränkte Herr über seine zentral gelagerten Akten ist. (...)

Krankheit als Zustand jenseits von zwei Standardabweichungen

Stellen Sie sich vor, Sie hätten Bluthochdruck. Sie würden Medikamente nehmen, regelmäßig ihren Blutdruck messen und ihn irgendwo notieren. Sie würden mit Ihren Notizen zum Arzt rennen, der würde sie ansehen, Ihnen dann ein paar Tabletten mehr oder weniger aufschreiben und Sie wieder nach Hause schicken. Wenn Sie Pech hätten, bekämen Sie irgendwann eine Blutdruckkrise. Sie würden dann entweder den Notarzt anrufen oder kollabieren. Wenn Sie im letztgenannten Fall Glück im Unglück hätten, wäre gerade jemand in der Nähe, der das mit dem Notarzt für Sie erledigt.

In Zukunft wird das anders sein. Sie werden Ihren Blutdruck von einem Gerät messen lassen, das eine Mischung aus Blutdruckmessgerät, Handy, Computer und Kleidungsstück ist: ein Armband, ein Ring, ein Gürtel oder auch – frisch aus den Kreativkellern der amerikanischen Medizinprodukteindustrie – ein T-Shirt. Ihr Blutdruckwert wird über eine Internetverbindung an einen Überwachungscomputer geschickt. Ist er mehrmals hintereinander zu hoch, dann wird dieser Computer Ihren behandelnden Arzt informieren, der wird sich bei Ihnen melden und einen Termin verabreden, spätnachmittags vor der Webkamera.

Bereits heute existieren drahtlose Überwachungssysteme, die den Blutdruck, die Sauerstoffsättigung, den Puls oder die Blutgerinnung von gefährdeten Patienten überwachen können, etwa das Projekt »Schlaganfall-Teleservice Saar«, das vom Fraunhofer-Institut für biomedizinische Technik im November [1999; d. H.] auf der Medizinmesse »Medica« vorgestellt wurde. Projekte wie dieses repräsentieren einen Typ Medizin, der in Zukunft immer wichtiger werden wird: Weil immer mehr Menschen immer älter werden, werden chronische Erkrankungen immer häufiger, der Überwachungsbedarf damit größer. Es gibt längst erste Studien, die zeigen, dass ein elektronisches Monitoring den Patienten tatsächlich zugute kommen könnte.

Werden Krankheitsparameter elektronisch gemessen, dann kann auch die Überwachung, im Extremfall sogar die Behandlung elektronisch verlaufen, etwa wenn ein Überwachungsprogramm einem Bluthochdruckpatienten eine E-Mail schickt, er solle besser eine halbe Tablette mehr einnehmen. Programme dieser Art heißen »Medizinische Expertensysteme«. Digitale Expertensysteme und ihre analogen Geschwister, die medizinischen Leitlinien, arbeiten mit dem Standardmenschen, der in der medizinischen Statistik traditionell durch einen Bereich innerhalb von zwei Standardabweichungen definiert wird, was grob einem 95 Prozent-Intervall entspricht. Obwohl die medizinische Computertechnik den Standardmenschen natürlich nicht erfunden hat, wird sie ihn über telemedizinische Diagnose-, in fernerer Zukunft auch Therapiegeräte fester in die medizinische Praxis implementieren, als es das traditionelle klinische Studienwesen je gekonnt hätte. (..).

Information, Austausch und Internet-Anonymität

In einer vernetzten Welt schmilzt der Informationsvorsprung der Ärzte dahin. Waren schwer zugängliche Symposien, komplizierte Zeitschriftenartikel und kaum illustrierte Lehrbücher die Quellen, aus denen sich lange Zeit das Mehrwissen der Ärzte speiste, so bewegen sich Ärzte und Patienten bereits jetzt und in Zukunft immer mehr im gleichen Medium: dem Internet. Und nicht nur das, sie benutzen auch die gleichen Ansprechpartner. So bieten leicht verständliche Behandlungsleitlinien, die zu Hunderten im Netz zu finden sind, den Ärzten Orientierung und den Patienten die Möglichkeit einer simplen Qualitätskontrolle. Amerikanische Medizinportale wie Medscape oder DrKoop versammeln auf ihren Seiten neueste wissenschaftliche Erkenntnisse, regelmäßig aktualisierte Übersichtsartikel zu allen denkbaren Krankheitsbildern, Fortbildungsangebote und Expertensprechstunden.

Im Gegensatz aber zur Leserschaft traditioneller Medizin-Zeitschriften, die fast ausschließlich aus Ärzten besteht, tummeln sich beispielsweise unter den anderthalb Millionen registrierten Benutzern von Medscape eine Million Laien. Wer seinem Hausarzt misstraut, fragt den Professor bei Medscape, den auch der Hausarzt konsultiert, wenn er nicht weiterweiß.

Das Internet bietet Patienten außerdem die Möglichkeit, andere Patienten mit gleichen Beschwerden kennen zu lernen und sich mit ihnen auszutauschen. Online-Selbsthilfegruppen und Newsgroups erreichen dabei auch Menschen, die in der realen Selbsthilfe außen vor bleiben: Patienten mit seltenen Erkrankungen, Patienten, die in abgelegenen Gegenden wohnen oder Patienten, die aufgrund von Gebrechen ihre Wohnung nur mit großem Aufwand verlassen können. Auch Männer, eine andere große Problemgruppe der traditionellen Selbsthilfe, verlieren online ihre Hemmungen und sind entsprechend häufiger in der Internetselbsthilfe zu finden. Die so genannte »Internet-Anonymität«, die vielen Menschen das Reden über ihre Krankheit erleichtert, ist auch therapeutisch nutzbar.

Ein Beispiel: Kinder, die nachts oder auch tagsüber einnässen, haben oft Schamgefühle, die eine kontinuierliche Patienten-Arzt-Beziehung verhindern – und das ausgerechnet bei einem Krankheitsbild, das nach gängiger Lehrmeinung vor allem dadurch besser wird, dass sich die Kinder gedanklich mit ihrem Problem auseinander setzen, es also möglichst nicht verdrängen.

Der amerikanische Kinderarzt Robert Pretlow hat nun im August eine Webseite für Bettnässer eröffnet, die bei den teilnehmenden Kindern eine Art Corporate Identity erzeugen soll. Die Kinder melden sich nur mit ihrem Vornamen an. Sie sind angehalten, sich täglich einmal einzuloggen und zu berichten, ob ihr Bett in der vergangenen Nacht nass war und ob die Klingelmatratze (ein gängiges therapeutisches Utensil für Bettnässer, das anfängt zu klingeln, sobald die Matratze feucht wird) benutzt wurde. In einer Art Ruhmeshalle werden all die Kinder aufgeführt, die längere Zeit trocken waren

– als Belohnung für die einen und als Ansporn für die anderen. Einen Chatroom gibt es natürlich auch, genauso bebilderte und animierte Informationstafeln für verschiedene Altersklassen und, um die Kinder bei der Stange zu halten, Computerspiele und Videos. Das Projekt kommt an: Die Kinder (im Durchschnitt etwa zwanzig) kommen regelmäßig und beschäftigen sich so zwangsläufig mit ihrem Leiden. Ohne Scham, ohne Peinlichkeiten.

Abschied vom »Führer of the patient«

Um die Wende zum 19. Jahrhundert, als die Infektionskrankheit Tuberkulose das wichtigste medizinische Problem in Europa war, entstand vor allem in Deutschland das Ideal eines omnipotenten Arztes, das in der angloamerikanischen medizinhistorischen Literatur noch heute mit dem wenig schmeichelhaften Begriff »the Führer of the patient« umschrieben wird. Von dieser Licht- und Leitgestalt ist dem Arzt heute zumindest eines geblieben: die absolute Vollmacht über die Krankenunterlagen der Patienten. (..).

Wenn wir aber annehmen, dass telemedizinisches Homecare langfristig für die Patientenversorgung einen derartigen Fortschritt bedeutet, dass nicht darauf verzichtet werden kann (worauf zwar einiges hindeutet, was allerdings alles andere als bewiesen ist), wenn wir ferner annehmen, dass die neuen Möglichkeiten der Informationsbeschaffung und des Informationsaustauschs, die das Internet den Patienten bietet, tatsächlich zu einem Mehr-Wissen und zu mehr Selbstständigkeit seitens der Patienten führen werden, ist es dann nicht viel wahrscheinlicher, dass sich das Handlungszentrum im Gesundheitssystem vom Arzt weg und hin zu den Patienten selbst verschiebt?

Wie könnte das aussehen? Weil telemedizinische Produkte aller Voraussicht nach teuer und wartungsintensiv sein werden, könnte man sich vorstellen, dass Monitorzentren entstehen, Verleihzentralen für Telemedizinequipment. Die Überwachungscomputer mit ihren selbstständig arbeitenden Expertensystemen würden in diesen Monitorzentren stehen, die dann aus praktischen Gründen auch die entsprechenden Ärzte beherbergen würden. Sie müssten die Arbeit der Programme medizinisch überwachen und bei Problemen dafür sorgen, dass ein Arzt-Patienten-Gespräch zustande kommt, entweder von Angesicht zu Angesicht oder auch vor der Webkamera. Weite Bereiche der Therapie chronischer Krankheiten würden so aus dem regulären (ambulanten) Praxisbetrieb ausgegliedert. Die akute Versorgung könnte – dank drahtloser Internettechnologien, Fortschritten in der Mikroelektronik und der Einführung einer elektronischen Krankenakte – von »fliegenden Ärzten« erledigt werden, also Allgemeinmedizinern für die Grundversorgung, die keine feste Praxis mehr hätten, sondern permanent auf Hausbesuch wären, begleitet von einem Handy zur Kommunikation mit der elektronischen Akte und einem Diagnosekoffer, der zumindest EKG abnehmen, Laboruntersuchungen durchführen und Ultraschalls erstellen können müsste.

Die Koordination zwischen ambulanter Medizin, Therapieeinrichtungen und dem Krankenhausbereich würde weitgehend von medizinischen Callcentern erledigt. Sie bieten von Versicherungen oder anderen Einrichtungen gesponserte Expertentelefone, die einerseits Gesundheitsberatung und Vorsorge betreiben, andererseits aber auch die Vermittlung der Patienten an Kliniken, Spezialisten oder Rehabilitationseinrichtungen übernehmen.

Ein Gesundheitssystem dieser Art ist mit dem herkömmlichen Dokumentationswesen nicht zu machen. Wer vom Bett eines Patienten Zugriff auf dessen Papiere haben möchte, der benötigt zumindest eine elektronische Dokumentation. Wenn außerdem Monitorzentren, Callcenter oder andere Einrichtungen Zugriff auf die medizinischen Daten benötigen, wenn aufgrund der Zunahme chronischer Erkrankungen und der zunehmenden Spezialisierung in der Medizin immer mehr verschiedene Ärzte oder auch Nicht-Ärzte an der Versorgung beteiligt werden, dann kann die elektronische Patientenakte nicht Eigentum des behandelnden Arztes sein.

Die einzige denkbare Alternative dazu ist die mehr oder weniger zentral gelagerte Akte, auf die jederzeit und von überall zugegriffen werden kann, etwa in regionalen Krankenaktenarchiven, die über Internetverbindungen erreichbar sind. Der Eintritt in ein solches Archiv wäre dann (chipkarten- oder biosensorgesteuert) von der Zustimmung des Patienten abhängig, vielleicht mit Ausnahme einiger Notfalldaten. Wenn der Patient es für angebracht hält, gestattet er den Zugriff auf seine Daten, wem immer er diesen Zugriff gestatten möchte. (..).

Auch wenn es die Gesundheitspolitiker und auch die meisten Ärzte noch nicht wahrhaben wollen: Die Einführung der elektronischen Dokumentation in der Medizin, telemedizinische Innovationen und die verschwimmenden Grenzen zwischen Medizin und Unterhaltungsindustrie werden zur Entstehung zentraler Krankenarchive führen, und zwar deswegen, weil der Druck der Patienten, die Kontrolle über ihre eigenen Daten zu erlangen, früher oder später groß genug sein wird.

Philipp Grätzel von Grätz

Einleitung:
Netztechnologien in einem Gesundheitswesen
im Umbruch

Zum Zeitpunkt der Veröffentlichung dieses Buchs ist der hier als Vorwort nachgedruckte Artikel aus dem Onlinemagazin *telepolis* knapp fünf Jahre alt. Die ausgehenden Neunziger waren – Stichwort Dot-com-Blase – eine unbescheidene Zeit, und »Der Patient ist die Sonne« war eine unbescheidene Vision, geboren aus der Alles-ist-möglich-Stimmung der Zeit. Man mag den Aufsatz entsetzlich naiv finden, und sicher ist er das auch. Dennoch: Er spiegelt sehr schön, was damals viele dachten oder wovon zumindest viele träumten, die sich aus welcher Warte auch immer mit dem Thema Medizin und deren elektronischer Vernetzung beschäftigten.

Viele der in »Der Patient ist die Sonne« beschriebenen Szenarien klingen überzogen, wenn man den Artikel im Jahr 2004 liest. Man spürt ein etwas naives Vertrauen in zentralisierte Archivsysteme, eine etwas übertriebene Erwartung an den therapeutischen Nutzen virtueller Welten, ein vielleicht ein wenig zu mechanistisches Bild von menschlichen Erkrankungen. Ob medizinische Callcenter einmal die Bedeutung haben werden, die sie in »Der Patient ist die Sonne« haben, ist offen. Und »fliegende Ärzte« dürften auf absehbare Zeit eine Vision bleiben. Doch sollte das nicht darüber hinwegtäuschen, dass die Vernetzung der Medizin eigentlich gerade erst begonnen hat und dass das, was an deren Ende steht, in jedem Fall ein Gesundheitssystem sein wird, das sich von dem heutigen erheblich unterscheiden wird. Eine Vernetzung der medizinischen Leistungserbringer zusammen mit einer intelligenten Nutzung von Datenverarbeitungsprogrammen wird neue Versorgungsstrukturen entstehen lassen, die mit der klassisch-dualen Versorgung durch niedergelassene Ärzte einerseits und Kliniken andererseits so viel zu tun haben werden wie eine moderne Zahnklinik mit Doktor Eisenbart.

Erhebliche Teile der heute noch in Krankenhäusern angesiedelten Behandlungen werden künftig in die eigenen vier Wände verlagert werden können. Ansätze dafür sind bereits jetzt erkennbar, etwa wenn die größten Krankenkassen im Lande testen, ob man nicht Parkinsonpatienten zuhause mit einer Videokamera überwachen könnte, statt sie für die Einstellung auf ihre Medikation einen Monat lang in einer Klinik festzueisen. Ärzte in allen Disziplinen werden auf Datenbanken zugreifen können, die ihnen viel genauer als

Zeitschriften oder Kongresse sagen können, mit welchen Behandlungen Kollegen bei Patienten mit bestimmten individuellen Charakteristika welche Erfolge hatten.

Der jeweils aktuelle medizinische Wissensstand wird in Form von Krankheitsmodulen zu einem Teil elektronischer Aktensysteme werden, eine ständig verfügbare Feedbackmöglichkeit für den Arzt, der so in seinen diagnostischen und therapeutischen Entscheidungen unterstützt wird. Es wird Stellen geben, die für die telemedizinische Überwachung, das »Fernmonitoring« von chronisch Kranken zuständig sind, von Menschen, die dadurch ein an äußeren Zwängen ärmeres und von vielerlei verpflichtenden Arzt- oder Therapieterminen befreites Leben führen können. Und schließlich werden die Patienten die Möglichkeit bekommen, viel aktiver und selbstständiger als bisher an dem Erhalt ihrer Gesundheit, dem Management ihrer Krankheiten teilzuhaben.

Erste Schritte auf dem Weg zu einer vernetzten Medizin

Das Bundesgesundheitsministerium hat im Jahr 2003 den Planungsauftrag für die Ausarbeitung einer Telematikrahmenarchitektur an ein Industriekonsortium vergeben, das mit seinem im Frühjahr 2004 veröffentlichten Konzept (siehe dazu das Kapitel über die Telematikinfrastruktur) für ein elektronisch vernetztes Gesundheitswesen die Grundlage für eine Reihe von Modellprojekten legt, in denen – neuesten, vor Änderungen nicht gefeiten Planungen zufolge – ab Anfang 2005 die elektronische Gesundheitskarte getestet werden soll. Die eGesundheitskarte steht am Beginn der Totalvernetzung des deutschen Gesundheitswesens, in welchem künftig alle medizinischen Einrichtungen innerhalb miteinander verbundener elektronischer Netze kommunizieren werden und dort Text- und Bilddaten, Befunde und ganze Videofilme austauschen und gegenseitig in Augenschein nehmen können.

Die flächendeckende Einführung der eGesundheitskarte ist für den ersten Januar 2006 geplant. Wie der Leser in diesem Buch unter anderem erfahren wird, gibt es sehr gute Gründe, diesem Zeitplan zu misstrauen. Die Chancen, dass er zu ehrgeizig ist, sind groß. Auch ohne das in Gesundheitstelematikerkreisen und seit neuestem auch in der breiteren Öffentlichkeit öfter an die Wand gemalte Toll-Collect-Gespenst ist Skepsis berechtigt. Doch die Telematikinfrastruktur wird kommen, wenn nicht 2006, dann 2007 oder 2008. Sie wird kommen, weil nur elektronische Netze es möglich machen, den Patienten ins Zentrum einer Vielzahl von medizinischen Einrichtungen zu platzieren, also Krankenhäusern, Praxen, Rehabilitationseinrichtungen und Therapie- oder Überwachungszentren, die gerade im Falle einer chronischen Erkrankung sein Versorgungsnetz bilden. Diese ambulant-stationäre oder »integrierte« Versorgung ist einer der stärksten Motoren für den Aufbau eines elektronisch vernetzten Gesundheitswesens, denn ohne elektronische Netze wird ein integriertes Versorgungskonzept immer schwerfällig bleiben. »Integrierte

Versorgung« ist ein Schlüsselkonzept für das, was in diesem Buch »vernetzte Medizin« genannt wird.

Der Patient in der vernetzten Medizin

Den medizinischen Leistungsanbietern weit voraus geeilt sind aber die Menschen selbst, die Patienten, die konsequenterweise für ihren Part in der vernetzten Medizin von Anfang an nicht den schwerfälligen Begriff der »Gesundheitstelematik«, sondern das viel luftigere »eHealth« gewählt haben. Das Internet hat mittlerweile auf vielfältige Weise und unwiderruflich Einzug gehalten in den Alltag der Patienten. Nicht so sehr gemeint ist hier der sehr medienwirksam inszenierte Rollwagen mit Internetanschluss, der zweifellos den Alltag in den Patientenzimmern der Universitätsklinik Regensburg angenehmer macht. Wer dank eingelassenem und natürlich schmutz- und desinfektionsmittelfestem Monitor auf der Tischplatte, die er mittags zum Essen verwendet, nachmittags E-Mails versenden kann oder wer sich per Computerspiel gegen den Bettnachbarn im Autorennen messen kann, der wird sich tendenziell wohler fühlen im Krankenhaus. Doch viel größere Bedeutung hat das Internet gewonnen als Quelle für medizinische Informationen, als Treffpunkt für Leidensgenossen, als Forum für den Austausch von praktischem, nicht so sehr theoretischem Wissen und als einfaches Vehikel der Kontaktaufnahme zwischen medizinischen Laien und Gesundheits- oder Krankheitsexperten überall auf der Welt. Der Patient steht im Mittelpunkt einer vernetzten Medizin, und er steht dort auch, weil es das Internet gibt, das ihn weniger abhängig macht von dem Ort, an dem er wohnt, von den Ärzten, die er zur Hand hat, von dem sozialen Umfeld, das ihn stigmatisiert.

Ein Gesundheitswesen im Umbruch

Das deutsche Gesundheitswesen befindet sich gegenwärtig in einer Umbruchphase, wie es sie so noch nicht gab. Die Frage des finanziell motivierten Ausstiegs aus der über 100 Jahre alten solidarischen Krankenversicherung zugunsten eines an der Schweiz orientierten Kopfpauschalenmodells wird genauso diskutiert wie die Ausweitung des Solidarsystems zu einer alle Mitglieder der Gesellschaft einbeziehenden Bürgerversicherung. Wer sich über die elektronische Vernetzung des Medizinbetriebs Gedanken machen möchte, der muss sich über diesen Umbruch klar werden. Genau das aber macht es schwierig, viele der in diesem Buch vorgestellten Modelle wirklich zu beurteilen, auch für Gesundheitspolitiker. Technik ist einfach. Soziales ist schwer. Und wenn man beides zusammenkippt, wird es leider auch nicht leichter.

Es gibt ein paar Langzeittrends im Gesundheitswesen, nicht nur in Deutschland, sondern in vielen, vielleicht allen, westlichen Industrienationen. Jeder einzelne dieser Trends wurde schon zu einem Zeitpunkt beschrieben, als nur ein paar Freaks mit Begriffen wie Computernetz oder Telemedizin etwas anfangen konnten. Sie sind also älter als die elektronischen Medien. Der wichtigste Trend ist sicher der demografische Wandel: Die Gesellschaft wird älter. Zweitens beobachtet man in der Medizin seit Längerem, dass es immer mehr chronische Erkrankungen gibt, was sich nur teilweise durch die sich ändernde Altersstruktur erklären lässt. Drittens wird die Medizin (natur-)wissenschaftlicher, was sich in der wachsenden Bedeutung klinischer Studien sowie in der Entwicklung hin zu einer molekularen Interpretation von Krankheitsvorgängen widerspiegelt. Und viertens herrscht in einem Großteil der westlichen Industrienationen aus einer ganzen Reihe von Gründen ein relativer Mangel an medizinischem Personal, der mehr oder weniger erfolgreich durch zweifelhafte Arbeitszeitmodelle kompensiert wird oder dadurch, dass vor allem Ärzte und Pflegepersonal aus Ländern importiert werden, die ihre Doktoren und Schwestern eigentlich selbst bräuchten.

Will man es in einen Satz pressen, dann ist das Langzeitproblem, vor dem westliche Gesundheitssysteme stehen, dieses: Immer weniger Menschen versorgen immer mehr Patienten über immer längere Zeiträume mit immer teureren Therapien. Wenn man sich dann noch daran erinnert, dass der demografische Wandel auch zur Folge hat, dass – zumindest im gegenwärtig in Deutschland praktizierten System – relativ weniger Menschen die Sozialsysteme finanzieren, dann wird man zugeben müssen, das hier ein Problem liegt. Alle Gesundheitsreformen der letzten 20 Jahre waren Antwortversuche auf die Fragen, die dieses Problem aufwirft.

Demografischer Wandel: Schreckensjahr 2050

Im Jahr 2002 beendete die Bundestagsenquêtekommission »Demografischer Wandel« nach zehn Jahren ihre Tätigkeit und veröffentlichte einen Abschlussbericht, der im Wesentlichen das wiederholte, was Bevölkerungsstatistiker schon seit Jahren gepredigt haben. Bleibt die derzeitige Geburtenrate von etwa 1,3 Kindern pro Frau konstant, dann schrumpft die Bevölkerung Deutschlands ohne Zuwanderung von heute 82 Millionen Menschen auf etwa 59 Millionen im Jahr 2050. Bei einer angenommenen jährlichen Zuwanderung von netto 100.000 Menschen erreichen wir eine Bevölkerung von etwa 65 Millionen Menschen, bei einem Plus von 200.000 Migranten jährlich kommen wir auf rund 70 Millionen.

Die absoluten Zahlen sind allerdings für die Sozialsysteme und damit auch für das Gesundheitswesen uninteressant, im Gegensatz zur Altersstruktur, die sich dramatisch verschieben wird. Es wird erwartet, dass die Lebenserwartung bei Männern von heute 75 auf 81 bis 84 Jahre ansteigt, bei Frauen von heute 81 auf 87 bis 90 Jahre. Ist heute nur etwa knapp ein Viertel der Bevölkerung älter als 65, so wird es im Jahr 2050 fast die Hälfte sein. Der so genannte Altersquotient, das Verhältnis der über 64-jährigen zu den 20- bis 64-jährigen im erwerbsfähigen Alter wird sich von heute 26 Prozent auf über 60 Prozent mehr als verdoppeln. Überproportional zunehmen wird vor allem die Zahl der Hochbetagten: Gibt es heute in Deutschland etwa 10.000 Menschen, die älter sind als einhundert Jahre, so steigt diese Zahl bis 2025 auf 45.000. Im Jahr 2050 werden diesen Hochrechnungen zufolge 13 Prozent der Bevölkerung älter sein als 80 Jahre. Heute sind es nicht einmal vier Prozent. Natürlich bleibt eine solche Verschiebung der Altersgruppen nicht ohne Einfluss auf die Zahl der Erwerbstätigen. Nach Schätzungen des Statistischen Bundesamts fällt deren Zahl von heute rund 40 Millionen auf etwa 25 Millionen im Jahr 2040 ab.

Eine sich in Richtung einer Vergreisung ändernde Altersstruktur beeinflusst auch das Gesundheitssystem. Bestimmte Krankheiten werden häufiger auftreten, andere seltener. Insbesondere gilt es als ausgemacht, dass die Zahl degenerativer Erkrankungen des Herz-Kreislaufsystems, des Nervensystems und des Bewegungsapparats zunehmen wird. Die Gleichung »älter ist kränker« gilt allerdings nicht uneingeschränkt, und insbesondere bei Hochbetagten wahrscheinlich gar nicht.

Nach Berechnungen des Verbands der privaten Krankenkassen in Deutschland fallen durchschnittlich etwa drei Viertel aller Krankheitsausgaben in den letzten beiden Lebensjahren an. Weil sich durch den Alterungsprozess in Zukunft relativ mehr Menschen einer Gesellschaft in den letzten beiden Lebensjahren befinden werden, werden die Gesamtausgaben der Gesundheitssysteme auch dann steigen, wenn, was nicht zu erwarten ist, die Kosten für die einzelne Person fallen sollten. Noch völlig außen vor bleibt bei all diesen Hochrechnungen übrigens die Einnahmeseite, die natürlich vom Finanzierungssystem abhängt.

Vernetzung als Antwort auf die Krise der Gesundheitssysteme?

Können Netztechnologien Trends wie dem demografischen Wandel, der Zunahme chronischer Erkrankungen oder dem relativen Ärztemangel entgegenwirken? Können sie Lösungen anbieten für Probleme, die sich aus diesen Entwicklungen ergeben? Mit anderen Worten: Lohnt es sich für ein Gesundheitswesen, das sich in die beschriebene Richtung bewegt, in elektronische Netze zu investieren beziehungsweise sie zu nutzen und zu fördern?

Distanztechnologien können unter bestimmten Voraussetzungen den Bedarf an medizinischem Personal reduzieren. Das Kapitel »*Telemedizin: Vom Werkzeug in Extremsituationen zum Alltagstool?*« wird den Leser darüber informieren, wie sich telemedizinische Strukturen heutzutage vor allem dort durchsetzen, wo spezialisiertes medizinisches Personal knapp ist.

Knapp sind Spezialisten selbstverständlich auch in Krisenregionen. So hat die Bundeswehr bei ihren Balkaneinsätzen auf die Telemedizin vertraut, genauso wie die amerikanische Armee in Afghanistan. Dem Einsatz von

Telemedizin bei der Deutschen Bundeswehr spürt das Interview »*Wir setzen an zum Quantensprung in Richtung Telepräsenz*« nach. Das Kapitel »*Mein Herz so digital*« soll dazu dienen, dem Leser den Einsatz von Distanztechnologien in der Herz-Kreislauf-Medizin nahe zu bringen. Den Abschluss des Buchteils über die Distanztechnologien bildet ein Anwenderbericht aus erster Hand. Der Informatiker Stephan Kiefer vom Fraunhofer-Institut für Biomedizinische Technik in St. Ingbert macht sich in »*Telemedizin in der Praxis: Erfahrungen mit dem Schlaganfall-Teleservice Saar*« durchaus selbstkritische Gedanken über die Umsetzung eines der frühesten und anspruchsvollsten Telemedizinprojekte, die hierzulande bislang aufgelegt wurden.

Etwas abstrakter geht es im dritten Buchteil zu, der sich unter dem Leitsatz »Was Technik (an)treibt« mit vier hochbrisanten und eng zusammenhängenden Themen auseinander setzt. »*Punktlandung 2006?*« macht den Leser mit einem Thema vertraut, das ihm in den nächsten Jahren häufiger in den Medien begegnen wird, nämlich mit dem technisch und organisatorisch extrem anspruchsvollen Aufbau einer Telematikinfrastruktur im deutschen Gesundheitswesen. »*Money, Money, Money*« ist ein ergänzendes Kapitel, das einige finanzielle Aspekte der vernetzten Medizin diskutiert.

Heikel an der Telematikinfrastruktur sind aber nicht nur die Technik und das Geld, sondern auch der Umgang mit den persönlichen Daten der Patienten. Uwe Schneider, der gerade seine Dissertation zu diesem Thema fertig stellt, erläutert in dem Kapitel »*Datenschutz in der vernetzten Medizin*« die rechtlichen Regelungen, auf die sich ein Patient auch in einer vernetzten Medizin wird berufen können, wenn es darum geht, Wissen, das andere nichts angeht, in elektronischen Netzen geheim zu halten. Uwe Schneider hat auch die undankbare Aufgabe übernommen, eine kurze, für das Verständnis von eGesundheitskarte und Telematikinfrastruktur unverzichtbare Einführung in die Wissenschaft – und das ist es: eine Wissenschaft – der Kryptografie zu geben, die jedem Interessierten wärmstens empfohlen sei.

Ebenfalls im dritten Teil des Buchs befasst sich »*Irren ist menschlich*« mit einem etwas anderen, aber keineswegs weniger kontroversen Thema, nämlich mit den so genannten medizinischen Expertensystemen. Eine der Triebfedern hinter dem Vernetzungs-Hype, der in der Medizin gerade zu beobachten ist, ist der politische Wunsch, Arzneimittelnebenwirkungen zu reduzieren beziehungsweise fatale (und teure) Behandlungsfehler zu vermeiden. Medizinische Expertensysteme beschreiben einen möglichen Weg, wie das erreicht werden könnte.

Im Epizentrum der Patient

Die vernetzte Medizin beginnt weder mit Kostenrechnungen noch mit Technik. Sie beginnt auch nicht mit Forschungsdatenbanken, die das letzte Kapitel »*Open Access in der biomedizinischen Forschung*« thematisiert. Sie beginnt vielmehr im Wohnzimmer. Sie beginnt dort, wo kranke, verletzte, körperlich oder seelisch beeinträchtigte Menschen über ihre Telefonbuchse seit einigen Jahren die Möglichkeit haben, in einem Maße mit der Außenwelt in Kontakt zu treten, die bis dahin undenkbar war. Wer die Geschichte einer Vernetzung der Medizin erzählen will, der muss vor allem darüber reden, wie Patienten mit anfangs von niemandem wahr- oder ernst genommenen Graswurzelinitiativen ihr Recht auf Wissen einzufordern begannen. Diese Patienten nutzten und nutzen das Internet, um sich gegenseitig auf dem Laufenden zu halten, um Tipps auszutauschen, von denen ihr Arzt noch niemals etwas gehört hat, oder um sich Informationen zu beschaffen, an die sie vorher nicht so mir nichts dir nichts gekommen wären. Diesen Patienten ist der erste Teil dieses Buchs gewidmet.

»*Was Sie nicht sagen, Doktor*« ist eine kurze Erörterung der Frage, was die Patienten eigentlich so erwarten von einem modernen Medizinbetrieb. Es folgen Beispiele dafür, wie das Internet »von unten« genutzt werden kann und seit den frühesten Internetjahren genutzt wurde. In »*Die mit der großen Milz und dem Internet*« wird mit dem INKA-NET eine der allerersten Patientenwebsites vorgestellt, die ein Forum für Krebskranke sein wollte und es auch geworden ist. »*Informationstechnologie und die Epidemiologie der Angst*« ist eine Fallstudie des Cybermediziners Gunther Eysenbach über den Einsatz von Netztechnologien während der SARS-Krise in Südostasien. In »*Die Welt, von unten betrachtet*«, begleiten wir Tondra Marklund in ein Selbstmordforum, in dem es nicht nur um den Tod, sondern auch um Lyrik geht. Und in »*Schreiben, dass man weint*« erläutert uns Joey Marecage-Tortue, wie das Internet und eine stationäre Psychotherapie zusammenpassen.

Um die tatsächlichen oder nur unterstellten Folgen, die das Internet auf Patienten hat oder haben könnte, geht es in »*Online-Gesundheitsinformationen, ihre Qualität und Nebenwirkungen*«. Gunther Eysenbach war einer der ersten, die sich mit der Qualität medizinischer Webseiten beschäftigt haben, und er ist heute weltweit der führende Experte auf diesem Gebiet. »*Patienten-Empowerment, weitergedacht*« schließlich stellt eine noch recht neue Entwicklung vor, mit der wahrscheinlich viele Leser in Zukunft konfrontiert werden, nämlich netzbasierte Gesundheitsakten. Was diese Akten können, wie sie gesundheitspolitisch einzuordnen sind und wie Patienten sie im Sinne eines selbstständigen Gesundheits- und Krankheitsmanagements nutzen können, ist Thema dieses Kapitels.

Immer wenn in der Geschichte ein neues Kommunikationsmedium aufgetreten ist, sei es der Buchdruck in der Mitte des 15. Jahrhunderts, die Telegrafie und das Radio an der Wende vom 19. zum 20. Jahrhundert oder die visuellen Medien im 20. Jahrhundert, stellt sich die Frage, ob diese Medien aktiv zu sozialen Veränderungen beitragen oder ob sie nur ohnehin bestehende Veränderungen spiegeln und verstärken. Nicht einmal beim Buchdruck sind sich Medientheoretiker in der Antwort einig. War der Buchdruck eine so revolutionäre Erfindung, dass ihm die Alphabetisierung der Gesellschaft praktisch auf dem Fuße folgte? Oder hat Johannes Gutenberg nicht mehr als eine technische Möglichkeit geschaffen, die ihren Beitrag zur Alphabetisierung Europas leistete, als die Zeit dafür reif war? Fragen wie diese kann man auch ein halbes Jahrtausend später stellen: War der Boom der politischen Propaganda im 20. Jahrhundert eine Folge der audiovisuellen Massenmedien? Oder haben die politischen Verführer des 20. Jahrhunderts die Medien nur genutzt, weil sie gerade da waren?

All das sind schwirige und letztlich unbeantwortete Fragen, die sich dem in ähnlicher Weise stellen, der versucht, die Bedeutung von Netztechnologien für das Gesundheitswesen, für die Medizin überhaupt, einzuschätzen. Dieses Buch soll Argumentationshilfen liefern, ohne endgültige Antworten geben zu können.

Danksagungen

An einem Buch, das zum Teil höchst komplexe Technologien behandelt, wirken über Auskünfte, Erläuterungen und Kritik viele Leute mit, die alle zu nennen nicht möglich ist. Der Herausgeber dankt insbesondere seinen Autoren und Interviewpartnern, in alphabetischer Reihenfolge Katrin Beck, Gunther Eysenbach, Anja Forbriger, Stephan Kiefer, Joey Marecage-Tortue, Tondra Marklund, Alois Thömmes, Uwe Schneider und Thomas Weber. Insbesondere Uwe Schneider hat durch seinen Einsatz in allerletzter Minute das Buch um ein wertvolles Kapitel bereichert. Gedankt sei auch Jörn Gödecke für bereitwillige Auskünfte zu der Rollstuhlfahrer-Community »Startrampe.net«, die aus Platzgründen leider nicht abgedruckt werden konnten.

Der Autor dankt ferner all jenen ungenannten Ärzten, Technikern, Informatikern und Gesundheitstelematikern, die auf Konferenzen, am Telefon und per E-Mail stets und immer wieder geduldig für Auskünfte zur Verfügung standen und stehen sowie insbesondere Martin Denz für die Einladung nach Zürich. Auch ein paar Bücher wurden als Quellen benutzt, neben unzähligen Zeitschriftenartikeln und Konferenzbänden. Sie sind am Ende der jeweiligen Kapitel indexiert.

Gedankt sei an dieser Stelle auch Florian Rötzer von *telepolis* für das entgegengebrachte Vertrauen und dafür, dass er es hingenommen hat, dass die Zahl der *telepolis*-Beiträge des Herausgebers durch die Arbeit an dem Buch in den Monaten vor Fertigstellung stark zurückgeschraubt werden musste. Dank gebührt schließlich und vor allem Hauke Gerlof, dem wahrscheinlich ersten Journalisten, der sich in Deutschland mit den in diesem Buch angesprochenen Themen mehr als nur sporadisch beschäftigt hat und ohne den es dieses Buch so nicht gäbe.

Erster Teil

Patient sein in einer vernetzten Medizin

Philipp Grätzel von Grätz

»Was Sie nicht sagen, Doktor«, oder: Was Patienten wollen.

Wer über Patienten reden möchte, der tut gut daran, sie zunächst einmal zu befragen. Wie stellen sich Patienten, also früher oder später alle von uns, ein ideales Gesundheitswesen vor? Welche Bedürfnisse und Erwartungen haben wir an das System, an die, die uns behandeln oder betreuen?

Unter Federführung des gemeinnützigen Pickert-Instituts wurden in acht europäischen Ländern in den Jahren 2001 und 2002 genau diese Fragen untersucht. Pro Land wurden je tausend Menschen gefragt, wie zufrieden sie mit ihrem jeweiligen Gesundheitssystem sind, was in ihren Augen die vordringlichsten Probleme sind und wie sie sich persönlich ihr ideales Gesundheitswesen vorstellen. Heraus kam eine Studie mit dem Titel »The European Patient of the Future«, die mittlerweile auch als Buch vorliegt. Natürlich gab es viele nationale Unterschiede, die sich oft aus den jeweils unterschiedlichen Gesundheitssystemen heraus erklären lassen. So schimpften die Briten über lange Wartezeiten bei Krankenhausbehandlungen, eine Klage, die man in Deutschland oder in der Schweiz kaum vernimmt. Kosten und Zuzahlungen waren dagegen eher eine mitteleuropäische Sorge. Interessanter allerdings als diese Unterschiede sind die Gemeinsamkeiten, die die europaweite Studie zu Tage förderte und die mehr als deutlich machen, was die Menschen des modernen Europas von ihren Regierungen, von ihrem Gesundheitswesen und nicht zuletzt von ihren Ärzten erwarten.

Durch die Bank zeigte sich, dass das spezielle Vertrauensverhältnis zwischen Patienten und ihren Ärzten von den Menschen sehr hoch geschätzt wird. Alle Veränderungen, die die Vernetzung des Gesundheitswesens mit sich bringen wird, werden sich daran messen lassen müssen, ob sie diese spezielle Beziehung intakt lassen. Darüber hinaus zeigt »The European Patient of the Future«, dass sich die Wünsche der Menschen praktisch europaweit mit drei Schlagworten beschreiben lassen: freie Arztwahl, Teilhabe am Entscheidungsprozess und bessere Information.

In allen Ländern lag der Prozentsatz der Befragten, die im Bereich Primärversorgung, also auf der Ebene der Allgemeinmediziner, auf eine freie Arztwahl pochen, jenseits von neunzig Prozent. Die freie Wahl des behandelnden Krankenhauses wurde als nicht ganz so vordringlich gesehen, doch auch hier wünschen sich kontinentweit über drei Viertel der Patienten ein Mitspracherecht. In Deutschland verlangen das sogar 95 Prozent der Bevölkerung.

An Behandlungsentscheidungen teilhaben wollen nach den Daten des Pickert-Instituts durchschnittlich sechzig bis siebzig Prozent der Menschen, in Deutschland sind es sogar 85 Prozent, in der Schweiz mehr als neunzig Prozent. Tatsächlich involviert allerdings fühlen sich viel weniger, nämlich vier von zehn Menschen in Deutschland und sechs von zehn in der Schweiz.

Verglichen mit früheren Untersuchungen hat es in den neunziger Jahren einen geradezu dramatischen Wandel gegeben bei der Frage, wer die Behandlungsentscheidungen treffen sollte. Hier liegen insbesondere Daten aus der Schweiz vor, wo noch 1993 sieben von zehn Menschen dem Arzt die alleinige Verantwortung für die Behandlung zusprachen, wohingegen damals knapp zwanzig Prozent eine gemeinsame Entscheidung von Arzt und Patient forderten. Neun Jahre später geben nur noch neun Prozent der Schweizer ihrem Arzt die Alleinverantwortung gegenüber rund siebzig Prozent, die eine gemeinsame Entscheidungsfindung favorisieren. Im Europadurchschnitt will heute etwas mehr als jeder zweite Patient gemeinsame Entscheidungen, knapp jeder vierte will sogar selbst entscheiden und ebenfalls nur jeder vierte delegiert therapeutische Entscheidungen vorzugsweise an seinen Arzt. Klare Worte.

Kann das Informationsbedürfnis der Menschen durch Europas gegenwärtige Gesundheitssysteme befriedigt werden? Die Antwort der »European Patient«-Studie lautet: Nein. Zufrieden mit den Informationen ihrer Ärzte über neue Therapieverfahren ist europaweit nur etwas mehr als jeder dritte Patient. Die Quote in Deutschland ist hier mit 45 Prozent überdurchschnittlich gut. Ebenfalls nur ein Drittel (in Deutschland ein Viertel) ist der Auffassung, dass sich die Ärzte verständlich genug ausdrücken. Die Hälfte der Menschen fühlt sich eigentlich nicht informiert genug, um den Arzt frei wählen zu können, bei der Krankenhauswahl sind es noch weniger.

Doch die Studie des Pickert-Instituts zeigte auch, dass das Gespräch mit dem Arzt weiterhin höher gewertet wird als jede andere Informationsquelle. Niemandem sonst, keinem Buch, keiner Zeitung, keinem Internet vertrauen die Menschen in Gesundheitsfragen mehr als ihrem Arzt. Geschätzt wird außerdem der direkte Kontakt und die vertraute Umgebung in der heimischen Arztpraxis. Ein Patient drückte es so aus: »Auch wenn ein Tele-Doktor außergewöhnlich qualifiziert wäre, würde ich doch immer noch lieber meinem Arzt in die Augen blicken können, und das geht [bei der Fernbehandlung, d. H.] nicht.«

In der Gesamtschau von »The European Patient of the Future« bleibt als klarer Trend bestehen, dass die Menschen mehr Verantwortung übernehmen wollen für ihre Gesundheit. Sie wollen stärker in die Entscheidungen eingebunden werden. Sie verlangen bessere Informationen und damit einhergehend eine größere Freiheit bei der Auswahl von Ärzten und Krankenhäusern. Kurz: Die Menschen emanzipieren sich von der Vaterfigur Arzt, als dessen Ideal der Berliner Lungenspezialist Peter Dettweiler an der Wende zum 20. Jahrhundert einmal den damals noch nicht negativ belegten Begriff vom »Führer« gewählt hatte, der durch überlegenes Wissen, aber auch durch eine gewisse »geistige Superiorität« (Dettweiler) glänzen müsse. Die angloamerikanische Literatur nennt dieses Konzept noch heute mitunter »Führer of the patient«.

Es ist das große Verdienst vieler, die sich mit dem Internet und dessen Auswirkungen auf den Medizinbetrieb befassen, dass sie diesen Wandel von Anfang an begriffen und beherzt aufgegriffen haben und ihre Ideen, Projekte und Aktivitäten bis heute immer auch daran messen lassen, ob sie dem veränderten Rollenverständnis des Patienten Rechnung tragen.

Das Internet ist natürlich nicht die Ursache dieses Wandels. Die Ursachen liegen tiefer, sie sind vielschichtig und komplex. Sie haben zu tun mit veränderten Erwartungshaltungen, die eine immer erfolgreichere Medizin in der breiten Bevölkerung in den letzten Jahrzehnten geweckt hat und die sie längst nicht immer befriedigen kann. Sie haben zu tun mit der Enttäuschung über eine zunehmend als unpersönlich empfundene Expertenmedizin, die zwar in Anspruch genommen wird, wenn das nötig ist, der aber im zwischenmenschlichen Bereich enorme Defizite bescheinigt werden. Mit hinein spielt ein offenbar langfristiger Trend zu mehr Eigenverantwortung, der auch viele andere Bereiche durchzieht, dazu eine Skepsis gegenüber Autoritäten aller Art. Zu nennen ist schließlich das ansteigende (durchschnittliche) Bildungsniveau, das mit dazu beiträgt, dass Gesundheit zu einem Megathema wird, dass die Akzeptanz von Präventionsmaßnahmen, die das individuelle Engagement ohnehin betonen, wächst und wächst.

Der Patient des 21. Jahrhunderts will sein gesundheitliches Schicksal nicht alleine managen, er will aber auch nicht wie ein hilfloses Kind an die Hand genommen werden und von einer Institution in die nächste geschubst werden. Genauso wenig will er passiver Rezipient für von ihm nicht nachvollziehbare Informationen sein. Er möchte selbst verstehen und gelegentlich auch überprüfen können, was die Medizin mit ihm und seinem Körper tut. Die Initiativen, die in den folgenden Kapiteln vorgestellt werden, leisten bei unterschiedlichen Problemen aber auf jeweils doch ähnliche Weise genau das: Sie öffnen Informationsquellen und bieten die technische Infrastruktur für den direkten Draht zu anderen mit ähnlichen Schwierigkeiten. Was Ärzte seit Jahrhunderten mit der größten Selbstverständlichkeit tun, nämlich Kollegen fragen, wenn sie nicht mehr weiterwissen, das machen jetzt zunehmend auch die Betroffenen selbst.

Weiterführende Literatur

[1] Coulter, Angela, »The European Patient of the Future«, Open University Press 9/2003

Katrin Beck/Anja Forbriger/Philipp Grätzel von Grätz

»Die mit der großen Milz und dem Internet«

An der Universität Heidelberg organisierte der Heidelberger Sozialmediziner und Deutschland-Pionier der vernetzten Medizin, Gunther Eysenbach, der mittlerweile an der Universität Toronto lehrt, im Jahr 1999 die Konferenz »mednet 99«. Sie versammelte hierzulande zum ersten Mal ein größeres, internationales Publikum, das sich mit vielen der Themen auseinander setzte, die auch das Gerüst dieses Buchs bilden.

Bereits drei Jahre vorher, im Jahr 1996, gründete die studierte Bibliothekarin und heutige Kulturmanagerin und Shiatsu-Praktikerin Anja Forbriger in Hamburg das Projekt INKA, eine der ersten, wenn nicht sogar die erste Patienten-Community im deutschsprachigen Internet. Unzählige andere sollten folgen.

INKA, das »Informationsnetz für Krebspatienten und deren Angehörige«, wie es sich noch heute nennt, ist ein klassisches Graswurzelprojekt der ersten Internetjahre. Selbst an Morbus Hodgkin erkrankt, einer bösartigen Krebserkrankung des lymphatischen Gewebes, machte Anja Forbriger Mitte der neunziger Jahre die Erfahrung, die unzählige Krebspatientinnen und -patienten auch heute noch machen. Schlagartig konfrontiert mit ihrer Diagnose spürte sie, nachdem der erste Schock überwunden war, ein großes Informationsbedürfnis und lernte prompt die Schwierigkeiten kennen, die es mit sich bringt, wenn man als Laie eindringen möchte in die Welt der Fachbücher und Forschungsartikel, eine Welt mit eigener Sprache und einer eigenen, sehr sachlichen Ethik. Krebs war damals noch viel stärker tabuisiert als heute. Informationsmaterial existierte kaum, organisierte Patientenverbände waren Mangelware. Anja Forbriger:

»Als ich die Diagnose Morbus Hodgkin bekam, kannte ich nicht einmal das Wort. Trotzdem wollte ich möglichst schnell an aktuelle Informationen herankommen. Außerdem wollte ich mit Leuten sprechen, die diese Krankheit hatten oder gehabt hatten und die sich als Patienten damit auskannten. Ich hatte anfangs nur meinen Hämatologen, und schon das Wort Hämatologe kannte ich nicht.

Ich bin dann ganz klassisch als ehemalige Bibliothekarin in die Bibliothek gegangen und hatte immerhin den Vorteil, dass ich Medizinbücher als solche identifizieren konnte. Aber was da drinstand, war einfach völlig veraltet und entsprach nicht dem Stand der Informationen, die mein Hämatologe mir damals gegeben hatte. Den Büchern nach war das eine furchtbare

Krankheit mit einem stets dramatischen Verlauf. Ich habe dann ein Telefonbuch genommen und unter K wie Krebs nachgeschaut. So bin bei der Hamburger Krebsgesellschaft gelandet, die damals leider einen ziemlich abschreckenden Anrufbeantworter hatte. Dann habe ich beschlossen, ins Internet zu gehen, und habe dort mehr oder weniger in einer Nacht alles gefunden, was ich brauchte.

Auch da hatte ich riesige Vorteile durch meine Bibliotheksarbeit. Die Suchmaschine Altavista kannte ich damals schon. Wer kannte 1996 denn schon Altavista oder andere Suchmaschinen? Wer kannte überhaupt das Internet? Bibliothekare, Journalisten und ein paar Studenten, andere wären da wahrscheinlich gar nicht so schnell rangekommen. Ich hatte glücklicherweise das Know-how des Suchens und konnte die entsprechenden Schlagworte eingeben, auf Englisch natürlich. Die einzige deutsche Internetadresse zum Thema Krebs war damals von der Deutschen Krebshilfe, mit einer ewig langen Adresse irgendwo auf einem Server an der Uni Bonn. Dann gab es noch eine deutsche Seite über Hirntumoren und das war's.

Nach einigem Suchen habe ich dann in Amerika die wunderbare Adresse Onkolink.com gefunden, eine Art virtuelles Tumorzentrum von der Universität Pennsylvania, wo ich mich informieren konnte, was das eigentlich für eine Erkrankung ist. Von dort habe ich mich dann weiter zu Mailinglisten durchgeklickt und hatte plötzlich einen Stapel Papier in der Hand, wo alles drinstand, was ich wissen wollte. Diese Sachen habe ich dann zu meinem Arzt geschleppt und galt schnell als die etwas Wunderliche mit der großen Milz und dem Internet.

Letztlich konnte ich mir nur so eine eigene Meinung bilden zu dem Thema und konnte dann auch besser mit meinen Ärzten reden, die sich ja auch nicht immer einig waren. Bei den anderen Patienten im Krankenhaus waren diese Informationen übrigens heiß begehrt. Es war, als hätte ich Geldscheine zu verteilen. Die Blätter wurden mir förmlich aus den Händen gerissen. Ich dachte immer nur: Das kann doch nicht wahr sein.

Letztlich kam mein Freund dann auf die Idee, eine eigene Webseite zu machen, und statt irgendeine Seite über mich selbst zu machen, habe ich mich lieber auf das allgemeine Thema gestürzt. Das Vorbild war Onkolink. Natürlich hatten wir anfangs weniger Internetlinks, sondern eher Adressen und Telefonnummern auf unserer Seite. Langsam kamen dann auch die deutschsprachigen Webseiten, das ging 1996 allmählich los.«

Anja Forbriger trieb INKA zunächst zwei Jahre lang allein mit ihrem Partner voran. Im Jahr 2000 stieß dann Katrin Beck hinzu, heute die zweite treibende Kraft hinter INKA. Wie Forbriger und wie die sieben Macher des Projekts STARTRAMPE, dem wir weiter unten begegnen werden, macht auch Beck die Projektarbeit ehrenamtlich. Auch sie war selbst »Betroffene«, auch sie hat eine lange Geschichte hinter sich mit Diagnose, Therapien, Rezidiven, gravierenden Nebenwirkungen und Informationssuche im Internet. Schließlich war auch sie krankheitsfrei. Sie erfuhr 1998 von der Diagnose »Non-Hodgkin-Lymphom«, ebenfalls eine Krebserkrankung des Lymphsystems. Beruflich ohnehin mit dem Internet beschäftigt landete sie rasch bei INKA und nutzte die dort gesammelten Verweise auf Informationsquellen innerhalb und außerhalb des Internets und auch die Pinnwand, wo sich zu diesem Zeitpunkt bereits eine kleine, agile Community gebildet hatte, die online Fragen, Antworten, Aufmunterungen und Klagen austauschte. Nachdem sie das Lymphom überstanden hatte, kehrte sie aus der Nähe von Stuttgart nach Hamburg zurück und klingelte bei Anja Forbriger: »Kann ich etwas machen?« – »Klar, die Internetkurse für Patienten.« Seither ist sie dabei.

Das Herz von INKA war und ist die Online-Community, die sich an der virtuellen Pinnwand trifft, wo Patienten, Angehörige oder auf andere Art mit Krebserkrankungen konfrontierte Menschen anonym oder offen Fragen stellen können, die dann von Betroffenen aus ihrem eigenen Erfahrungsschatz heraus beantwortet werden. Was habe ich genau? Gibt es überhaupt Behandlungen? Was passiert, wenn ich die Medikamente nehme? Bin ich finanziell abgesichert? Fragen wie diese werden aus dem persönlichen Erfahrungsschatz der Community heraus beantwortet. Und diese »erlebte Kompetenz« (Forbriger), bei der Menschen, denen einmal selbst geholfen wurde, zu Helfern werden, ist das Erfolgsrezept von INKA und anderen derartigen Projekten. Jedes Community-Mitglied ist Profi in eigener Sache:

Ulrich schrieb am 03.Jul.2003 zum Thema Lebermetastasen nach Darmkrebs:

Hallo Alex,

Habt ihr LITT (www.litt.info = verkokeln per Laser) in Erwägung gezogen? Wenn es Chemo sein soll, ist über HAI (hepatic arterial infusion) gesprochen worden? Dabei wird eine erhöhte Chemodosis per Katheter direkt auf die Leber gegeben. Klingt alles kompliziert, aber gerade bei der Leber gibt es so manche Möglichkeit. Versuche mal über www.google.de die obigen Begriffe einzugeben und du wirst viele Informationen bekommen.

Beurteilen, was für deine Mutter in Frage kommt, kann aber nur ein Arzt. Ihr solltet aber wirkliche Spezialisten befragen, nicht alle Ärzte kennen alle Möglichkeiten. Deiner Mutter alles Gute, U. (auch ohne linken Leberlappen wg. CC)

Die Streitfrage, ob ein Forum moderiert werden sollte oder nicht, ob also die INKA-Verantwortlichen sich selbst gelegentlich auf der Pinnwand melden sollten oder nicht, beantworten Forbriger und Beck mit einem klaren »Ja«. Die Moderation geht dabei über das gelegentliche Beantworten eines Postings hinaus. Wann immer ein neuer Eintrag auf der Pinnwand erscheint, werden die Verantwortlichen per E-Mail benachrichtigt, um gegebenenfalls Wildwuchs verhindern zu können. Noch einmal Anja Forbriger:

»*Es gab zum Beispiel immer mal wieder Ärger mit unerwünschter Werbung, die sortieren wir dann sofort aus. Mittlerweile haben wir auch ein paar Stopp-Wörter eingeführt, die dazu führen, dass ein Posting automatisch aussortiert wird. Wenn die eingegeben werden, werden die entsprechende Beiträge nicht gepostet. Es gab zum Teil wirklich richtig Krieg mit diesen Leuten, das ging bis zu einem Anwalt. Und natürlich gibt es auch immer mal die Probleme, die es im richtigen Leben auch gibt, Leute, die neidisch sind und die dann irgendwelche Gerüchte in die Welt setzen, solche Sachen. Zeitweise gab es sogar einen Typen, der sich Internetfahnder nannte, und der dann bei meiner Bank oder bei Sponsoren angerufen hat. Aber das scheint so der normale Wahnsinn zu sein, wenn man in die Öffentlichkeit tritt, das hat mit dem Web eigentlich nichts zu tun. In unserem Forum gehen die Leute ganz gütlich miteinander um.*

Es gibt aber auch ganz andere Dinge, und deswegen ist ein gewisses Maß an Moderation auch gut. Extrem aufgefallen ist mir das zum Beispiel in einigen Multiple-Sklerose-Foren. Das Problem ist häufig, dass die Leute das Internet als Ventil nehmen, um Energien rauszulassen, die sie sonst im Leben nicht rauslassen können. Bei der MS sind viele zum Zeitpunkt der Diagnosestellung noch sehr jung. Häufig sind auch frühe Berentungen. Diese Menschen sitzen dann zuhause, und das Internet ist für sie das zentrale Kommunikationsmedium, in dem alles, aber auch wirklich alles bequatscht wird. Da kann es dann ruckzuck unter die Gürtellinie gehen, und die Leute werden aggressiv, greifen sich gegenseitig verbal an, beleidigen sich. Bei INKA haben wir das ganz selten, und wenn es auftritt, dann unterbinden wir das sofort. Dadurch sehen die Leute dann auch, dass wir da sind und uns um die Seiten kümmern.«

Heute werden auf der INKA-Pinnwand monatlich zweihundert bis zweihundertfünfzig Einträge hinterlassen. INKA hat mehr als eine Million Seitenöffnungen im Monat und etwas mehr als 300.000 Besucher (Stand Ende 2003).

Außer als Zentrum einer sich ständig in ihrer Zusammensetzung ändernden Online-Community von Krebsbetroffenen versteht sich INKA auch als Informationsdrehscheibe, die zu allen erdenklichen Krebserkrankungen zwar nur wenig eigene Informationen anbietet, denn dazu fehlen Kapazität und fachliches Know-how – abgesehen von individuellen Erfahrungsberichten natürlich, etwa mit der Hochdosischemotherapie oder einer Strahlenbehandlung. Offeriert werden aber Querverweise auf Seiten, die Interessierten weiterhelfen könnten. Dazu gehören fachmedizinische Internetauftritte genauso wie Adressen, die über alternative Heilmethoden informieren.

Verlinkt wird natürlich auch auf die Webseiten anderer Patienteninitiativen. Es gibt eine Rubrik »Body and Soul«, die Informationen sammelt zu Themen wie Pflege, körperliche Bewegung oder Trauer und Abschied. Es finden sich Querverweise zu Therapien, Untersuchungsmethoden und sozialrechtlichen Fragen. Insgesamt über 24.000 solcher Links verstecken sich auf hunderten von Seiten, »so viele, dass ich manchmal auf eine Seite komme und denke: Na, das ist ja interessant«, wie Katrin Beck amüsiert berichtet.

Doch als Kind der frühesten Internetjahre in Deutschland hatte INKA sich auch noch eine andere Aufgabe gestellt oder musste sich ihr stellen. Denn in der Mitte der neunziger Jahre war das Internet noch längst nicht so selbstverständlich, wie es heute ist, zumal natürlich bei den oft etwas älteren Krebspatienten. Wer die neuen Informationsmöglichkeiten nutzen wollte, die das Internet mitbrachte, wer die durch INKA erschlossene Welt überhaupt betreten wollte, der musste wissen, was das ist, das Internet, der musste lernen, wie man es bedient. Zwischen 1998 und 2002 organisierten die INKA-Mitarbeiter deswegen fast monatlich Internetkurse in Zusammenarbeit mit der Volkshochschule Hamburg.

Natürlich ändern sich die Zeiten. Die Zahl derer, die in Sachen Internet bei null anfangen müssen, wird kleiner und kleiner. INKA hat aus dieser Entwicklung die Konsequenzen gezogen und die Kurse zum Ende des Jahres 2002 erst einmal eingestellt. Die Zahl der Seitenbesucher ist im Moment eher rückläufig, ein Resultat des wachsenden Angebots an Krebsinformationsseiten, deren Betreiber oft mit mehr Geld und Personal ausgestattet sind als INKA. Manche Anbieter experimentieren auch mit ganz neuen Strategien. So bietet die Deutsche Krebsgesellschaft DKG Onlinesprechstunden an, wo sich Patienten mit ihren Fragen zu einem vorher festgelegten Thema direkt an ein Experten-Panel wenden können. Doch gerade um die Experten geht es INKA ja ohnehin nicht.

eDaNK: Die Erfahrungsdatenbank der Nebenwirkungen bei Krebs

Mit der sich noch in der Konzeptionsphase befindlichen Datenbank eDaNK will auch INKA bald Internet-Neuland betreten. Die »Erfahrungs-Datenbank der Nebenwirkungen bei Krebs«, die zusammen mit Studenten des Studiengangs e-Business der Berliner Universität der Künste entwickelt wird, soll von den Nutzern selbst gefüttert werden, und zwar mit den jeweils erlebten Nebenwirkungen der Chemotherapie, aber auch von Operationen, Bestrahlungen und anderen Verfahren. »Viele der Dinge, die auftreten können, sucht man in den Beipackzetteln vergeblich«, sagt Forbriger. Und dass ein Bein nach einer Krebsoperation anschwellen kann, weil der Lymphabfluss behindert wird, erfährt man oft nicht einmal vom Arzt.

Genau hier will eDaNK ansetzen. Weil praktisch jeder Krebskranke Komplikationen erleidet und weil jeder gezwungen ist, damit umzugehen, gibt es eine

Unmenge guter Tipps und Therapieansätze, die aber nirgends systematisch erschlossen sind. Wer käme schon von sich aus auf die Idee, Krebsschmerzen im Rücken mit einem Kissen aus in Wasser getränkten Kirschkernen zu behandeln? Eine Datenbank, die von den Betroffenen selber aufgebaut wird und über die außer Medikamente und professionelle Therapieverfahren vor allem solche potenziell hilfreichen Alltagstipps abrufbar sind, wäre da eine riesige Hilfe. Was von ärztlicher Seite längst gang und gäbe ist, nämlich das systematische Sammeln und Dokumentieren von Erfahrungen im Zusammenhang mit Krankheiten und Behandlungsverfahren, wollen die INKA-Verantwortlichen nun auch von Betroffenenseite angehen.

Nur sind die hier zu erhebenden Daten ungleich vielschichtiger als die hoch standardisierte Dokumentation im Zusammenhang mit einem neuen Medikament. Technisch ist eDaNK deswegen einigermaßen anspruchsvoll geraten. Wer seine Erfahrungen dokumentieren will, der muss zunächst in einem geführten Formular anonyme Informationen über sich und seine Erkrankung geben. Er kann dann die bei ihm aufgetretenen Komplikationen oder Nebenwirkungen der Behandlungen angeben und kann diese auch selbst kausal zuordnen, also beispielsweise angeben, er habe den Eindruck, dieses oder jenes Symptom ist eine Folge der Chemotherapie, des Tumors selber, der Bestrahlung oder einer Operation.

Aus diesen Informationen wird zu jedem Patienten eine Art Baumdiagramm erstellt, wobei die Erkrankung selbst den »Stamm« bildet und die »Äste« die von den Patienten vermuteten kausalen Verbindungen zu aufgetretenen Problemen symbolisieren. Mit diesem Baumdiagramm arbeitet dann eine Google-ähnlich konzipierte Suchmaschine, die dadurch in die Lage versetzt wird, die Einträge nach Relevanz zu ordnen, und zwar nach der ihnen von den Patienten selbst gegebenen Relevanz.

Geplant ist, eDaNK Anfang 2005 online gehen zu lassen, als erste patientengeführte medizinische Datenbank im deutschsprachigen Netz. Die dort dann katalogisierten Betroffenenberichte sollen auch interessierten Forschern zugänglich gemacht werden.

Internetquellen zum Thema

[1] INKA, das Informationsnetz für Krebspatienten und deren Angehörige
http://www.inkanet.de
[2] Deutsche Krebsgesellschaft
http://www.krebsgesellschaft.de
[3] Deutsche Krebshilfe
http://www.krebshilfe.de
[4] Cancer Net
http://www.meb.uni-bonn.de/cancernet/deutsch/index.html
[5] Krebssprechstunden der Deutschen Krebsgesellschaft
http://www.krebsgesellschaft-forum.de

[6] Krebsinformationsseiten des Landes Nordrhein-Westfalen in Kooperation mit der Universität Düsseldorf
http://www.uni-duesseldorf.de/krebs2
[7] Mamazone – Frauen und Forschung gegen Brustkrebs
http://www.mamazone.de/mamazone.html

Gunther Eysenbach

Informationstechnologie und die Epidemiologie der Angst. Eine Fallstudie.

Vorbemerkung des Herausgebers: Das schwere akute Atemwegssyndrom SARS war die erste große Infektionserkrankung des Netzzeitalters. Zwar nahm SARS seinen Ausgang auf dem Lande. Doch es war in den Großstädten Südostasiens, allen voran in Hongkong, wo erstmals seuchenartig sich ausbreitende Infektionserreger auf eine mit den Mitteln der modernen elektronischen Kommunikation hochgerüstete Gesellschaft trafen. Wo Keim auf Netzwerk trifft, entsteht Population Health Technology, eine neue Form der anlassbezogenen Kommunikation.

Der Autor: Gunther Eysenbach ist Associate Professor an der Abteilung Health Policy, Management & Evaluation der Universität Toronto. Er begann seine Karriere als Cybermediziner an der Abteilung für Dermatologie der Universität Erlangen-Nürnberg, bevor er an die Abteilung Klinische Sozialmedizin der Universität Heidelberg wechselte. Dort leitete er die Forschungsgruppe Cybermedizin und eHealth und veranstaltete im Jahr 1999 die Konferenz mednet 99, die erste große, internationale Konferenz zum Thema eHealth in Deutschland. Sein besonderes Interesse gilt seit Jahren der Qualität medizinischer Internetseiten. Er hat außerdem das Journal of Medical Internet Research aus der Taufe gehoben.

Es war am 16. November 2002, als die Welt mit den ersten Fällen einer mysteriösen Erkrankung, die später als SARS bekannt werden sollte, konfrontiert wurde. An jenem Novembertag sickerten die ersten Berichte über Patienten mit einer ungewöhnlichen Form der Lungenentzündung in die Medien, die zunächst in der Provinz Guangdong in Südchina aufgetreten war. Die Krankheit breitete sich schnell aus, zuerst nach Vietnam und Hongkong und von dort dann mit Touristen und Geschäftsreisenden auf dem Luftweg in andere Länder der Erde. Auch die westliche Welt blieb nicht verschont: In Kanada starben bis August 2003 44 Menschen im Raum Toronto, der einzigen Region außerhalb Südostasiens, die auf dem Höhepunkt der Epidemie im Frühjahr und Frühsommer 2003 Todesopfer zu beklagen hatte. Toronto gilt als die multi-kulturellste Stadt der Welt – elf Prozent der Einwohner stammen aus China, sieben Prozent aus Hongkong –, und diese Mobilität ihrer Bewohner wurde der Stadt zum Verhängnis.

Die SARS-Epidemie bot zahlreichen kommerziellen Anbietern von Informationstechnologie die Gelegenheit, Geräte, Software oder Netzdienste aus dem Hut zu ziehen, die vorgaben, der verängstigten Bevölkerung vor allem in den Metropolen im Umgang mit der Seuche behilflich sein zu können. Waren diese Initiativen vielversprechende Ansätze, mit Informationstechnologie die modernen Seuchen zu bekämpfen, oder doch eher Geschäftemacherei und geschicktes Marketing? Wohl ein bisschen von beidem, wie die folgende Analyse einiger ausgewählter Beispiele zeigt.

Nutzen unbekannt: Vier IT-Projekte im Seuchenfall

Der Gesundheitsdiensteanbieter Healthcarelink.md etwa entwickelte eine Überwachungssoftware, von der die Hersteller behaupteten, SARS (und ähnliche Infektionskrankheiten) entdecken zu können, bevor die ersten Symptome auftreten. Erreicht werden sollte das, indem die sich ändernden Körpertemperaturen bei einer großen Zahl von Menschen regional ausgewertet wurden. Die Menschen – Patienten waren sie ja noch nicht – sollten täglich einmal am frühen Morgen Fieber messen und das Ergebnis per Telefon, Fax oder Internet an eine Datenannahmestelle übermitteln. Die Daten würden dann grafisch aufbereitet und im Internet publiziert, wo sie für Ärzte, Wissenschaftler und Laien gleichermaßen zugänglich waren. Zusammen mit Informationen darüber, wo sich die entsprechenden Personen im Verlauf der Tage aufhielten, sollten diese Daten Hinweise darauf liefern, wer ein potenzieller SARS-Patient sein könnte. Eine der offenen und letztlich ungeklärten Fragen bei diesem Service freilich ist, wie man eine hinreichend große Zahl von gesunden Menschen dazu motivieren kann, tagtäglich Fieber zu messen und den Wert dann auch noch ins Internet zu stellen – von Datenschutzerwägungen ganz zu schweigen.

Eine ähnliche Strategie propagierte die schwedische Firma MedDay, die vorschlug, dass Menschen ihre Symptome in ihre Taschencomputer oder Handys eingeben könnten, die diese Informationen dann drahtlos an ein Monitorzentrum für Infektionskrankheiten übertragen. Dort sollten die Daten gesammelt und ausgewertet werden. Der Firma schwebte eine Art Frühwarnsystem vor, das Ausbrüche von Infektionskrankheiten oder bioterroristische Anschläge frühzeitig erkennen sollte. Für die Vermarktung dieser Idee wurde einfach eine von dem Unternehmen bereits entwickelte Software für die telemedizinische Fernüberwachung chronisch kranker Patienten umbenannt und so zu einer Software für die Überwachung der ganzen Bevölkerung gemacht. Es bleiben einige Fragen offen. Insbesondere ist nicht klar, mit welcher Empfindlichkeit solche Systeme Krankheitsausbrüche tatsächlich registrieren können beziehungsweise wie hoch die Teilnahme in der Bevölkerung sein muss, um statistisch auswertbare Datenmengen zu erhalten. Datenschutzrechtliche Fragen stellen sich auch hier.

Der Hongkonger Mobilfunkanbieter Sunday Communications startete kurz nach dem Beginn der SARS-Epidemie einen neuen Service, der Abonnenten per SMS warnte, sobald sie sich im Raum Hongkong einem Gebäude, in dem sich SARS-Patienten befanden, um weniger als einen Kilometer näherten. Dazu zeichnete die Agentur die Bewegungen des Handybesitzers auf und glich diese mit den offiziellen, von den Gesundheitsbehörden in Hongkong veröffentlichten Krankheitsstatistiken ab. Es ist unbekannt, ob dadurch auch nur ein einziger SARS-Fall verhindert werden konnte.

In Singapur schließlich testeten die Gesundheitsbehörden elektronische Überwachungssysteme, die jede Bewegung einer Person aufzeichneten, sobald sie ein Krankenhaus betrat. Sowohl Angestellte als auch Besucher wurden dazu mit einem kreditkartengroßen RFID-Tag [Anhänger zur Identifizierung einer Person durch Radiofrequenzen, d. H.], einer Art elektronischem Barcode, ausgestattet. Solche RFID-Tags sollen künftig auch zur Kontrolle des Warenflusses in größeren Unternehmen eingesetzt werden. In den Krankenhäusern funkten diese Anhänger die Position der entsprechenden Person an Sensoren, die in den Decken von Zimmern und Fluren versteckt waren. Auf diese Weise konnte jeder persönliche Kontakt zwischen zwei Menschen nachvollzogen werden.

Die Aufzeichnungen wurden für zwanzig Tage aufbewahrt, also etwa doppelt so lang, wie es dauert, bis ein mit SARS Infizierter tatsächlich erkrankt. Wenn es zu einem SARS-Fall kam, dann ließen sich über die Datenbank sämtliche persönlichen Kontakte der betroffenen Person nachvollziehen. Die Singapurer Gesundheitsbehörden berichten, dass dieses System etwa zehnmal so schnell sei wie die traditionelle Methode der persönlichen Befragung.

IT-Anwendungen können auch dazu beitragen, ein Gesundheitssystem während einer Krise wie der SARS-Krise zugänglich zu halten. Im Singapore General Hospital zum Beispiel wurde in den SARS-Monaten ein Onlineprogramm für Physiotherapie eingerichtet, das es Krankengymnastinnen erlaubte, Patienten zuhause zu behandeln. Über eine Webkamera konnten sich die Patienten mit ihrer Therapeutin unterhalten und neue Übungen lernen oder von ihr Feedback bekommen.

Die Bedeutung von Informationstechnologie während der SARS-Epidemie

Von allen Beteiligten aus den Bereichen Public Health und Infektionskrankheiten wurde immer wieder die Bedeutung betont, die den Informations- und Kommunikationstechnologien während der SARS-Epidemie zukam, und zwar bei der Früherkennung genauso wie im Hinblick auf internationale Zusammenarbeit und Informationsaustausch.

Am 17. März 2003 rief die Weltgesundheitsorganisation WHO elf Labors in neun Ländern dazu auf, ein gemeinschaftliches Forschungsprojekt durchzuführen, um Schnelltests zur Diagnose von SARS zu entwickeln. Das Netzwerk bediente sich der E-Mail-Kommunikation und benutzte eine sichere WHO-Webseite, um die Ergebnisse klinischer Erhebungen, elektronenmikroskopische Aufnahmen von Viren, Gensequenzen und Gewebeschnitte in Echtzeit auszutauschen. Einzelne Abteilungen in von der Epidemie betroffenen Krankenhäusern benutzten ebenfalls Webseiten und E-Mails, um klinische Auffälligkeiten bei Patienten an die Kollegen zu übermitteln. »Diese Form eines schnellen Frühwarnsystems wäre nicht möglich gewesen, wenn das SARS-Virus zehn Jahre früher gekommen wäre«, bemerkte etwa Ann Marie Kimball vom APEC-Netzwerk für neue Infektionskrankheiten. Und Julia Gerberding, die Leiterin der US-amerikanischen Gesundheitsbehörde CDC (Centers for Disease Control) schrieb in einem Leitartikel in der Zeitschrift New England Journal of Medicine, dass »die Benutzung des Internets den Informationsaustausch beschleunigt hat und dabei geholfen hat, die Kommunikationsprobleme zu lösen, die sich immer dann stellen, wenn an einem Forschungsprojekt zahlreiche Forscher in verschiedenen Zeitzonen beteiligt sind«.

Insbesondere die Herausgeber von Zeitschriften feierten sich selbst und das Internet (dem viele von ihnen lange skeptisch gegenüberstanden) dafür, dass es möglich war, Forschungsartikel zu SARS mit der Geschwindigkeit von Elektronen zu publizieren. Insgesamt war die Rolle der Zeitschriften aber minimal, verglichen mit jener, die das Internet bei der Verbreitung von Informationen über SARS spielte: Am 30. Juni 2003 verzeichnete »PubMed«, die große Datenbank biomedizinischer Forschungsliteratur, zum Thema SARS 881 Artikel. Die Suchmaschine Google hingegen fand 358.000 Seiten allein in englischer Sprache. Besonders hervorgehoben wurde von der WHO die Bedeutung des globalen Public-Health-Netzes GPHIN (Global Public Health Intelligence Network) für die Früherkennung von SARS. Vom GPHIN stammten einige der frühesten Berichte über die chinesischen SARS-Fälle im November 2002.

GPHIN ist Teil eines weltweiten Frühwarnsystems der WHO für Ausbrüche von Infektionskrankheiten. Es wurde in Kanada entwickelt und wird von dort betrieben. Der Dienst ist letztlich eine Internet-Suchmaschine, die so programmiert wurde, dass sie vor allem Nachrichten herausfiltert, die auf ungewöhnliche Ereignisse hindeuten, die für die öffentliche Gesundheit von Bedeutung sein könnten. Statt ausschließlich auf offizielle Verlautbarungen von nationalen Regierungen zu vertrauen, durchforstet das GPHIN im Internet ständig mehr als vierhundert internationale Nachrichtenquellen auf der Suche nach Hinweisen auf Ausbrüche von insgesamt 31 übertragbaren Erkrankungen, auf Naturkatastrophen und auf das Auftreten medikamentenresistenter Krankheitserreger. Das ist insbesondere deswegen von Bedeutung, weil noch immer viele Regierungen dazu tendieren, Ausbrüche von Infektionskrankheiten zu verheimlichen oder zu bagatellisieren.

In Entwicklungsländern, wo viele Informationen ihren Weg in die Medien gar nicht erst finden, sind diesem Ansatz natürlich Grenzen gesetzt. Das gilt auch für Länder, in denen die Medien vom Staat kontrolliert werden. Technisch wird GPHIN gerade erweitert: So können künftig auch chinesische Quellen abgefragt werden, was während der SARS-Krise noch nicht möglich war.

»Population Health Technology« als neuer IT-Trend?

E-Health, Verbraucherorientierte Gesundheits-Informatik und Public-Health-Informatik sind neue, sich im Grenzgebiet zwischen Informationstechnologie und Medizin herausbildende Fachgebiete, die einen klaren Schwerpunkt auf die öffentliche Gesundheitsversorgung legen, indem sie Technologien einsetzen, die benutzt werden können, um die Gesundheit der ganzen Bevölkerung, und nicht nur einzelner Individuen, zu verbessern oder aufrechtzuerhalten. Der Ausdruck Population Health Technology ist ein noch recht junger Sammelbegriff, der Produkte wie das Internet, drahtlose Minicomputer, Mobiltelefone, intelligente Kleidungsstücke oder intelligente Haushaltsartikel zusammenfasst, die mit Hilfe von für ganze Bevölkerungen konzipierten Anwendungen das Potenzial haben, die öffentliche Gesundheit zu verbessern.

Im Prinzip kann jedes elektronische Überwachungs- und Medizingerät, vom digitalen Fieberthermometer bis zum Peak-Flow-Meter, das die Atmung von Asthma-Patienten überwacht, entsprechend abgewandelt werden, um als Sensor in einem globalen Frühwarnsystem zu fungieren. Die Apparate müssten lediglich in die Lage versetzt werden, ihre Messwerte drahtlos über Internetverbindungen an zentrale Datenverarbeitungsstellen zu schicken, in denen automatische Software bestimmte Muster erkennt, die auf Krankheitsausbrüche hindeuten könnten. Zu den großen Herausforderungen all dieser Systeme gehören ethische und datenschutzrechtliche Probleme. Es ist ein Drahtseilakt zwischen der Notwendigkeit, die Daten von tausenden von Menschen aufzuzeichnen, gar die Bewegungen und sozialen Kontakte einzelner infizierter Individuen gezielt zu verfolgen und den Schutz der Privatsphäre der Menschen auf der anderen Seite zu gewährleisten.

Auch Krankenhäuser und Apotheken werden vielleicht einmal Daten in diese Systeme einspeisen. Es mag auch Sinn machen, Informationsflüsse und Kommunikationsbewegungen im Internet nach bestimmten auffälligen Mustern zu durchforsten. Am Centre for Global eHealth Innovation haben wir Experimente durchgeführt, bei denen wir die Suchanfragen analysiert haben, die von Menschen in Suchmaschinen eingegeben werden. Unser Ziel war es, herauszubekommen, ob es vielleicht möglich ist, mit Hilfe automatisch arbeitender Programme Veränderungen, insbesondere Anstiege, in der Häufigkeit gesundheitsbezogener Anfragen bei diesen Suchmaschinen zu entdecken. Ob solche Methoden empfindlich genug sind, um Krankheitsausbrüche oder bioterroristische Angriffe früh zu entdecken, muss erst noch untersucht werden. Die in unserem Experiment benutzten Algorithmen waren jedenfalls im Fall von SARS nicht empfindlich genug.

Informationstechnologie und die Epidemiologie der Angst

In der letzten Juniwoche im Jahr 2003 konfrontierte die von SARS am stärksten betroffene kanadische Provinz Ontario die Politiker in der Hauptstadt Ottawa mit einer Überschlagsrechnung, in der die durch SARS verursachten Kosten aufaddiert wurden: 945 Millionen kanadische Dollar kamen zusammen. Darin enthalten waren 395 Millionen Dollar, die Krankenhäuser und andere medizinische Versorger für zusätzliches Personal, Schutzvorrichtungen, Hygienemaßnahmen und Isolierzimmer ausgeben mussten. Weitere 330 Millionen Dollar kostete der durch SARS verursachte Ausfall von Arbeitskräften, die sich vorsorglich in Quarantäne zu begeben hatten.

Noch viel ernster aber waren möglicherweise die Auswirkungen der durch SARS angestoßenen »Epidemie der Angst«. Touristen und Geschäftsreisende, die aus Furcht vor SARS die Zentren der Seuche mieden, verursachten vor Ort wirtschaftliche Verluste in Millionenhöhe. Schlimmer noch, Patienten mit anderen Erkrankungen verschoben oder verzögerten Klinikaufenthalte, weil bei SARS vor allem die Kliniken die Zentren der Epidemie waren. Es ist schwer abzuschätzen, wie viele Patienten zu Schaden gekommen sind, weil sie in jener Zeit Krankenhausaufenthalte mit allen Mittel zu vermeiden suchten – zumindest außerhalb Chinas dürfte deren Zahl höher liegen als die Zahl jener, die durch SARS selbst umgekommen sind. Kelly MacDonald, ein Experte für Infektionskrankheiten an der Universität Toronto, schätzt, dass viermal mehr Menschen aus der Provinz Ontario an einer nicht ausreichenden medizinischen Versorgung während der SARS-Epidemie starben als an der Erkrankung selbst.

Die Epidemiologie dieser Angst im Zusammenhang mit einer Analyse von Population-Health-Technology-Produkten zu verstehen, ist aus zwei Gründen wichtig.

Zum einen dienten viele der IT-Anwendungen, die während der SARS-Krise florierten und beworben wurden, als eine Art psychologische Stütze gegen die Angst. Tatsächlich beschrieb Bruce Hicks, Abteilungsleiter bei Sunday Communications, jener Firma, die den mobilen SARS-Warndienst per SMS ins Leben gerufen hatte, das neue Angebot seiner Firma mit den folgenden Worten: »Unsere Abonnenten müssen in ihr Handy nur ein paar Nummern eingeben, und schon haben sie den seelischen Frieden, den sie benötigen, um ihr Alltagsleben weiterführen zu können.« Mit anderen Worten: Nicht primär die Ausbreitung von SARS wird durch die SMS-Meldungen gebremst, sondern die Ausbreitung der Angst.

Eine ähnliche Rolle haben möglicherweise die zeitweilig überall eingesetzten Temperaturscanner an Flughäfen gespielt, mit denen Reisende auf SARS-Zeichen hin untersucht wurden. Primär ging es darum, den Menschen zu suggerieren, dass etwas getan wird. Tatsächlich gibt es wenige Hinweise darauf, dass es möglich ist, Menschen mit Fieber durch Anwendung dieser Technologie sicher zu identifizieren. In den erwähnten Beispielen diente Technologie also vor allem als psychologisches Pflaster für die Bevölkerung.

Es gibt aber noch einen anderen Grund, warum es wichtig ist, die Epidemiologie der Angst im Zusammenhang mit der Population Health Technology zu verstehen: Einige der zur Frühwarnung eingesetzten IT-Anwendungen sind nämlich prinzipiell nicht in der Lage, überhaupt zwischen einer »echten«, biologischen Epidemie und einer Epidemie der Angst zu unterscheiden. Das trifft vor allem auf solche Anwendungen zu, die darauf bauen, dass die Menschen wahrheitsgemäß ihre Symptome eingeben, aber auch auf Programme, die Veränderungen bei der Inanspruchnahme von medizinischen Leistungen registrieren sollen. Auch die von uns getestete Untersuchung der Suchmaschinenabfragen gehört in diese Kategorie, genauso wie Mustererkennungsprogramme, die Nachrichtenquellen durchforsten. Solche Frühwarnsysteme könnten Veränderungen im kollektiven Verhalten registrieren, die gar nicht Ausdruck einer echten Seuche sind, sondern lediglich auf eine »Epidemie der Angst« (Massenhysterie) hinweisen. Genauso wenig, wie Millionen New Yorker, die Isolierband kauften, ein Beweis dafür sind, dass ein echter bioterroristischer Anschlag stattgefunden hat oder stattfinden wird, genauso wenig sind Menschen, die zu tausenden Population-Health-Technology-Geräte benutzen und Symptome notieren, automatisch ein Beweis dafür, dass sich eine neue Seuche ausbreitet. Genauso kann natürlich auch ein Run auf Ärzte oder Apotheken sowohl Ausdruck einer ernsten Bedrohung durch eine Krankheit oder einen Anschlag als auch Massenhysterie sein, ein in modernen Gesellschaften nicht ganz seltenes Phänomen. Die Vorhersagekraft solcher Frühwarnsysteme ist damit aus ganz prinzipiellen Gründen als niedrig einzustufen. Frühwarnsysteme können außerdem dazu führen, dass sich die Medien auf deren Meldungen oder Fehlmeldungen stürzen, von angeblichen oder tatsächlichen Auffälligkeiten berichten und so die Hysterie weiter anheizen: eine kybernetische Schleife mit positiver Angst-Rückkopplung und potenziell verheerenden Auswirkungen auf das öffentliche Leben.

Die SARS-Epidemie der Jahre 2002 und 2003 bot eine Gelegenheit, das neue Phänomen der Population Health Technology zu studieren und zu analysieren. Vor allem sollte die Krise Anlass sein, diese jungen Technologien auch kritisch zu hinterfragen. Wie wir gesehen haben, bieten IT-Anwendungen enorme Möglichkeiten, wenn es darum geht, auf den nächsten Public-Health-Notfall besser vorbereitet zu sein als auf SARS. Aber sie zwingen uns auch, Stellung zu nehmen zu Themen wie der Wahrung der Privatsphäre und die

Verteidigung liberaler Werte in unserer Gesellschaft. Insbesondere kann Population Health Technology Epidemien der Angst verstärken und das Feuer einer Massenhysterie erst richtig anfachen.

(Nach: Eysenbach, G., SARS and Population Health Technology. Journal of Medical Internet Research 2003, 5(2):e14, URL:http://www.jmir.org/2003/2/e14/)

Tondra Marklund

Die Welt von unten betrachtet: Suizidforen im Internet.

Vorbemerkung des Herausgebers: Wenn in der Öffentlichkeit von Suizidforen die Rede ist, dann geht es meist um jene Websites, auf denen in einer für Außenstehende kaum nachvollziehbaren Offenheit über Selbstmordtechniken debattiert wird, in denen Tipps über für den Freitod geeignete und weniger geeignete Medikamente ausgetauscht werden, in denen sich Destruktivität auf bizarre Weise in Detailverliebtheit verwandelt.

Eine eigene Welt, eine eigene Sprache und eigene Themen – für viele Psychiater weisen die in Suizidforen versammelten Gemeinschaften Charakteristika von Subkulturen auf. Wie in anderen Subkulturen werde das eine »gemeinsame Thema«, in diesem Fall der Suizid, mystifiziert. Die Welt werde durch eine bestimmte Brille betrachtet, die abzusetzen umso schwerer fällt, je stärker man sich von der Subkultur absorbieren lasse. Durch wechselseitige Bestärkung in der gemeinsamen These, dass der Selbstmord eine freie Willensentscheidung sei, würden andere Interpretationsmöglichkeiten, der Selbstmord als Ausdruck krankhafter, aber behandelbarer psychologischer Veränderungen etwa, unter den Teppich gekehrt. Komme auf den so bereiteten Grund dann das detaillierte »Methodenwissen« hinzu, wie es einige Suizidforen anbieten, dann, so die Befürchtung der Mediziner, könnten Suizidforen auch Selbstmorde verursachen, die anders vielleicht hätten verhindert werden können.

Ob diese Kausalkette wirklich trägt, ist schwer nachzuweisen. Es gibt einzelne Berichte über Suizide von Personen, die zuvor entsprechende Foren besucht haben. Die statistische Tatsache, dass praktisch überall in der westlichen Welt die Zahl der Freitode seit Jahren sinkt, spricht eher dagegen, dass eine erhebliche Zahl solcher Ereignisse auf das Konto des Internets geht.

In jedem Fall gibt es die andere Seite der Suizidforen, über die weniger geredet wird, weil die Gesellschaft sich dann auch selbst betrachten müsste. Sie sind ein Ort, wo Dinge gefahrlos ausgesprochen werden können, die draußen keiner hören möchte, die andere schockieren würden, die tabuisiert sind. Sie sind ein Ort, wo man Resonanz bekommen kann auf seine Gedanken, Resonanz, auf die man draußen vergeblich wartet. Genauso wie niemand weiß, wie viele Selbstmorde auf das Konto von Suizidforen gehen, weiß niemand, wie viele Selbstmorde diese Foren verhindert haben.

Die Autorin: Tondra Marklund hat sich eine Zeit lang in Suizidforen bewegt und dort auch Halt gefunden. Zum Ersatz für die Außenwelt sind Suizidforen für sie nicht geworden. Der Text ist die Umschrift eines Interviews.

»Du sitzt zuhause vor dem Computer und schaust durch die Gegend. Du gehst zu einer Suchmaschine und gibst etwas ein. Was ich eingegeben habe? Na ja, erst mal Selbstmord, dann Suizid, dann Freitod, alles, was damit zu tun hat.

Es gibt viele normale Seiten, da kann man einfach lesen. Dort erfährt man dann, warum Kinder oder Jugendliche Selbstmord begehen, oder alte Menschen. Und dann gibt es diese interaktiven Seiten. Die haben entweder einen Selbstmord-Chat oder ein Forum, in das man seine eigenen Kommentare setzen kann. Da kannst du dich unterhalten und kannst auch Hilfe bekommen. Insgesamt sind diese interaktiven Seiten aber seltener. Es gibt nicht so viele.

Meist sind das Eigeninitiativen, die von drei oder vier Personen geleitet werden. Das sind oft Leute, die auch selbst mal betroffen waren. Manchmal ist auch eine Therapeutin dabei, die sich am Forum beteiligt. Viele haben selbst solche Zeiten in ihrem Leben erlebt und können dann wirklich bei dir sein, auch wenn das jetzt komisch klingt. Diese Initiatoren der Suizidseiten sind auch die Leute, die deine Beiträge in den Foren kommentieren, die du da reingesetzt hast. Wenn jemand Hilfe braucht, dann reagieren die darauf, manchmal. Oder du schreibst etwas rein und jemand anderes reagiert, obwohl Du es gar nicht erwartet hast. Diese Leiter der Seiten sorgen aber auch dafür, dass Scheißbeiträge rauskommen. Die haben schon den Überblick, was auf ihrer Seite läuft.

Parallel dazu gibt es oft einen Chat. Wenn Du registriert bist, erhältst Du E-Mails, die dich explizit zum nächsten Chat einladen, ›heute Abend um 10‹, oder so. Therapeuten kommen eher nicht in diese Chats. Mit den E-Mails wollen die gewährleisten, dass auch wirklich genügend Leute drin sind, denn natürlich hat jeder andere Uhrzeiten. Es ist nicht so, dass die Chats jeden Abend voll sind. Abends und nachts sind die Seiten generell voller, tagsüber so gut wie überhaupt nicht.

Ich selbst finde diese Chats fürchterlich. Ich möchte lieber etwas reinsetzen können, auf eine Pinnwand oder in ein Forum ohne Chat. Gedichte zum Beispiel: Da wird dann angezeigt, wie viele Leute das Gedicht gelesen haben. Leute antworten darauf, schreiben zum Beispiel, dass ihnen das Gedicht gefallen hat oder sagen was dazu. Du selbst kannst natürlich andere Gedichte lesen.

Man erkennt die Leute dann auch wieder, trifft sie wieder, denn sie behalten ja ihr Pseudonym. In den Foren guckt man gezielt nach Pseudonymen, die man kennt, und denkt dann, ah ja, das Gedicht hat mir letztes Mal gefallen, vielleicht ist das neue auch gut. Deine E-Mail-Adresse gibst Du auch an, sodass man dann auch gezielt mit Einzelnen in Kontakt treten kann. Das wird auch oft gemacht.

Chats sind dagegen fürchterlich, grauenhaft. Für mich war es eine unglaubliche Überwindung. Obwohl Du ja jedes Mal einen anderen Namen eingeben kannst. Kein Mensch weiß, wer du bist. Das ist schon auch spannend, da einfach mal reinzuschauen, um zu sehen, was sagen die denn so, wie unterhalten die sich denn, was passiert da. Es ist gruselig, wenn du das erste Mal etwas reinschreibst und da reagiert dann jemand darauf. Ich meine, die kennen dich ja nun überhaupt nicht, da weiß überhaupt niemand, wer du bist, du kannst im Prinzip allen Scheiß da reinschreiben, was du möchtest. Aber es ist trotzdem ein ganz, ganz komisches Gefühl. Ich habe mich da nie mit anfreunden können, bis zum Schluss nicht. Ich hatte immer dieses Gefühl – nein, ich will das überhaupt nicht.

Oft wird in diesen Chats auch einfach Quatsch gelabert, irgendwelche Belanglosigkeiten ausgetauscht. Dass es spezielle Themen gibt, ist eher selten. Die Chats sind eine Art Zeitvertreib, der aber auch von vielen genutzt wird, die sich das nur ansehen wollen nach dem Motto: Schau mal, was für abgefuckte Leute da in diesem Selbstmordchat sind, da setze ich jetzt mal irgendwas Blödes rein. Das ist dann sehr unangenehm. Du kannst die zwar rausschmeißen, also anklicken und sagen: Den will ich nicht haben in meinem Chat, dann verschwindet der und du siehst nicht mehr, was der für ein Zeug schreibt. Aber trotzdem bleibt es unangenehm.

Anfangs haben mich diese Chats richtig verwirrt, da habe ich dann reingeschrieben: ›Ich dachte, hier geht's um Selbstmord?‹, so als Frage an die Runde. Da kamen dann diverse Reaktionen, alle haben irgendwelche komischen Kommentare gegeben, und dann kam jemand und schrieb: ›Was erwartest Du denn?‹ Das hat mich dann völlig verunsichert. Ich habe zurückgeschrieben ›Ich verstehe überhaupt nicht, um was es hier so geht, damit kann ich nichts anfangen.‹ Dann kam noch mal ein Kommentar, und dann als nächstes schon eine etwas nähere Frage, und das war mir dann plötzlich viel zu dicht. Ich bin da ganz schnell wieder rausgegangen, ich wollte mich eigentlich gar nicht auf irgendwelche tiefgehende Kommunikation einlassen. Ich hätte es schon nett gefunden, mich an irgendwelchen Diskussionen zu beteiligen, aber die Auslöserin wollte ich dann doch nicht sein. Eine Diskussion, die durch mich ausgelöst wird? Um Gottes Willen ...

Na ja, ich habe mich dann woanders hin zurückgezogen, wo man auch Beiträge schreiben kann, und dann irgendwann eine Antwort bekommt, ein Forum eben, das fand ich viel besser, so zu sehen: Was schreiben denn die Leute? Hier und da einen Kommentar dazuzustellen, zu sehen, reagiert da jemand drauf oder nicht? Das lief eher so auf eine spielerische Art und Weise, was ich wirklich für mich ziemlich schön fand. Du schreibst ein kleines Gedicht, und auf einmal haben das dann 129 Menschen gelesen. Ganz egal, ob eine Antwort kam oder nicht, das ist schon sehr schön, dass es jemand liest, und auch dieses ›anonym sein, aber trotzdem etwas loszuwerden‹, und damit vielleicht die Seele anderer Menschen zu treffen.

Es kommen dann auch Reaktionen, die sagen: ›Oh wie schön‹, oder: ›Ich kenn das auch.‹ Wie weit man sich dann darauf einlässt, ist die andere Frage. Mir selbst reicht es meist, die Antwort zu lesen. Ich muss nicht unbedingt einen längeren Austausch haben. Mein Austausch, den ich brauche, habe ich im Leben draußen, das Bedürfnis ist nicht so groß, jemanden zu suchen, der mir wirklich hilft. Es ist eher so das Bedürfnis zu teilen, dieses: ›ja, das habe oder kenne ich auch.‹ Wenn ich selbst andere Gedichte lese, dann denke ich manchmal: ›Oh schön, schnell rausschreiben, das gehört mir.‹

Insgesamt habe ich ungefähr 15 Gedichte reingesetzt. Es gibt natürlich auch Lyrikwettbewerbe. Leute, die so auf der Kante stehen, haben sehr viel Lyrisches, viel Poetisches, die Gedanken, die da so kommen, in Worte gefasst, sind einfach oft sehr beeindruckend, und es kommen auch wunderschöne Sachen dabei raus. Natürlich hat es einen Reiz zu sehen, hoppla, da hat ja jemand Interesse an meinem Gekritzel, vielleicht könnte ich daraus ja sogar mehr machen. Du nutzt deine Destruktivität, um es in irgendwas halbwegs Produktives umzuwandeln, was andere gerne lesen, was anderen hilft, womit du vielleicht was erreichen kannst. Das nimmt auch dir selbst so ein bisschen das Schreckliche an der ganzen Situation. Für viele, die sich in den Gedichtsforen tummeln, ist die Trauer, der Selbstmordgedanke, ein Teil des Lebens, eine Sehnsucht, nahe am Tod zu sein, es geht nicht, wie manchmal in den Chats, um irgendwelche Kurzschlussreaktionen. Wer sich in den Foren tummelt, für den hat das einen längeren Schwanz, ist viel inhaltsreicher. Die Foren sind ein Ort, wo du das Gefühl ausdrücken kannst, dass du nicht hinpasst in diese Welt, ein Gefühl, mit dem es unheimlich schwer ist, durch die Tage zu laufen.

Das alles gibt es natürlich auch außerhalb des Internets. Manche Szene-Zeitschriften haben Poetikseiten, drucken viele Leserbriefe, aber das sind dann eben Monatsmagazine, man kriegt nicht sofort Reaktionen, man muss sich hinsetzen und schreiben und einen Brief wegschicken. Beim Internet setzt man sich einfach an den Rechner und tippt was ein. Gerade das ist etwas sehr Schönes: spontanes Feedback, das Gefühl nicht allein zu sein, so etwas gibt es mit den Zeitschriften nicht. Eine Plattform für die Suche nach Menschen, die genauso komisch sind oder einen ähnlichen Groove haben wie du selbst, die dir dieses Gefühl vermitteln, nicht alleine zu sein, verstehen, ohne dass nachgefragt werden muss, dieses Wissen, dass der andere weiß, was das heißt, ohne dass man sich erklären muss. Entweder du findest solche Menschen in deinem Leben, dann ist das sehr schön. Aber vielen gelingt das draußen in der Welt eben nicht. Ich empfinde das als etwas sehr Positives.

Es gibt nicht viele Suizidforen, in denen das so geht. Es gibt andere, da dachte ich nur ›ich glaub es ja nicht‹, als ich sie das erste Mal besucht hatte. Da wird dann tatsächlich diskutiert, wie viele Pillen du von welcher Sorte nehmen musst, damit du stirbst oder gerade nicht stirbst. Dann stehen da Erfahrungsberichte: ›Soundsoviele Pillen habe ich genommen, dann musste ich aber kotzen.‹ Da werden Listen ausgetauscht, auf denen steht, wie viel Diazepam du mit was weiß ich was kombinieren musst, und wie viel Wodka dazu die Wirkung noch optimiert. So was wird da mit einem Enthusiasmus besprochen, das glaubst du nicht. Das ist dann wirklich dieses ›wir helfen uns gegenseitig beim uns umbringen‹.

Ich denke ja, es geht bei diesen Hardcore-Foren im Prinzip gar nicht darum, sich jetzt sofort umzubringen, sondern die Leute brauchen einfach jemanden, der in dem Moment genauso destruktiv ist wie sie selbst. Es kann ja auch mal hilfreich sein, das mitzukriegen, aber das geschieht auf so eine destruktive Art und Weise, dass ich nur dachte ›Mir kommt das Kotzen‹. Meins war das jedenfalls nicht. Wenn ich gehen will, dann gehe ich, da brauche ich mich nicht darüber austauschen, was ich womit kombinieren muss, das ist überhaupt nicht notwendig. Das gibt dir auch keine Stabilität, jedenfalls keine echte, du siehst halt: O.k., da gibt es noch andere, die genauso drauf sind wie du, da kannst du dich ein bisschen auslassen.

Eine andere Geschichte, die mir so spontan einfällt, war diese Frau aus K., die jemanden suchte, der sich in der nächsten Woche mit ihr vom Dach stürzt. Solche Dinge haben dann schon auch mal Folgen: Es kommen dann irgendwann Meldungen, wie ›der und der ist jetzt gegangen‹, wo dann klar ist, o.k., der ist dann einfach tot oder vielleicht tot. Es gibt auch Nachrufe, die klingen dann so: ›Ich wollte mal eben noch einen Nachruf machen, der und der ist gesprungen, ich wäre froh, wenn ich auch schon so weit wäre.‹ Oft gibt es ja dieses Gefühl: Ich wünsch mir das eigentlich auch, kriege es aber nicht hin, und Leute, die es dann machen, die werden schon auch bewundert, das wird für mutig gehalten, das die es geschafft haben und man selbst hängt immer noch im Diesseits rum.

Ich denke schon, dass solche Sachen bedenklich sind, je nachdem, wie stabil du gerade bist, wie reflektiert. Gerade wenn da jemand ist, der jemanden sucht und sagt: Komm mit, Himmel, das kann schon reizvoll sein. Und gefährlich, deswegen habe ich das dann auch irgendwann sein gelassen, ich hatte da keine Lust drauf, darum ging es mir auch gar nicht.

Auf den sanfteren Seiten findet man eher Hilfe. Da sagen zum Beispiel die Seitenadministratoren zum Teil sehr schöne Sachen zu den Leuten, die etwas in die Foren hineinsetzen, so etwa wie: ›Das klang doch schon mal besser, hast Du mal da und da gekuckt, ich habe das auch schon so erlebt, vielleicht kannst du mal das probieren.‹ Das finde ich sehr schön, dieses aus eigener Erfahrung berichten und helfen. Und manche, die vielleicht noch nie irgendwas darüber erzählt haben, schreiben dann auf einmal ihre ganze Lebensgeschichte da hinein und enden irgendwann mit ›ich weiß jetzt nicht mehr weiter‹. Darauf gibt es dann Reaktionen, Empfehlungen wie ›such dir eine Therapeutin‹. Ich selbst habe nie irgendwelche Fragen gestellt oder Antworten gesucht, aber ich habe bei anderen gesehen, dass das funktionieren kann.

Oft findet man in den Foren auch Fragen, die man so selbst auch stellen könnte, liest sich die Antworten durch und zieht sich da für sich was raus. Die Reaktionen sind einfach oft ziemlich liebevoll und klasse. Und die Leute kommen ja auch wieder, berichten von ihren Erfahrungen, bedanken sich für die wertvolle Hilfe, sagen ja, es hat sich was verändert, ich bin jetzt an dem und dem Punkt, all das zeigt, dass diese Foren funktionieren. Auch Erfahrungen über verschiedene Therapierichtungen werden ausgetauscht, andere kommentieren das, diskutieren, ob man Antidepressiva nehmen sollte oder nicht. Man kann Schicksale bis zu einem gewissen Grad verfolgen, trifft immer wieder auf Nachrichten wie ›Hallo XY, gibt es dich noch?‹ Und wenn sich dann XY meldet und sagt ›hier bin ich, ich bin weitergekommen‹, dann ist das sehr schön und auch sehr ermutigend.

Wie viele Leute sich da tummeln? Eine Menge, gerade wenn man sieht, wie viele Leute in meinem Lieblingsforum die Gedichte lesen, das können Hunderte sein. In den Foren behält man auch meist seinen einmal gewählten Namen, sodass man sich wirklich wiedererkennt. Im Chat habe ich immer gewechselt, da war ich dann mal ›Bilbo‹ oder irgendwas anderes Komisches. ›Hey Bilbo, was meinst du denn damit?‹ Bin ich damit gemeint? Chats sind sehr komisch.

Für mich war das Internet immer eher ein Ergänzungsmedium. Ich habe mein Umfeld, ich habe Leute, mit denen ich mich austauschen kann. Viele Benutzer dieser Dienste haben das, denke ich, nicht, haben nur diesen Computer. Gerade dann können diese Angebote sehr hilfreich sein, um über Nächte hinwegzukommen oder sich abzulenken, in welcher Form auch immer. Das ist nicht so blöd, wie es vielleicht klingt. Nächte sind ein großes Problem. In den sanfteren Foren, wo man zum Beispiel Gedichte platzieren kann, sind die Leute schon um einiges weiter, also eher nicht in akuten Notsituationen. Natürlich hängen die auch am Abgrund, können damit aber anders umgehen, weniger stumpf als in den Chaträumen. Zeitweise bin ich jeden Abend in solche Foren gegangen, habe reingesehen, ob irgendwelche Antworten gekommen sind. Jetzt ist das weniger geworden.

In absoluten Notsituationen kriegt man außerhalb der Chaträume keine Sofortreaktionen. Aber beim Chat muss man schon zufällig jemand Tolles drin haben, um akut auch wirklich Hilfe zu bekommen. Ich habe nicht den Eindruck, dass das besonders häufig passiert. Da wird viel zu viel Blödsinn gelabert. Natürlich, es wird schon gesagt: ›Ich gehe jetzt, ich hau jetzt ab.‹ Aber ich habe das Gefühl, es interessiert eh keinen, das läuft eher spaßweise, salopp auf der Oberfläche.

Wenn man wirklich Hilfe sucht, kann man gerade davon auch ziemlich abgestoßen werden. Stell dir vor, du gehst da hin mit dem Wunsch ›Hallo, ich wollte doch Hilfe‹, du suchst etwas Positives und landest in so einem destruktiven Haufen. Kommentare wie ›Ich gehe jetzt. Ich bringe mich um‹ werden nicht wirklich ernst genommen, aber es kann natürlich auch niemand was machen, denn niemand weiß, wer das ist, keiner hat ein Gesicht.

Ich habe niemals jemanden aus diesen Chats getroffen, auch aus den Foren nicht, und ich habe auch keinen E-Mail-Kontakt zu irgendjemandem von diesen Seiten. War auch nie mein Ziel.

Ich bin mir hundertprozentig sicher, dass viele die Suizidforen als Ersatz für Kontakte in der wirklichen Welt nutzen. Da wird es dann auch problematisch. Ich selbst zum Beispiel weiß, dass ich mein Umfeld habe, das mir auch Raum gibt, ich bin nicht auf die Foren angewiesen, auch wenn ich sie hilfreich finde. Viele andere, die nicht so weit sind, die keine Therapie machen, für die diese Seiten der einzige Ort sind, wo sie sich darüber unterhalten können, die können schon in eine Abhängigkeit geraten, die Welt um sich herum vergessen. Gerade bei Chats stelle ich mir das gefährlich vor: Die Leute sind einsam, bekommen aber das Gefühl vermittelt, dass sie es nicht sind, denn sie chatten ja, haben also Kontakt. Tatsächlich aber verlieren sie immer mehr den Anschluss nach draußen, bewegen sich in dieser Welt und nur noch da, das finde ich eher destruktiv. Gerade die Chats tragen, glaube ich, nicht unbedingt dazu bei, wieder einen Schritt nach draußen zu tun, zu sehen, wie kann ich was umsetzen in meinem Leben, denn die Realität draußen ist eben eine andere.

Es kommt halt stark auf die Seiten an. Gerade so ein Forum wie das B.-Forum mit seinen kommentierenden Administratoren beugt dem auch irgendwie vor. Ich habe da immer das Gefühl, die Menschen gehen tagsüber raus, leben, und setzen dann abends etwas rein. Solche Seiten animieren eher, machen auch sehr viel Mut. Auch dass keine spontane Antwort kommt, beugt der Realitätsflucht eher vor. Klar, als ich damit angefangen habe, habe ich schon diesen Reiz verspürt. Ich bin jeden Abend da reingegangen, ähnlich wie in eine Computerspielwelt, es ist ein reizvolles Medium. Ich habe mich gefreut, dass es das gibt, fand es richtig schön. Ich war überrascht, dass es so wenige davon gibt, das hätte ich nicht gedacht. Ich habe aber auch nur im deutschen Bereich geguckt.

Diese sanften Foren kündigen übrigens auch alle an, dass sie nicht zum Selbstmord auffordern, und wenn jemand so etwas macht, dann fliegt er raus, das ist der Vorteil an diesen liebevoll administrierten Foren, im Gegensatz zu anderen, die wahrscheinlich von irgendwelchen rücksichtslosen Privatmenschen reingestellt werden, die keinerlei Verantwortung übernehmen wollen dafür, was auf ihren Seiten geschieht. Wenn man an die falschen Adressen in der falschen Stimmung gerät, dann kann das schon kritisch sein.«

Joey Marecage-Tortue

Schreiben, dass man weint:
Das Internet und die Rückkehr in die Realität nach einer stationären psychotherapeutischen Behandlung

Die Autorin: Joey Marecage-Tortue (Name geändert) hat selbst Erfahrungen gesammelt mit einer stationären Psychotherapie und mit der schwierigen Phase der Umgewöhnung nach einer solchen mehrmonatigen Auszeit. Das Internet als Kommunikationsmedium mit der Klinik stand ihr damals noch nicht zur Verfügung.

Für viele PatientInnen, die nach teilweise mehrmonatiger stationärer Psychotherapie den Mikrokosmos einer psychotherapeutischen Klinik wieder verlassen, fängt die eigentliche »Reise« erst an. Die Neuorientierung in der alten Umgebung, die sich im Gegensatz zu einem selber während des Klinikaufenthalts nicht verändert hat, die plötzliche Verantwortung, wieder eigenständig die Organisation des eigenen Lebens übernehmen zu müssen, sich im sozialen Umfeld wieder neu zu orten, die Wiederaufnahme des alten Berufs beziehungsweise ein Neueinstieg, das alles sind auf einmal Gebirge, die scheinbar kaum zu überwinden sind.

Wer aus einer solchen Klinik entlassen wird, für den bricht von heute auf morgen eine Welt zusammen. Verloren geht ein wohl strukturierter, übersichtlicher Alltag. Verloren geht das Zusammensein mit anderen Menschen, die am Leben »draußen« auf gleiche oder ähnliche Weise »zerbrochen« sind und Erfahrungen und Gefühle teilen, die vorher, im eigenen Umfeld, vielleicht auf Unverständnis gestoßen sind. Schlagartig verloren geht schließlich die Möglichkeit, zu jeder Tages- und Nachtzeit therapeutische Hilfe in Anspruch nehmen zu können.

Niemand wird aus solchen Langzeitkliniken unvorbereitet wieder »nach draußen« geschickt. Trotzdem ist eine Entlassung immer nicht nur eine Chance, sondern auch ein Risiko, vor allem für Menschen, für die die Klinik die erste derartige therapeutische Erfahrung war. Die Rückfallquote ist sehr hoch, nicht zuletzt deshalb, weil therapeutische Erfolge »draußen« meist erst nach drei bis vier Monaten zu erkennen sind, nachdem man sich wieder eine neue Struktur geschaffen hat, Abschied genommen hat von alten Gewohnheiten, die kurz nach der Entlassung erst einmal wieder als vertrauter, scheinbar Schutz gebender Mechanismus zum Vorschein treten.

Nicht selten scheinen sich in den ersten paar Wochen die Symptome, die sich in der Klinik reduziert haben oder die gar verschwunden sind, zu verschlimmern. Das Gefühl, nichts habe sich geändert, vieles sei sogar noch schlimmer geworden, scheint es anfangs unmöglich zu machen, jemals wieder am normalen Alltag teilzunehmen. Fortschritte, die sich zwischendurch bemerkbar machen, haben noch nicht die Kraft, sich gegen die Hilflosigkeit in dieser neuen, alten Welt zu behaupten, und nicht selten greifen Betroffene zu Medikamenten oder zerstörerischen Mitteln, die ihnen schon vor der Klinik in manchen Situationen geholfen haben, um sich damit auch jetzt, nach der Klinik, wieder einen fraglichen Halt zu geben.

Aus eigener Erfahrung waren der Austausch mit ehemaligen MitpatientInnen sowie eine sofort daran anschließende ambulante Psychotherapie für mich in vielen Situationen Anker, die mich gestützt haben und mir den Mut gegeben haben, doch noch weiter zu gehen. Wichtig war das Feedback einzelner Personen, die mir vor Augen geführt haben, in welchem Zustand ich in die Klinik hineingekommen bin und wie sich seitdem Gefühle und Verhaltensweisen schon ins Positive verändert haben. Zu merken, dass auch die anderen am Kämpfen sind, das alles hat vieles erleichtert, was ich ohne diese persönlichen Kontakte wohl nur schwer geschafft hätte.

Doch nur wenige haben nach der Klinikzeit die Möglichkeit gehabt, Kontakte auf diese Weise zu pflegen, sei es, weil sie schon während der Monate in stationärer Behandlung wenig oder gar keine Beziehungen zu MitpatientInnen aufgenommen haben, oder weil Familie, Freunde, Arbeit oder das große leere Loch sie wieder in Beschlag genommen haben.

Virtueller Brückenbau

Um den PatientInnen diese schwierige und immer wieder angstbesetzte Zeit nach dem Klinikaufenthalt zu erleichtern, hat die Panoramaklinik Scheidegg im Allgäu zwei Projekte ins Leben gerufen, die genau dort ansetzen, wo die Aufgaben einer Klinik enden. In Zusammenarbeit mit der Techniker-Krankenkasse und der Forschungsstelle für Psychotherapie in Stuttgart haben sich zwei Nachsorgeprojekte entwickelt, die in Deutschland bisher wohl einzigartig sind.

Das Projekt »Internet-Brücke«, auch »Chat-Projekt« genannt, wurde in der Scheidegger Klinik zwischen 2001 und 2003 durchgeführt. In einem Chatraum bekamen ehemalige PatientInnen die Möglichkeit, den Kontakt zu MitpatientInnen und Therapeuten aufrechtzuerhalten. Sie erhielten so eine Nachbetreuung außerhalb der Klinik und mussten die erste Zeit in der neuen, alten Welt nicht ohne Begleitung überstehen. Die Idee dahinter war wohl der Wunsch, PatientInnen nach ihrem stationären Aufenthalt nicht schutzlos jenem schwarzen Loch auszuliefern, das hinter den Klinikmauern auf sie wartet. Durch die Möglichkeit, einen Chatraum zu nutzen, sobald sie zu Hause sind, wurde ihnen ein Anker mitgegeben, nach dem sie greifen konnten, wenn sie es brauchten. Das Charakteristische und Neue bestand darin, dass ehemalige PatientInnen untereinander und mit den TherapeutInnen der Klinik unabhängig von ihrem Wohnort in Kontakt treten konnten. Dadurch hatten sie noch für einige Zeit eine ihnen vertraute Begleitung und Unterstützung auf dem Weg in die wieder zu bewältigende Selbstständigkeit. Sie konnten mit den TherapeutInnen oder BetreuerInnen, die sie ja kannten, sowie mit anderen ehemaligen MitpatientInnen nach der Entlassung noch einige Monate in Verbindung zu bleiben, um sich die schwierige Zeit der »Neuorientierung« bei der Rückkehr in den Alltag mit Erfahrungsaustausch oder Hilfsangeboten zu erleichtern.

Teilnehmen konnten alle PatientInnen, die aus der Scheidegger Klinik in stabilem Gesundheitszustand entlassen wurden. Sie mussten dafür einen Internetzugang haben, Mitglied in der Techniker-Krankenkasse sein und vor allem dazu bereit sein, sich auf diesen außerklinischen Prozess einzulassen. Für viele ist es nicht so leicht, ihren eigenen Gefühlen Raum zu geben, Ängste und Einsamkeit zuzulassen, wenn das Gegenüber nur als virtuelle Gewissheit, nicht aber als ein klar sichtbarer und fühlbarer Mensch auftritt. Trotz des direkten Austauschs darf man nicht vergessen, dass man alleine in seiner Wohnung sitzt. Sobald der Computer wieder ausgeschaltet wird, bleibt die gleiche Leere zurück, die sich für einen kurzen Moment in den Monitor zurückgezogen hatte.

Das ganze Projekt hatte insgesamt rund zweihundert TeilnehmerInnen. Die eine Hälfte nahm aktiv an der Brücke teil und nutzte das Angebot des Chatrooms, die andere Hälfte wurde als vergleichende Kontrollgruppe ohne diese Nachsorge entlassen. Einmal in der Woche trafen sich Gruppen von je zehn bis zwölf PatientInnen für neunzig Minuten im Chat, wo sie sich austauschten, Fragen stellten oder einfach schrieben, was ihnen durch den Kopf ging oder womit sie aktuell in der Welt da draußen zu kämpfen hatten.

Erfahrene GruppentherapeutInnen aus der Klinik moderierten und begleiteten sie während dieser Zeit, hielten sich aber – ähnlich wie in Selbsthilfegruppen – eher im Hintergrund. Abgesehen von diesen neunzig Minuten hatten die PatientInnen auch noch die Möglichkeit, sich zweimal in der Woche in einem Chatroom ohne die TherapeutInnen zu treffen, aus meiner Sicht eine gute Chance, sich Schritt für Schritt aus der Abhängigkeit von ihnen zu lösen beziehungsweise Wege zu finden, sich auch ohne professionelle Begleitung gegenseitig zu unterstützen oder mit Hilfe anderer Betroffener Lösungen für Probleme zu finden.

Ebenfalls zweimal wöchentlich erhielten die Teilnehmenden Onlinefragebögen zu ihrer aktuellen Situation, die sie ausgefüllt zurückschicken mussten. Durch eine regelmäßige Auswertung dieser Bögen war es den TherapeutInnen möglich, einen Überblick über den aktuellen Gesundheitszustand und die seelische Entwicklung ihrer Schützlinge zu bekommen. In dringenden Fällen konnte gezielt interveniert werden. Nach drei bis vier Monaten verließen die PatientInnen die Gruppe und machten Platz für neue Entlassene. Durchschnittlich waren jeweils etwa 24 bis 30 TeilnehmerInnen in mehreren parallel arbeitenden Chatgruppen beteiligt.

Die Teilnehmer in der Kontrollgruppe, die den Chatraum nicht nutzen konnten, wurden von den Projektleitern regelmäßig angerufen, um auch bei diesen PatientInnen über den aktuellen Stand der physischen und psychischen Gesundheit informiert zu sein. Anhand dieser Ergebnisse war es möglich, zu vergleichen und zu beobachten, wie sich die Kontrollgruppe im gleichen Zeitraum entwickelt hatte.

Um den Datenschutz zu gewährleisten, waren alle Teilnehmenden einschließlich der TherapeutInnen dazu verpflichtet, in den Chaträumen nur unter Pseudonym aufzutreten. Ich denke, dadurch wurde es vielen PatientInnen erleichtert, offen über die Schwierigkeiten und Gefühle zu schreiben, die sie beschäftigten, auch wenn die Chatter sich ohnehin kannten und sicher auch zuordnen konnten.

Der Projektleiter Hans Kordy war zwischendurch sehr optimistisch und hoffte durch dieses Projekt die Rückfallquote um mehr als 50 Prozent senken zu können. Ob das realistisch ist, kann ich schlecht sagen, abgesehen davon, dass es schwer zu überprüfen sein dürfte. Tatsächlich aber wurden die Chats sehr gut von den PatientInnen angenommen, meines Erachtens kein ganz schlechter Indikator für einen möglichen Erfolg. Nach Angaben der Studienleiter nahmen durchschnittlich 84 Prozent der Ehemaligen an den wöchentlichen Chats teil, und von knapp 200 TeilnehmerInnen sind nur dreizehn vor Ablauf von mindestens zwölf Wochen ausgeschieden, darunter auch solche mit technischen Problemen.

Der Vergleich mit der Kontrollgruppe zeigte, dass es den online betreuten PatientInnen gesundheitlich deutlich besser ging. Sie waren psychisch stabiler, konnten mit Problemen im Alltag besser umgehen und sich besser und schneller im Wirrwarr der alten Welt zurechtfinden. Auch aus den Telefoninterviews mit den Chatteilnehmern nach Abschluss des Projekts berichten die Projektleiter fast durchweg von positiven Rückmeldungen – eine Bestätigung, sich dafür einzusetzen, der Internet-Brücke einen festen Platz im Klinikkonzept zu geben.

Für viele war es eine große Erleichterung, die Anbindung an die Klinik nicht sofort zu verlieren und durch die Erfahrungen der anderen MitpatientInnen zu fühlen, dass sie mit ihren Ängsten, die die Welt für sie bereithielt, nicht alleine waren. Aber viele lernten durch diese Chaträume auch erst die Möglichkeit kennen, durch das Schreiben die innere Leere verlassen zu können, weinen zu können, weil es eine Chance gab, das innere Erleben nicht in sich hineinzufressen, sondern es zu formulieren. Am wichtigsten jedoch war wohl das Wissen darum, Gefühle nicht ausführlich erklären und begründen zu müssen, da alle Beteiligten schon aus ihrer Geschichte heraus eine Basis für Verständnis hatten, die in dem neuen, alten Umfeld »draußen« nur schwer zu finden ist.

Man kann es auch anders formulieren: Der Chatroom ist eine Möglichkeit, Abschied zu nehmen von einer Zeit, in der Schutz, Hilfe, Aufgehobensein und abgegebene Verantwortung fürs eigene Leben scheinbare Normalität waren. Da die alltägliche Realität diese »Schätze« nur selten bereithält, kann der Kommunikationsraum, der durch die Internet-Brücke geschaffen wird, nur hilfreich sein, um die schwere Zeit zu überstehen, die das Wiedereintreten in die Welt mit sich bringt.

Ersetzen allerdings kann ein solcher Chatraum die weiterführende ambulante Therapie nicht, soll er ja auch gar nicht. Jede und jeder hat individuelle Erlebnisse zu verarbeiten und spezielle Probleme zu lösen, die sich nach dem Verlassen des Krankenhaus-Mikrokosmos nur auf ureigenem Weg bearbeiten lassen. Es ist wichtig zu sehen, dass die Zeit der Nachsorge, wie sie hier über das Internet geschieht, überwiegend eine Zeit der Neuorientierung ist, die nicht das oft dringend notwendige, kontinuierliche Aufarbeiten der individuellen Geschichte ersetzt.

Bei mir selbst haben sich mit meinen ehemaligen MitpatientInnen oft die Ängste und Verlorenheitsgefühle überschnitten, die durch diese Neuorientierung im Alltag entstanden sind, die Ängste, es nie mehr alleine zu schaffen, die Unsicherheiten im Umgang mit den Menschen, mit der Welt und ihren »Monstern«, die an jeder Ecke zu lauern schienen. Es war auch ein gemeinsames unterstütztes Warten auf innere Veränderungen, die in der Klinik gewachsen sind und die nun im Leben, außerhalb der Mauern und inmitten alter Gewohnheiten, aus den Zellen gegraben, aktiviert werden mussten, einen stabilen Platz finden sollten in einer Welt, die plötzlich so anders war. Die eigenen inneren Bedingungen jedoch, die individuellen Ängste und Schwierigkeiten, aus denen heraus man den Schritt in die stationäre Behandlung gemacht hat, können nicht durch diese Gemeinsamkeiten gelöst werden, sondern nur durch den eigenen Weg, durch eine individuelle Hilfe und Nachbetreuung.

Weil das Projekt bei den Teilnehmenden so gut ankam, hat sich die Scheidegger Klinik entschlossen, diese Nachsorgeform weiterlaufen zu lassen. Die Internet-Brücke soll ein fester Bestandteil des psychotherapeutischen Gesamtkonzepts der Klinik werden. Dass das klappt, ist nur zu wünschen.

Für alle, die nicht so gerne chatten

Angespornt durch den Erfolg wurde in Scheidegg und Stuttgart noch ein zweites Projekt konzipiert, eine E-Mail-Brücke mit ähnlicher Zielsetzung wie die Internet-Brücke, doch mit einer etwas anderen methodischen Herangehensweise. Im Gegensatz zum Chat liegt der Schwerpunkt bei der im Jahr

2002 gebauten E-Mail-Brücke mehr auf dem individuellen Kontakt zwischen PatientIn und TherapeutIn.

Die E-Mail-Brücke kommt dem Wunsch vieler PatientInnen nach einer Einzelbetreuung entgegen. Die zuständigen PsychotherapeutInnen aus der Klinik stehen über einen Zeitraum von erneut acht bis zwölf Wochen mit ihren ehemaligen PatientInnen über E-Mail in Kontakt und können so deren individuelle Entwicklung begleiten und unterstützen. Die TeilnehmerInnen schreiben an einem festgesetzten Tag in der Woche fünfzehn bis dreißig Minuten über ein Thema, das sie in den zurückliegenden Tagen beschäftigt hat und über Schwierigkeiten, mit denen sie konfrontiert wurden. Innerhalb der folgenden 24 Stunden bekommen sie von dem jeweiligen Therapeuten eine Antwort.

Von diesem festen Schema abgesehen haben die PatientInnen jedoch auch die Möglichkeit, terminungebunden zu mailen, wenn sie es brauchen oder wenn es ihnen gut tut, sich einfach etwas von der Seele zu schreiben. Da für viele PatientInnen, die nach Hause kommen, überwiegend die Abende und Nächte angstbesetzt sind, weil es die Zeit ist, in der sich alles Leben in die Häuser zurückzieht und die kleinen Anker, die ihnen vielleicht tagsüber zur Verfügung stehen, in der Dunkelheit verschwinden, ist es oft hilfreich, einen imaginären Kontakt zu einem Menschen aufzunehmen, dem man sein Erleben schildern kann und der das auch lesen wird, selbst wenn keine prompte Reaktion erwartet werden kann.

Neben dem Abschiednehmen und wieder Anfangen ist das Hauptziel dieser sehr individuellen Form der Nachbetreuung auch die Stabilisierung der persönlich erreichten Verbesserungen während der Klinikzeit. Durch das Schreiben sollen positive Entwicklungen verstärkt werden und negativen Entwicklungen soll vorgebeugt werden, etwa indem Alternativen vorgeschlagen werden zu gedanklichen Sackgassen, in die man sich zu verlieren droht. Ähnlich wie bei der Internet-Brücke wird auch bei der E-Mail-Brücke zweimal in der Woche per Fragebogen eine Bestandsaufnahme gemacht, und die TeilnehmerInnen geben eine Rückmeldung darüber, inwieweit sich der Kontakt positiv oder negativ auf ihr Gefühlserleben auswirkt beziehungsweise ob das Schreiben eher eine Hilfe oder eine Last bedeutet.

Job oder Ehrenamt?

Noch herrsche bei den an den Projekten beteiligten TherapeutInnen große Begeisterung, sagen die Initiatoren. Doch sind sämtliche Angebote dieser Art von Betreuung natürlich sehr zeitaufwändig, und sie werden bisher nicht entlohnt, sondern finden gewissermaßen in der Freizeit der Klinikangestellten statt. Mittelfristig muss also ein Honorierungsmodus her, soll diese Art der Betreuung weiterhin angeboten werden können. Im Zuge der aktuellsten Einspardebatten in unserem Gesundheitssystem mag es utopisch klingen, doch meine ich, dass eine Übernahme der Kosten durch die Krankenkassen erreicht werden muss, denn Projekte wie die geschilderten sind ein eindeutiger Zugewinn. Nicht nur ich, die ich den »normalen«, nicht den virtuellen Weg aus der Klinik hinaus genommen habe, hätte mir so eine Möglichkeit nach meiner Klinikzeit gewünscht. Denn so können eben auch die Menschen, denen es sowieso schon schwer fällt, mit Menschen in direkten Kontakt zu treten – sei es aufgrund ihrer Krankheit oder aufgrund ihrer ureigenen Persönlichkeitsstruktur –, sich austauschen und ein Stück »Kliniksicherheit« für einige Zeit als Anker mit nach draußen nehmen.

Positive Verstärkung, das Mitkriegen von Ängsten der anderen, die sich wahrscheinlich in so vielen Punkten mit den eigenen überschneiden, selber Ratschläge und Lösungsstrategien weitergeben, diese Dinge sind oft wichtiger als alles andere. Egal, mit welcher Diagnose die Menschen in die Klinik kamen, alle haben damit zu kämpfen, aus einem geschützten Mikrokosmos wieder hinausgeworfen worden zu sein in eine Welt, die diese Erfahrung nicht teilen kann und genauso weitergetickt hat als hätte es diese für einen selber sehr lange, schmerzhafte und intensive Zeit nie gegeben.

Internetquellen zum Thema

[1] Forschungsstelle für Psychotherapie Stuttgart
http://www.psyres-stuttgart.de/
[2] Homepage des Internetprojekts »Die Brücke« der Panorama-Fachklinik Scheidegg
https://netgruppe.psyres-stuttgart.de/index_s.php
[3] Zweiter Zwischenbericht des Internetprojekts »Die Brücke«
http://www.psyres-stuttgart.de/index.php/filemanager/download/9/2-Zwischenbericht.pdf

Gunther Eysenbach

Online-Gesundheitsinformationen, ihre Qualität und Nebenwirkungen

Ist die Qualität medizinischer Informationen im World Wide Web wirklich so schlecht wie ihr Ruf? Macht das Internet krank oder hilft es heilen? Wer über vernetzte Medizin und damit zwangsläufig auch über das Internet nachdenkt, der muss sich mit diesen Fragen beschäftigen. Mehr Informationen für Patienten? Schön und gut, aber was wäre, wenn sich herausstellt, dass diese Informationen manche Onlineleser mehr in die Irre führen als ihnen zu helfen?

Berechtigte Fragen, zweifellos. Doch wie lässt sich beurteilen, welchen Einfluss gute oder auch ungenaue Web-Informationen tatsächlich haben? Lässt sich dies wissenschaftlich überhaupt beurteilen? Und was kann getan werden, um dem an Gesundheitsinformationen interessierten Websurfer eine Hilfe an die Hand zu geben, die er nutzen kann, um sich im Informationsdickicht zurechtzufinden, ohne dass Mediziner in ein paternalistisches Denkmuster zurückfallen und Patienten sich vereinnahmt fühlen?

Ziel dieses Essays ist es, dem an der Netzmedizin interessierten Leser einen ersten Einblick zu geben in die zahlreichen wissenschaftlichen Untersuchungen, die sich mit der Qualität medizinischer Webseiten bisher auseinander gesetzt haben. Anhand eines Anwendungsszenarios des Semantischen Webs sollen außerdem Möglichkeiten diskutiert werden, diese Qualität auf dem Laien zugängliche Weise zu evaluieren beziehungsweise zu bewerten. Und schließlich machen wir danach einen kurzen Abstecher in die Arztpraxen und Krankenhäuser, um uns dort zu überlegen, wie sich das Verhältnis zwischen Ärzten und ihren Patienten durch die neuen Informations- und Kommunikationsmöglichkeiten, die einem Patienten des 21. Jahrhunderts zur Verfügung stehen, verändern wird beziehungsweise wie es sich schon verändert hat.

Das Kreuz mit der Qualität: Was heißt schon »vollständig« in einem Meer aus Information?

Die Debatte um die Qualität medizinischer Webseiten wurde angefacht durch einen Artikel in der britischen Ärzte-Zeitung *British Medical Journal* im Jahr 1997[1]. Zahlreiche ähnliche Studien folgten, in denen jeweils medizinische Informationen auf Internetseiten mit den Empfehlungen medizinischer Leitlinien oder mit »Expertenmeinungen« verglichen wurden. Die Schlussfolgerung der meisten derartigen Untersuchungen lautete: Gesundheitsinformationen aus dem Internet sind sehr oft von fragwürdiger Qualität, mitunter sogar gefährlich.

Wir selbst haben im Jahr 2002 eine umfangreiche Übersichtsarbeit vorgelegt, in der insgesamt 79 solcher Studien analysiert wurden, bei denen die Autoren Gesundheitsinformation auf mehr als 7000 Websites nach 86 verschiedenen Qualitätskriterien bewertet hatten.[2] Beurteilt haben die Studienautoren dabei beispielsweise, ob die präsentierten Informationen dem aktuellen Stand des medizinischen Wissens entsprachen und ob sie vollständig und verständlich waren. Bewertet wurde auch das Design der Seiten sowie das Vorhandensein oder Nicht-Vorhandensein von Quellenangaben und andere »formale« Kriterien. Insgesamt 57 dieser 79 Studien kamen zu dem Ergebnis, dass die Qualität der Informationsangebote zu wünschen übrig lasse. Die Autoren von 17 Studien gaben eine neutrale Bewertung ab, und lediglich in sieben Studien äußerten sich die Untersucher in ihrem Resümee positiv. Manche sprachen sogar davon, dass bis zu 90 Prozent der medizinischen Internetinformationen falsch oder unvollständig seien.

Kritisiert werden müssen aus unserer Sicht allerdings die Methoden, die in vielen der evaluierten Studien Anwendung fanden. Betrachtet man die Studien genauer, wird klar, dass es oft nicht so sehr die »Falschinformation« ist, sondern die Unvollständigkeit einzelner Webseiten, die untersucht und bemängelt wurde. Viele Studienautoren haben »Vollständigkeit« gemessen, indem bestimmt wurde, wie viele Punkte aus einer offiziellen medizinischen Leitlinie durch die entsprechende Webseite abgedeckt oder erwähnt werden. Das aus unserer Sicht fragwürdige Qualitätskriterium »Vollständigkeit« aber macht vielleicht bei einer gedruckten Patientenbroschüre noch Sinn, weil man hier davon ausgehen muss, dass dem Patienten keine weiteren Informationen zur Verfügung stehen. Im Internet allerdings ist der Vorwurf der Unvollständigkeit von untergeordneter Bedeutung, da weiter- und tiefer gehendes Material oft nur einen Mausklick entfernt ist. Auch wenn nicht jede Website alle Aspekte einer Erkrankung abdeckt, kann sich der Benutzer aus dem Internet dennoch weitaus komplettere Informationen zusammensuchen als mit jedem anderen Medium.

Häufig passierte es den Autoren der untersuchten Studien auch, dass sie die Begriffe »Richtigkeit« und »Vollständigkeit« durcheinander warfen, was zu einer falschen Darstellung der Studienergebnisse in der Laienpresse führen kann. So hat die bereits erwähnte BMJ-Studie aus dem Jahr 1997 zwar ergeben, dass nur bei einer von zehn Websites zum Thema »Fieber bei Kindern« die präsentierten Informationen mit den Empfehlungen kinderärztlicher Leitlinien deckungsgleich waren – was aber natürlich nicht im Umkehrschluss heißt, dass neun von zehn Websites inakkurat wären.

Die Ergebnisse unserer Übersichtsarbeit deuten auch darauf hin, dass die Qualität der medizinischen Information im Netz themenabhängig ist: So enthalten Krebswebseiten durchschnittlich weniger falsche Informationen (»nur« fünf Prozent der Seiten wurden als inkorrekt klassifiziert) als Seiten, die sich mit Ernährung und hier insbesondere mit Gewichtsreduktion befassen (bis zu neunzig Prozent der Informationen zu diesem Themengebiet wurden als problematisch gewertet). Das mag daran liegen, dass es in diesem Bereich generell an harter Evidenz mangelt und dass es unterschiedliche Lehrmeinungen gibt. Zum anderen weist es natürlich auch auf den Umstand hin, dass sich beim Thema Ernährung im Internet allerlei Quacksalber tummeln.

Grundsätzlich können solche Vergleiche der Häufigkeit »inkorrekter« Information zwischen verschiedenen Studien nur unter Vorbehalt angestellt werden, da die Methodik der Studien natürlich unterschiedlich ist. So hat die Wahl des Goldstandards, an dem die »Richtigkeit« der Internetinformation gemessen wird, zwangsläufig entscheidenden Einfluss auf das Ergebnis einer Qualitätsanalyse: Je strenger die Bewertungskriterien, desto eher fällt das Urteil negativ aus. Studien, bei denen die Autoren die persönliche Expertenmeinung als Goldstandard heranziehen, fallen im Allgemeinen positiver aus als solche, bei denen evidenzbasierte Leitlinien benutzt werden. Und selbstverständlich kann der Studienautor (wie auch der Benutzer des Internets) die Wahl der Seiten und damit das Ergebnis der »Richtigkeits«-Analyse durch seine Suchstrategie beeinflussen. Wer in eine Suchmaschine »Krebs« und »Wunderheilung« eingibt, wird zu anderen – und im Durchschnitt qualitativ schlechteren – Suchergebnissen kommen als jemand, der den Suchbegriff »Prostatakarzinom« [Krebs der Vorsteherdrüse, d. H.] verwendet. Mit anderen Worten, alle Studien weisen einen Selektionsbias auf, da niemand eine wirklich repräsentative Stichprobe aller Gesundheitswebsites ziehen kann.

Neben den (problematischen) inhaltlichen Kriterien Vollständigkeit, Richtigkeit und Relevanz haben die meisten Studienautoren auch formale oder technische Qualitätskriterien beurteilt. Hier ergibt sich ein differenzierteres Bild. So ist positiv zu bemerken, dass mehrere Studien unabhängig voneinander zu dem Schluss kamen, dass durchschnittlich nur ein Prozent der Websites nicht klar angibt, wer die Seite betreibt. Mit anderen Worten, 99 Prozent der Websites erfüllen dieses wichtige Qualitätskriterium. Eine Reihe von Studienautoren hat auch die »Lesbarkeit« von Webinformationen geprüft. Zum Einsatz kamen dabei so genannte Lesbarkeits-Formeln (»readability formulas«), die Satz- und Wortlänge als Kriterien heranziehen. Diese Methode ist allerdings umstritten, da sie beispielsweise nicht berücksichtigt, ob medizinische Fachterminologie verwendet und hinreichend erklärt wird.

Schadet es oder schadet es nicht? Berichte von Netz-Opfern sind rar.

Doch nicht nur die Informationen selbst, auch deren Auswirkungen auf die Patienten werden mitunter Gegenstand wissenschaftlicher Untersuchungen. So forschte eine kürzlich veröffentlichte systematische Übersichtsarbeit[3] gezielt nach Fallbeschreibungen, die von Patienten berichten, die durch medizinische Internetseiten zu Schaden gekommen. Die Autoren wurden nur in wenigen Fällen fündig, was natürlich nicht automatisch bedeutet, dass solche Vorkommnisse selten sind.

Die Autoren dieser Studie empfehlen, entsprechende Fallbeschreibungen in einer Datenbank zu sammeln, einer Art kontinuierlichem Patientenschadensbericht. So etwas existiert allerdings bereits, nämlich die »Database of Adverse Effects of the Internet« (Datenbank der Nebenwirkungen des Internets, DAERI[4]) der Arbeitsgruppe Cybermedizin und E-Health der Abteilung Klinische Sozialmedizin an der Universität Heidelberg. Ziel solcher Register ist es, systematisch Fallbeschreibungen zu sammeln und auszuwerten, um Gefahren durch spezifische eHealth-Interventionen oder Websites frühzeitig zu erkennen. Das Beispiel DAERI veranschaulicht freilich auch die Probleme derartiger Projekte: Bei DAERI sollen Ärzte Fallbeschreibungen von Patienten zusammentragen, die als Folge der Inanspruchnahme gesundheitsrelevanter Inhalte des World Wide Web zu Schaden gekommen sind. Die Datenbank existiert seit Anfang 2001. Obwohl Ärzte, die einen Fall einreichen und beschreiben (einschließlich der Übermittlung entsprechender Dokumentationen), eine Aufwandsentschädigung erhalten, sind bisher erst fünf Fälle gemeldet worden.

Zwischenfazit: Experten beurteilen die Qualität von Internetinformationen überwiegend als mangelhaft, und zwar vor allem unter dem Aspekt der »Evidenzbasiertheit«, also dem Ausmaß, in dem eine Website den Stand des gesicherten medizinischen Wissens spiegelt. Ob dieses Kriterium, das meist in den Varianten »Vollständigkeit« und »Richtigkeit« daherkommt, wirklich ein geeignetes ist, ist diskussionswürdig. Die Mehrheit der kontrollierten Studien, die sich mit einzelnen, internetbasierten Interventionen bei bestimmten Krankheiten oder Risikofaktoren beschäftigen, zeigt hingegen einen positiven Effekt solcher Programme, wobei es insgesamt noch an qualitativ hochwertigen Studien mangelt.[5] Es sind außerdem bisher nur sehr wenig Fälle bekannt geworden, bei denen Nutzer durch irreführende Internetinformationen tatsächlich zu Schaden gekommen sind.

Kritische Fragen sind das A und O beim Gesundheitssurfen

Für die Patienten heißt das nun nicht, dass sie Gesundheitsinformationen im Internet pauschal misstrauen sollten. Es sollte wenig Zweifel daran geben, dass es keine bessere Möglichkeit gibt, sich umfassend medizinisch zu informieren und mit Leidensgenossen Kontakt aufzunehmen als das Internet. Ein kritisches Auge auf die Qualität allerdings schadet nichts. Helfen können dabei ein paar Fragen, die der Internetnutzer, der im Web Gesundheitsinformationen sucht, an eine Website stellen sollte, bevor er ihr blind vertraut:

- Wer ist der Autor und welche Qualifikation hat er?
- An wen richtet sich die Website?
- Was ist die Motivation/Intention der Website?
- Worauf basiert die Information des Autors?
  Handelt es sich um einzelne Expertenmeinung ohne Quellenangabe (schlecht) oder können *konkrete* Beobachtungsstudien (besser) oder sogar *konkrete* kontrollierte klinische Studien (am besten) zur Untermauerung der Aussagen zitiert werden?
- Ist die Webseite aktuell?
- Werden Alternativen aufgezeigt?
  Auch wer wenig von den medizinischen Inhalten versteht, hat doch ein Gefühl dafür, ob die Informationen einer Seite ausgewogen sind oder ob nur eine Seite der Medaille dargestellt wird. Die Medizin arbeitet mit Wahrscheinlichkeiten, macht Kosten/Nutzen-Abwägungen und passt Behandlungen individuell dem Patienten an. Werden keine Alternativen aufgezeigt, so ist die Information vermutlich nicht objektiv.

Wie sucht der Gesundheits-Sucher?

Wie bereits oben angedeutet, ist die Wahrscheinlichkeit, inakkurate Informationen zu finden, nicht nur abhängig von deren Prävalenz, sondern auch vom Benutzerverhalten, das heißt der Suchstrategie und den Filter- und Selektionsmechanismen, die Benutzer im Web anwenden.

Um etwas genaueren Aufschluss über das Verhalten der Nutzer medizinischer Webseiten zu bekommen, lassen sich die Suchstrategien, die die Nutzer anwenden, um im Internet zu den benötigten Informationen zu gelangen, wissenschaftlich evaluieren. So haben wir beispielsweise in einer qualitativen Studie das Verbraucherverhalten bei der Recherche nach Gesundheitsinformationen untersucht.[6]

Dazu wurden zunächst Konsumenten zu Fokusgruppen-Interviews in insgesamt drei Sitzungen mit jeweils sechs bis acht Teilnehmern eingeladen, um Bedürfnisse, Erwartungen und Probleme von Internetnutzern beim Umgang mit medizinischen Informationen im World Wide Web zu untersuchen. Besonders interessierte uns, wie Internetnutzer bei der Einschätzung der Qualität von Internetinformationen vorgehen und nach welchen Kriterien sie beurteilen, ob eine Webseite vertrauenswürdige Informationen enthält.

In den Fokusgruppen-Interviews konnten verschiedene Kriterien herausgearbeitet werden, anhand derer die Vertrauenswürdigkeit von Webseiten eingeschätzt wird: Am meisten trauen Internetnutzer demnach den Webseiten von offiziellen Behörden oder Universitäten. Aber auch ein professionelles Layout schafft bereits Vertrauen, ebenso wie Seiten, die in einer verständlichen, aber dennoch professionellen Sprache geschrieben sind und die Quellenangaben oder weiterführende Hyperlinks auf Studien oder die Seiten wissenschaftlicher

Organisationen bieten. Einige Teilnehmer legten auch Wert auf bestimmte Navigationselemente, zum Beispiel eine Stichwortsuche oder ein Überblick über die angebotenen Themen (»Sitemap«). Auch ein Foto des Betreibers scheint die Glaubwürdigkeit einer Webseite zu erhöhen.

In einem zweiten Schritt haben wir dann 18 Teilnehmer in einem so genannten Usability Labor während einer Recherche nach Gesundheitsinformationen im Internet direkt beobachtet. Dabei wurden den Probanden Fragen zu gesundheitsrelevanten Themen vorgelegt, die sie mit Hilfe des Internets beantworten sollten. Wir fragten zum Beispiel: »Braucht man eine Malariaprophylaxe, wenn man in Australien Urlaub machen möchte?« oder »Ab welchen Werten sollte man einen erhöhten Blutdruck behandeln lassen?«. Die Teilnehmer sollten die Fragen zunächst nach eigenem Wissen beantworten und die Antwort dann im Internet überprüfen. Dabei fiel vor allem auf, dass in der Praxis keine der teilnehmenden Personen aktiv herauszufinden versuchte, welcher Informationsanbieter für die Information verantwortlich war. Kein einziger Teilnehmer las das Impressum oder die »About us«-Seiten der Websites.

Im Anschluss an die Recherche wurden ausführliche Interviews durchgeführt. Viele Teilnehmer hatten Mühe zu beantworten, auf welchen Webseiten sie die betreffende Information überhaupt gefunden hatten. Auf allen Seiten waren entsprechende Angaben über die Hintergründe des Betreibers (Disclosure-Informationen) vorhanden.

Die Ergebnisse zeigen, dass Informationen aus dem Internet von vielen relativ undifferenziert verwendet werden, ohne dass auf den Urheber der Informationen allzu sehr geachtet wird. Dies ist angesichts der großen Qualitätsunterschiede im Web problematisch und zeigt, dass auf dem Gebiet der Verbraucheraufklärung noch große Lücken zu schließen sind. Es ist dringend notwendig, Patienten und Verbraucher über wichtige Kernkriterien aufzuklären, die eine Webseite erfüllen muss, um formal und inhaltlich sichere Internetinformationen anzubieten.

Doch hier stoßen wir im Internet auf ein Problem. Traditionelle Medien haben einen Filter vor der Erstellung und Verbreitung von Informationen: Herausgeber und Redakteure entscheiden, welche Information letztlich dem Leser, Hörer oder Zuschauer angeboten wird. Beim Internet gibt es diesen Filter nicht. Was also tun?

Das Logo der Health on the Net Foundation (HON)

Eine der ältesten Strategien, um bei Inhalten im Netz die Spreu vom Weizen zu trennen, sind Logos und Awards, die auf der Homepage einer Website erscheinen und die dem Nutzer signalisieren sollen, dass sich der Betreiber der Seite bei der Präsentation seiner Inhalte an bestimmte Qualitätskriterien und Spielregeln hält. Awards werden dem Betreiber einer Webseite in der Regel von Dritten verliehen. Der Betreiber kann damit dann auf seiner Seite für sich beziehungsweise sein Angebot Werbung machen. Klassisches Beispiel für Awards außerhalb der Netzwelt sind das Gütesiegel der Stiftung Warentest und die TÜV-Plakette. Awards haben ein Datum und den prinzipiellen Nachteil, dass sie nichts aussagen darüber, wie es sich mit der Qualität einer Webseite (eines Autos, eines Nutella-Glases) im Verlauf verhält. Wird also einer Webseite von einer Krebsstiftung wegen ihrer guten Inhalte ein Award verliehen, dann bringt dieser zwar zum Ausdruck, dass der Inhalt der Webseiten zu einem Zeitpunkt X aus Sicht der Stiftung gut und richtig war, sagt aber nichts darüber aus, ob das nach einem Jahr immer noch gilt.

Da sich im Internet im Gegensatz zum Nutellaglas die Inhalte ständig ändern, ist eine Zertifizierung im Internet sehr viel problematischer als bei Produktzertifizierungen. Die Inhalte der Webseiten sämtlicher Awardträger kontinuierlich zu kontrollieren, ist für die, die einen Award vergeben, in der Regel nicht möglich. Deswegen hat sich im Internet bereits früh eine Alternative zu den Awards etabliert, so genannte Selbstzertifizierungs-Logos. Diese können sich Webseitenbetreiber selbst ans Revers respektive die Webseite heften, wenn sie der Auffassung sind, dass sie die durch die Auslober des Logos definierten Qualitätsstandards einhalten. Wir haben es hier also mit einer Art selbst verliehener TÜV-Plakette zu tun. Das bekannteste und am weitesten verbreitete Beispiel eines solchen Selbstzertifizierungs-Logos im medizinischen Internet ist das Logo der Schweizer »Health on the Net«-Foundation, kurz HON[7] genannt. Mit der Publikation eines HON-Logos verspricht der Website-Betreiber, sich an die Prinzipien zu halten, die 1995 im so genannten HON Code niedergelegt worden sind. Dabei handelt sich unter anderem um das Offenlegen nachvollziehbarer Quellenangaben, den Respekt vor der Privatsphäre und die Beachtung des Datenschutzes sowie die Angabe von eventuellen kommerziellen Interessen. Wer sich verpflichtet, diese allesamt recht vage gefassten Prinzipien zu befolgen, darf das HON-Logo auf seine Webseite setzen. Anfangs verfolgte die HON-Stiftung das Konzept einer reinen, unkontrollierten Selbstverpflichtung, doch dieses Vorgehen wurde unter dem Eindruck einer wachsenden Anzahl von Websites, die sich selbst zertifizierten, aber die Qualitätsstandards offensichtlich nicht einhalten, zunehmend kritisiert. So hat HON Schritt für Schritt auf ein etwas aktiveres Vorgehen umgeschaltet und kontrolliert jetzt mitunter Seiten, die das Logo tragen, ohne freilich irgendeine Gewähr für deren Inhalte oder auch nur deren lautere Intentionen geben zu können.

Tatsächlich wurde mehrfach gezeigt, dass das Einhalten der von der HON und anderen propagierten Qualitätskriterien nicht notwendigerweise für einen entsprechend hochwertigen Inhalt spricht. Es ist daher eine offene Frage, ob Webseiten, die ein HON-Logo tragen und formal zu Recht tragen, qualitativ wirklich besser sind als andere, die sich nicht an diese Qualitätskriterien halten. Auch gibt es zumindest eine Studie, in der Wissenschaftler überprüft haben, ob Webseiten, die das HON-Logo tragen, die dadurch suggerierten Qualitätskriterien eher einhalten als Seiten, die durch eine herkömmliche Google-Suche zu Tage gefördert werden. Dies war nicht der Fall.[8] All das legt die Empfehlung nahe, einer mit dem HON-Logo ausgezeichneten Seite nicht alleine deswegen zu vertrauen.

Was gibt es für Alternativen? Die Schwierigkeit besteht hauptsächlich darin, die (relativ) wenigen Perlen in einem Sumpf kommerzieller und manchmal dubioser Informationen zu finden. Aus Public-Health-Sicht ist es wünschenswert, so viele Patientenaugen wie möglich auf die jeweils bestmöglichen Websites und Dokumente zu lenken.

Hierzu gibt es im Prinzip zwei komplementäre Strategien, die beide darauf abzielen, den Benutzer bei der Suche nach seriösen Informationen zu unterstützen: Verbraucheraufklärung und »Third-party Rating«. Verbraucheraufklärung kann zum Beispiel mit Hilfe von Trainingsprogrammen geschehen, die Patienten oder deren Angehörige in der Nutzung des Internets schulen. In Deutschland wurde ein derartiges Schulungsprojekt schon sehr früh von dem auf Selbsthilfebasis organisierten »Informationsnetz für Krebspatienten und deren Angehörige« (INKA) gestartet und mehrere Jahre lang betrieben. Wir selbst untersuchen derzeit in einem Programm am Princess Margaret Hospital in Toronto den Effekt eines Internet-Trainingprogramms für Krebspatienten, das auch die Nutzung von Suchmaschinen sowie Strategien zur kritischen Bewertung von Internetinformationen einschließt.

»Third-party Rating« dagegen bedeutet, dass unabhängige Dritte, also zum Beispiel Experten von Fachgesellschaften oder auch betroffene Patienten, die Inhalte von Webseiten bewerten und dass diese Bewertungen Patienten und Verbrauchern zugänglich gemacht werden. Anders als bei Awards – auch eine Form des Third-party Rating – arbeiten die Systeme, von denen jetzt die Rede sein soll (MedCERTAIN/MedCIRCLE), mit Metainformation (= Information über Information) und Downstream Filtering.

Beim Downstream Filtering erlauben maschinenlesbare »Marker«, die als Metadaten Websites und Dokumenten von deren Autoren zugeordnet werden, die Selektion auf dem Rechner des Benutzers oder in Suchmaschinen. Dieser Ansatz hat gegenüber rein redaktionell betreuten Gesundheitsportalen den Vorteil, dass die individuellen Bedürfnisse und Vorlieben des Benutzers berücksichtigt werden können und die Filterung oder Selektion erst »downstream«, also beim Benutzer, und nicht (nur) »upstream«, durch den Redakteur, erfolgt. Das Downstream Filtering kommt dabei dem natürlichen Suchverhalten der meisten Internetbenutzer entgegen, die ihre Suche nach Gesundheitsinformationen selten auf einem Portal beginnen, sondern die dazu eher Suchmaschinen benutzen.

Das Downstream Filtering anhand von Metainformationen beruht auf dem Gedanken des Semantischen Webs. Dessen Erfinder, Tim Berners-Lee, träumte von Beginn an von einem Internet, das mehr sein sollte als die reine Ansammlung einer immensen Zahl elektronischer Dokumente, die es zum gegenwärtigen Zeitpunkt ist. Das Semantische Web soll stattdessen eine weltweite, dezentrale Wissensdatenbank sein, mit deren Inhalten – und das ist der entscheidende Unterschied zum heutigen Internet – auch elektronisch gearbeitet werden kann.

Das Konzept beruht auf der Idee, dass die Bedeutung (daher: »semantisch«) einer Information nicht aus der Information selber, sondern aus ihrer Beziehung zu anderen Informationen erwächst. Man kann es auch etwas salopper erklären: In einem Semantischen Web können nicht nur Menschen, sondern auch Computerprogramme mit den abgelegten Informationen arbeiten. Obwohl man prinzipiell auch mit NLP-Methoden (natural language processing) arbeiten kann (bei denen Software versucht, zu »verstehen«, was in natürlicher Sprache verfasst wurde), sind eine der Voraussetzungen für das Semantische Web maschinenlesbare Metainformationen. Diese Metainformationen müssen zu jeder Webseite angelegt werden, und zwar idealerweise von den Autoren oder Herausgebern der jeweiligen Seite.

Was das alles mit Medizin zu tun hat? Nun, genauso wie die Hersteller von Nutellagläsern oder anderen Lebensmitteln eine hochstandardisierte Zutatentabelle auf ihre Produkte drucken müssen, genauso könnten die Anbieter gesundheitsbezogener Webseiten freiwillig oder verpflichtend Metainformationen anlegen, die in standardisierter Form einige qualitätsbezogene Daten enthalten, die zum Beispiel von einem Plug-In im Browser des medizininteressierten Surfers gelesen beziehungsweise ausgewertet werden könnten. Doch mit Metadaten auf medizinischen Webseiten könnte man noch mehr machen. Eine ehrgeizigere Vision wäre es, dass Menschen ihre internetbasierte elektronische Gesundheitsakte als Ausgangspunkt ihrer medizinischen Web-Recherchen nutzen und unterstützt von intelligenter Software anhand ihrer individuellen Diagnosen oder Beschwerden Informationen erhalten, die nicht nur für ihre ganz persönlichen Anfragen relevant sind, sondern die auch noch bewertet werden, und zwar entweder von medizinischen Experten, von Betroffenen oder anderen im jeweiligen Bereich kompetenten Personen.

Der Autor argumentiert bereits seit vielen Jahren, dass eine globale Metadaten-Infrastruktur in einem dezentralen, elektronischen Medium die bei weitem angemessenste Antwort auf das Qualitätsproblem bei medizinischen Internetseiten ist. Wir haben die Verwendung von Metadaten und Techniken des Semantischen Webs als Mittel zur dezentralen Qualitätssicherung über vier Jahre in dem Projekt MedCERTAIN (1999–2001) beziehungsweise dessen Nachfolgeprojekt MedCIRCLE (2002–2003) mit Unterstützung der Europäischen Union vorangetrieben.

MedCIRCLE: Das Semantische Web in der Medizin

MedCIRCLE[9] – das Akronym steht für Collaboration for Internet Rating Certification Labelling and Evaluation of Health Information – war das Nachfolge- und Implementierungsprojekt des EU-geförderten Projekts MedCERTAIN. Die Förderungsphase ist Ende 2003 ausgelaufen und die Kollaboration soll nun in eine internationale Non-profit-Organisation, ähnlich der Cochrane Collaboration, überführt werden, bei der auch neue Partner und Mitglieder (Gesundheitsportale, wissenschaftliche Fachgesellschaften) eingebunden werden. MedCIRCLE wurde 2004 als wegweisendes Projekt mit dem Janssen-Cilag-Zukunftspreis ausgezeichnet.

Ein wesentlicher Grundgedanke bei diesem Projekt war die Schaffung einer globalen Kollaboration zwischen existierenden Qualitätssicherungsinitiativen (wie etwa medizinischen Gateways, Bibliotheken oder Zertifizierungsinstanzen) und die Erzeugung eines für den Benutzer nachvollziehbaren, standardisierten »Transparenz-Siegels«.

Dieses Siegel wurde und wird häufig missverstanden: Es hat nichts mit den typischen Awards und Logos à la HON zu tun, die weiter oben beschrieben wurden. Das Transparenz-Siegel ist vielmehr ein Hinweis auf vorhandene qualitätsbezogene Metadaten, die durch einen Klick auf das Logo durch den Benutzer der jeweiligen Webseite abgerufen werden können. Die Metadaten geben Hinweise darüber, wie es um die Qualität der auf der Seite abgelegten Informationen bestellt ist.

Diese Metainformationen können zum einen vom Gesundheitsinformationsanbieter selbst kommen, sie können aber auch und völlig unabhängig von diesem von externen Experten, medizinischen Fachgesellschaften oder Verbrauchern beziehungsweise Patienten kommen. Das »Siegel« macht diese Metainformationen zugänglich, indem im Browser ein eigenes Fenster geöffnet wird, wo die einzelnen Metadatenkategorien abrufbar sind. Diese Metadatenkategorien stammen vor allem aus dem eHealth Code of Ethics[10] und den darauf basierenden e-Europe-Kriterien für Gesundheitswebsites, die beide unter Mitwirkung des Autors als breiter internationaler Konsens entwickelt wurden. Technisch gibt es natürlich auch noch andere Möglichkeiten, Metainformationen sichtbar zu machen, zum Beispiel durch Plug-Ins, ähnlich der Google-Toolbar oder der Spiegel-online-Nachrichtenleiste. (Die MedCIRCLE Toolbar kann unter www.medcircle.org/infobar als Prototyp heruntergeladen werden.)

Der vielleicht entscheidende, »philosophische« Unterschied zu Zertifizierungsverfahren wie HON ist, dass bei MedCIRCLE keine zentrale Organisation den Anspruch erhebt, allwissend zu sein oder Informationen gemäß den eigenen Maßstäben zentral zertifiziert, vielmehr ist MedCIRCLE eine Kollaboration verschiedener Organisationen, die alle ihre Sicht der Dinge (d. h. Evaluationen und Annotationen anderer Websites) einbringen können, solange sie dazu eine gemeinsame maschinenlesbare Sprache benutzen. So wird die vernetzte Struktur des Internets selbst genutzt, um ein »web of trust«, ein Netz des Vertrauens, zu weben, das dem Benutzer zugänglich gemacht wird, damit dieser sich, unterstützt von einem vielstimmigen Bewerterchor, seine eigene Meinung zu der Webseite mit der ihn betreffenden medizinischen Thematik bilden kann.

Entsprechend der dezentralen Philosophie des »web of trust« darf der Nutzer dabei durchaus auch einmal mit gegensätzlichen Meinungen konfrontiert werden. Denn der Anspruch der Transparenz impliziert auch, dass dem Verbraucher klar gezeigt wird, wenn Experten oder auch Ärzte und Patientenorganisationen in der Antwort auf eine ihn und seine Gesundheit betreffende Frage nicht übereinstimmen.

Abgesehen von der Notwendigkeit von Metainformationen beziehungsweise einer Metadatensprache, die sich unglücklicherweise nicht nur im medizinischen Internet weit zögerlicher verbreitet, als wir das anfangs antizipiert hatten, steht und fällt ein Projekt wie MedCIRCLE mit den Bewertern und deren Enthusiasmus, denn irgendjemand muss die Kommentare respektive Metadaten ja verfassen.

Das ist unproblematisch beim Autor beziehungsweise Herausgeber der Seite, der das gerne machen wird, doch wenn nur der und niemand sonst Metadaten zur Verfügung stellt, ist man in Sachen Qualitätskontrolle nicht einen Schritt weiter als vorher. Es müssen also andere Bewerter her, Ärzteverbände, Qualitätsinstitute, konkurrierende Portalbetreiber und die schon angesprochenen Patienten(verbände?) selbst. Man sieht schon an dieser Aufzählung, dass es ab einem gewissen Punkt schwierig wird, dem Anspruch der Offenheit Genüge zu tun, ohne das Tor für Manipulationen zu öffnen. Ähnlich wie geschickte Webseitenmacher bereits heute durch Metadaten ziemlich problemlos Suchmaschinen übertölpeln können, lässt sich natürlich auch intelligente Software durch geschickt gewählte Metadaten täuschen. In einem Gebiet wie der Medizin, bei dem es außer um Gesundheit auch viel um Geld und Eitelkeiten geht, kann das für ein Projekt wie MedCIRCLE zu einem Problem werden, und es ist noch offen, ob reine »web of trust«(»rate the rater«)-Mechanismen (wie man sie auch von eBay oder epinions.com her kennt) dazu taugen, Manipulationen weitgehend auszuschließen.

Unser Ansatz, der nach dem Projektende nun auch in die aus MedCIRCLE erwachsende internationale Non-profit-Organisation weitergetragen wird, liegt deswegen in einer Kombination aus der Downstream-Filterung anhand maschinenlesbarer Metadaten und einer Upstream-Filterung durch gezielte Beteiligung ausgewählter Portale und medizinischer Organisationen, die sich bei MedCIRCLE zu einer losen Kollaboration zusammengefunden haben. Darunter befindet sich unter anderem die Ärztliche Zentralstelle für Qualitätssicherung (ÄZQ) in Deutschland, einige Betreiber von Gesundheitsportalen und einige medizinische Fachgesellschaften aus mehreren Ländern. Eine direkte Bewertung durch einzelne Personen ist derzeit noch nicht implementiert, ist aber in Vorbereitung.

Jenseits der puren Information: Das Internet als Kommunikationsmedium für Patienten

Nun ist die Informationsbeschaffung durch das »Absurfen« medizinischer oder gesundheitsbezogener Webseiten, ob mit oder ohne Qualitätssiegel, nur ein Aspekt des Patienten- oder Verbraucherlebens im Internet. Viel stärker als zur Informationsbeschaffung nutzen die meisten Menschen das Internet zur Kommunikation, vor allem als E-Mail-Tool. Gerade die Kommunikation untereinander bietet Patienten eine nie da gewesene Möglichkeit, sich mit ihrer Krankheit durch den direkten Kontakt zu anderen Betroffenen auseinander zu setzen. Dazu kommt die wachsende Zahl von Expertenforen, in denen sich Spezialisten einer bestimmten Fachrichtung direkt den Patientenfragen in Chaträumen oder an Pinnwänden stellen. Und schließlich bieten Mailinglisten eine einfache und kostengünstige Möglichkeit für jedermann, bezüglich einer bestimmten Problematik up-to-date zu bleiben.

Nehmen wir als Beispiel die von Gilles Frydman in den USA gegründete Association of Cancer Online Resources (ACOR). Nachdem seine Ehefrau an Brustkrebs erkrankte und er sich erstmalig in eine Mailingliste eintrug, war er von den Informationen, die er erhielt, so beeindruckt, dass er eine Art Zentrale für onkologische Mailinglisten aufbaute. ACOR zählt heute über zweihundert Mailinglisten. Pro Woche werden über diese Zentrale rund zwei Millionen individuelle E-Mail-Nachrichten an die in den unterschiedlichen Listen eingetragenen Empfänger verschickt.

Dazu kommen kommerzielle Expertendienste, die zumindest in den Vereinigten Staaten von Amerika mittlerweile weit verbreitet sind. Für fünfzig bis hundert US-Dollar bieten qualifizierte Ärzte, oft ausgesuchte Spezialisten, Onlinesprechstunden an. Und in Großbritannien bietet sogar der Nationale Gesundheitsdienst NHS medizinische Ratschläge per Internet. Zusammen mit den unzähligen Informationsseiten im Netz eröffnet der direkte Kontakt zu Ärzten und Betroffenen mit Hilfe der Kommunikationstools, die das Internet zur Verfügung stellt, enorme Möglichkeiten, sich sogar über die seltensten Erkrankungen profundes Wissen anzueignen, sich auf den neuesten Stand der Forschung zu bringen oder Informationen über alternative Behandlungsmethoden zu erwerben.

Der Halbgott in Weiß tritt ab

Es liegt auf der Hand, dass ein Patient, dem derartige Informations- und Kommunikationsmöglichkeiten zur Verfügung stehen und der diese auch nutzt, seinem behandelnden Arzt anders gegenübertritt als Patienten das traditionell tun. Das Internet ist zwar nicht die Ursache dafür, sondern höchstens einer von zahlreichen anderen Faktoren, dass sich vor allem in westlichen Gesellschaften die Rolle des Patienten und damit das Verhältnis zwischen Arzt und Patient ändert. Andere Faktoren sind etwa gewachsene Ansprüche an das medizinisch Mögliche genauso wie die Enttäuschung vieler Menschen über eine zunehmend unpersönliche Spezialistenmedizin. Sie liegen in der Zeitknappheit, die der Ärzteschaft in allen westlichen Gesundheitssystemen zu schaffen macht, genauso wie in dem ansteigenden (durchschnittlichen) Bildungsniveau der Bevölkerung. Das Internet ist eine Art Katalysator, der den durch diese Prozesse angestoßenen Wandel im Selbstverständnis der Patienten dramatisch beschleunigt.

Historisch gesehen war der Arzt lange Zeit eine autoritäre Vaterfigur, die den Patienten zum passiven Empfänger von Ratschlägen, zum Objekt der ärztlichen Therapieentscheidungen machte. Der Patient wurde manchmal gar völlig in einer Wolke der Unwissenheit gelassen – bis in die 60er Jahre hinein galt es als nicht ungewöhnlich, dem Patienten eine Diagnose wie Krebs vorzuenthalten. Dieser Ansatz wurde im zwanzigsten Jahrhundert zunehmend aufgegeben und durch ein mehr partnerschaftliches Modell ersetzt, in dem Wissensunterschiede zwischen Behandler und Behandeltem durch Aufklärungsbemühungen seitens des Arztes ansatzweise ausgeglichen werden sollten. Auch in diesem Modell aber bleibt der Arzt in der aktiven Rolle und der Patient der Empfänger, nicht von Vorschriften, sondern von Information, von Aufklärung.

Heute dagegen sehen sich Ärzte zunehmend mit einem Patiententyps konfrontiert, der sich mit dieser Passivität nicht mehr abgeben möchte. Patienten informieren sich selbst. Sie übernehmen die Initiative und konfrontieren ihre Ärzte schon mal mit aktuellen Studienergebnissen, die sie sich im Internet ausgedruckt haben und von denen der Arzt selbst vielleicht noch gar nichts gehört hat.

Beispiele, die diesen Wandel illustrieren, gibt es zuhauf: Eine Frau, der zwei Antibiotika verschrieben wurden, benutzte das Internet, um sich Informationen zu den Präparaten zu verschaffen. Sie fand heraus, dass sich eines der beiden Medikamente mit dem Blutverdünner, den sie einnahm, nicht vertrug. Sie informierte ihren Arzt, der daraufhin das Medikament wechselte. Eine Familie, in der ein Familienmitglied an einer chronisch-myeloischen Leukämie litt, einer schweren Form des Blutkrebses, setzte eine Webseite ins Netz, um Knochenmarkspender mit den richtigen Gewebemerkmalen zu finden. Tatsächlich gelang es dieser Familie, dadurch zwei potenzielle Spender zu finden.

Dieses neue Selbstverständnis »stellt die Tradition auf den Kopf, in welcher der Doktor die Befehle gab und der Patient sie befolgte«, wie die New York Times es vor einiger Zeit ausdrückte, und weiter: »Das macht einige Ärzte nervös.« Etwas freundlicher formuliert stehen Ärzte heute durch selbstbewusstere und informiertere Patienten mitunter vor einer Herausforderung, auf die man sie in ihrer Ausbildung so nicht vorbereitet hat. Was freilich nicht heißt, dass sich dieses sich wandelnde Verhältnis zwischen Ärzten und ihren Patienten nicht produktiv gestalten lässt.

So könnte die E-Mail-Kommunikation zwischen Ärzten und ihren Patienten, die heute zumindest in Deutschland noch so gut wie überhaupt nicht stattfindet, das weit verbreitete Gefühl einer 5-Minuten-Medizin überwinden helfen. Der Autor plädiert auch seit Längerem für eine Art »Informations-Rezept«: Analog der Verschreibung von Arzneimitteln könnte der Arzt Websites oder Suchbegriffe aufschreiben und dem Patienten mitgeben, was dem Informationsbedürfnis des Patienten Rechnung tragen und dessen Suchanstrengungen gleichzeitig kanalisieren würde.

In Verbindung mit einem Transparenzsiegel à la MedCIRCLE ließe sich so das Dickicht des Informationsdschungels »medizinisches Internet« in einer konzertierten Arzt-Patienten-Aktion lichten. Der Patient, der das möchte, kann in einem Gesundheitsnetz, das die geschilderte Informations- und Kommunikationsinfrastruktur aufweist, mehr über seine Erkrankung und mögliche Behandlungsstrategien wissen und erfahren, als sich das die Ärzteschaft wahrscheinlich je hat träumen lassen. Doch letztlich ist das einzige, was den Ärzten durch dieses Szenarium abverlangt wird, der Abschied von einem in Jahrzehnten gewachsenen Rollenverständnis, das sich vor allem über den ärztlichen Informationsvorsprung definierte. Gelingt dieser Abschied, kann auch der Arzt nur profitieren, denn er wird das Engagement der Netzbegeisterten unter seinen Patienten quasi nebenher auch für andere Patienten nutzen können.

[1] Impicciatore, P., Pandolfini, C., Casella, N., Bonati, M., »Reliability of health information for the public on the World Wide Web: systematic survey of advice on managing fever in children at home«, *British Medical Journal* 1997, **314**:1875–1879

[2] Eysenbach, G., Powell, J., Kuss, O., Sa, E. R., »Empirical studies assessing the quality of health information for consumers on the world wide web: a systematic review«, *Journal of the American Medical Association* 2002, **287**:2691–2700

[3] Crocco, A. G., Villasis-Keever, M., Jadad, A. R., »Analysis of cases of harm associated with use of health information on the internet«, *Journal of the American Medical Association* 2002, **287**:2869–2871

[4] www.medcertain.org/daeri/

[5] Bessell, T. L., McDonald, S., Silagy, C. A., Anderson, J. N., Hiller, J. E., Sansom, L. N., Do Internet interventions for consumers cause more harm than good? A systematic review, *Health Expect* 5 (1):28–37, 2002

[6] Eysenbach, G., Köhler ,C., »How do consumers search for and appraise health information on the World-Wide-Web? Qualitative study using focus groups, usability tests and in-depth interviews«, *British Medical Journal* 2002,**324**:573–577

[7] www.hon.ch
[8] J. Shon and M. A. Musen, The low availability of metadata elements for evaluating the quality of medical information on the World Wide Web, *Proc AMIA Symp*:945–949, 1999
[9] www.medcircle.org
[10] www.ihealthcoalition.org/ethics/ethics.html

Philipp Grätzel von Grätz

Patienten-Empowerment, weitergedacht: Elektronische Akten im Internet

Patienten haben grundsätzlich das Recht, beim Arzt oder im Krankenhaus Einblick in die über sie gesammelten Aufzeichnungen zu fordern. Sieht man von der gelegentlichen Anfertigung einer für die Weiterbehandlung wichtigen Kopie bestimmter Untersuchungsbefunde ab, dann wird von diesem Recht so gut wie nie Gebrauch gemacht. Die meisten Ärzte würden auf eine derartige Anfrage wohl etwas unsicher reagieren, und sei es nur, weil sie sich für ihre Handschrift schämen. Fakt ist: Die »Akte« wird als etwas Ärztliches wahrgenommen. Sie verbleibt im Krankenhaus oder in der Praxis, sie wird dort zehn und mehr Jahre aufgehoben, sie gehört eher »zum System« als »zu mir«.

Qualitätskontrolle durch elektronische Akten

Viel stärker als in Arztpraxen gebunkerte Papierdokumente können elektronische Akten einem Patienten eine gewisse Kontrolle über die mit der eigenen Gesundheit zusammenhängenden Daten und Dokumente verschaffen, eine Kontrolle, die zuvor selbst peniblen Patienten mit ordnungsgemäß geführten Patientenausweisen und Ordnern voller Papier im Regal so nicht zur Verfügung stand. Anschaulich lässt sich das anhand der noch ganz am Anfang ihrer Entwicklung stehenden Onlineakten machen, die Patienten in die Lage versetzen, gesundheitsrelevante Daten und Dokumente im Internet abzulegen. Sie sind eine von mehreren Möglichkeiten der elektronischen Dokumentation von Gesundheitsdaten. Eine andere sind die persönlichen Akten innerhalb medizinischer Intranets, wie sie im Rahmen der zu schaffenden Telematikinfrastruktur entstehen sollen.

Grundsätzlich bieten derartige Akten in ihren Basisversionen »für Gesunde« eine Mischung aus Archiv und Kalender. So gibt es in der Regel die Möglichkeit, gescannte Arztbriefe oder Befunde online abzulegen und so die wichtigsten Dokumente auch ohne sperrigen Ordner immer griffbereit zu haben. Ideal wäre freilich, wenn diese Dokumente nicht vom Patienten in mühsamer Handarbeit selbst eingelesen werden müssten, sondern wenn die Ärzte in Praxen oder Krankenhäusern sie auf Wunsch des Patienten direkt in der Onlineakte ablegen könnten. Das ist im Moment noch nirgends realisiert, doch gibt es mittlerweile erste Ideen, wie sich so etwas technisch und unter Berücksichtigung datenschutzrechtlicher Erfordernisse bewerkstelligen ließe.

So hat das Fraunhofer-Institut für Biomedizinische Technik in St. Ingbert Anfang 2004 ein technisches Konzept vorgelegt, das es erlaubt, aus einer Klinik- oder Praxis-EDV heraus durch ein Sicherheitsschott hindurch Daten, also beispielsweise Arztbriefe, ins freie Netz zu schicken. Für den Alltagsgebrauch ist das vorerst allerdings noch Zukunftsmusik, anders als die Ablage von Dokumenten auf Servern in medizinischen Intranets, die im Rahmen der Einführung der eGesundheitskarte jetzt in einigen Regionen erprobt wird.

Zusätzlich zur Dokumentenspeicherung bieten typische Onlineakten eine Reihe von Erinnerungsfunktionen an, die dem Kunden Bescheid geben, wenn empfohlene Impfungen anstehen oder wenn es Zeit für eine Vorsorgeuntersuchung ist. Je nach individueller Vorliebe können diese Benachrichtigungen per E-Mail, SMS oder als Popup-Fenster daherkommen. Eingetragen werden können natürlich auch Arztbesuche, Namen, Telefonnummern und Notfalldaten.

Ihre ganze Stärke spielen Onlineakten aber erst bei erkrankten Menschen aus, und zwar namentlich bei Patienten mit chronischen Erkrankungen. Die nehmen oft eine Reihe verschiedener Medikamente ein, gerade dann, wenn mehrere Erkrankungen gleichzeitig vorliegen. Wer eine Onlineakte führt, kann diese Medikamente dort dokumentieren. Mit Hilfe von Medikamentendatenbanken kann eine Onlineakte mit entsprechendem Modul automatisch oder per Mausklick die Medikamentenliste auf mögliche schädliche Wechselwirkungen zwischen einzelnen Präparaten hin überprüfen, Wechselwirkungen, die dem behandelnden Arzt möglicherweise entgangen sein könnten.

Automatische Medikamentenchecks – mitunter auch mit dem englischen Wort für Wachhund »watchdogs« genannt – können auch erkennen, ob es bei bestimmten Erkrankungen zu Problemen mit dem einen oder anderen Medikament kommen kann. Hat ein Besitzer einer Onlineakte mit entsprechender Funktionalität in seine Krankheitsliste zum Beispiel Asthma oder Epilepsie (Anfallsleiden) eingetragen, dann würde ihn ein Medikamentencheck bei bestimmten Präparaten warnen, von denen bekannt ist, dass sie Asthmaanfälle oder epileptische Krämpfe verursachen können.

Die Onlineakte als Interface für chronisch Kranke

Noch interessanter ist freilich die direkte Interaktion des chronisch Kranken mit seiner Akte im Sinne einer Dokumentation von Krankheitsparametern wie Blutzucker, Blutdruck oder Körpergewicht. Erste derartige Feldversuche, bei denen die Onlineakte als Ersatz für Patientenpässe wie etwa den bekannten Diabetikerpass dient, laufen gerade in Deutschland und der Schweiz. Finanziert werden sie meist von Krankenversicherungen, die sich davon eine Verbesserung der Versorgung »ihrer« chronisch kranken Patienten erhoffen und auf diesem Weg die jährlich für einen Patienten mit einer bestimmten Erkrankung anfallenden Behandlungskosten verringern wollen. Dieser Betrag setzt sich zusammen aus den Kosten für Arzneimittel, Arztbesuche und Krankenhausaufenthalte.

Der Einsatz von Onlineakten im Rahmen von Behandlungsprogrammen für chronisch Kranke ermöglicht einen viel regelmäßigeren und intensiveren Kontakt zwischen Patienten und Betreuern. Statt der sonst bei chronisch Kranken üblichen Dokumentation von Werten wie Blutdruck, Blutzucker oder Körpergewicht in Patientenpässen aus Papier kann die Dokumentation bei einer mit einem entsprechenden Modul ausgestatteten Internetakte auch online erfolgen, entweder durch den Patienten selbst oder durch ein zwischengeschaltetes medizinisches Callcenter, das die telefonisch vom Patienten durchgegebenen Daten in die elektronische Akte aufnimmt. Denkbar wäre natürlich auch eine direkte, drahtlose Kommunikation zwischen einem entsprechenden Messgerät und der Onlineakte. Am Ende stehen bei allen Eingabeszenarien die täglich ermittelten Messwerte elektronisch zur Verfügung. Dazu kommen die vom Arzt bei den natürlich weiterhin stattfindenden Arztbesuchen erhobenen Befunde, die direkt aus der Praxis-EDV in die Onlineakte gespiegelt werden könnten.

Der ganze Witz der Sache ist, dass mit diesen individuell erhobenen Werten automatisch oder halbautomatisch gearbeitet werden kann. Ein Beispiel: Bei chronisch Herzkranken kommt es häufig zu akuten Ausbrüchen der Erkrankung (so genannte Dekompensationen), die mit Flüssigkeitseinlagerungen in den Beinen oder der Lunge einhergehen. Diesen Episoden, die regelmäßig zu Krankenhausaufenthalten führen, geht oft oder fast immer eine vom Patienten entweder nicht bemerkte oder nicht ernst genommene Zunahme des Körpergewichts voraus: Er lagert »Wasser« ein. Dieser Zustand entwickelt sich meist über mehrere Tage und wird vom behandelnden Arzt nur dann bemerkt, wenn in diesem Zeitraum zufällig ein Arzttermin liegt.

Eine Onlineakte könnte nun problemlos so programmiert werden, dass sie Alarm schlägt, wenn das Gewicht eines Patienten mit chronischem Herzversagen (»Herzinsuffizienz«) beispielsweise um fünf Prozent zugenommen hat. Der behandelnde Arzt oder, in der Praxis wohl realistischer, der Mitarbeiter eines zwischengeschalteten medizinischen Callcenters, tritt daraufhin auf vorher festgelegte Weise mit dem Patienten in Kontakt und empfiehlt einen sofortigen Arztbesuch. Alternativ könnte die Akte natürlich auch selbst in Kontakt mit dem Patienten treten, per SMS oder E-Mail, je nach Lebensweise des Betroffenen. Wie man die Kommunikation im Einzelnen gestaltet, kann dabei ganz den Bedürfnissen des Patienten, seinem Alter und seiner Lebensweise angepasst werden. Auf das chronische Herzversagen beschränkt ist das Ganze natürlich auch nicht. Bei Asthmakranken lassen sich Atemwegswiderstände messen, bei Diabetikern der Blutzucker, bei Patienten mit Blutverdünnung der Gerinnungsstatus und so weiter.

Onlineakten sind dabei natürlich nicht die Voraussetzung für diese Art von Krankheitsmanagement, sie vereinfachen es nur und machen es für die Anbieter wegen der Möglichkeit zur Teilautomatisierung tendenziell billiger. Sie bieten dem Patienten, der das möchte, außerdem ein hohes Maß an Autonomie.

Akte denkt mit: Der Einsatz von Expertensystemen in Onlineakten

Ähnlich wie beim automatischen Medikamentencheck handelt es sich bei den beschriebenen Programmen für chronisch Kranke letztlich um allerdings recht elaborierte Warnsysteme. Man kann die in elektronischen Krankheitsmodulen gesammelten Daten aber auch noch zu anderen Zwecken nutzen, nämlich für den Einsatz »echter« Expertensysteme, die anhand der individuellen Parameter des Patienten und unter Verwendung klinischer Studien individuelle Prognosen über den Verlauf der Erkrankung und Vorschläge für mögliche medikamentöse und nicht-medikamentöse Behandlungsoptionen machen, mit denen sich die Aussichten eines Patienten gegebenenfalls verbessern lassen.

Wie könnten Expertenmodule in einer Onlineakte arbeiten? Es ist beispielsweise denkbar, dass eine Software anhand der elektronisch vorliegenden Krankheitsparameter, die der Patient im Lauf der Zeit eingegeben hat, individuell auf den jeweiligen Patienten zugeschnittene »Zwischenberichte« einer Erkrankung erstellt, die ein Feedback über Erfolg oder Misserfolg der Behandlung geben. Wie ist bei einem Diabetiker der Verlauf des Blutzuckerwerts? Wie verhielt sich der über die Güte der Zuckereinstellung informierende HbA1c-Wert in den letzten zwölf Monaten? Wie ist der Verlauf des so genannten Virus-Load bei einem HIV-Positiven? Diese Feedbackbögen könnten mit für den Laien anschaulichen Grafiken arbeiten, anhand derer auch ein Nicht-Experte den Krankheitsverlauf verfolgen und innerhalb gewisser Grenzen beurteilen kann. Medizin ist keine Zauberei, auch die Interpretation von Befunden nicht.

Die Feedbackbögen könnten ferner Auswertungen dieser Befundverläufe liefern, die dem Patienten sagen, was es bedeuten könnte, wenn er so weitermacht wie bisher: »Unter Einbeziehung der Daten aus den und den Studien tun Sie im Moment das Menschenmögliche und Sie tun es optimal«, könnte ein solches Feedback lauten. Ein anderes klänge vielleicht so: »Es gibt noch Verbesserungsmöglichkeiten. In dieser und dieser klinischen Studie konnte bei Patienten wie Ihnen mit der und der Methode noch das und das erreicht werden.« Hier werden die Daten des Patienten mit den Daten aus der Software »vorliegenden« klinischen Studien verglichen und daraus Behandlungsvorschläge entwickelt.

Ein Beispiel: Gemäß Daten aus einer klinischen Studie, die im November 2003 auf der Medizinmesse Medica in Düsseldorf präsentiert wurden, gelang es der Deutschen Krankenversicherung DKV mit Hilfe eines automatischen Expertensystems, bei Diabetikern die Zahl der Krankenhauseinweisungen und – das ist zuvor noch niemandem gelungen – die jährlichen Behandlungskosten stark zu reduzieren.

Die Diabetiker und ihre behandelnden Ärzten erhielten dabei in regelmäßigen Abständen von der Software »Mellibase« anhand aktueller klinischer Studien automatisch erstellte statistische Prognosen über den wahrscheinlichen weiteren Krankheitsverlauf. Diese Prognosen wurden ergänzt durch Verbesserungsvorschläge für die weitere Behandlung. An diesem DIAMART genannten Projekt nahmen bis Ende 2003 rund 600 Patienten teil. Das Programm »Mellibase« wurde von der Firma Hestia Healthcare, einer hundertprozentigen Tochter des Diagnostikaherstellers Roche, entwickelt.

War beim DIAMART-Projekt ein Callcenter zwischengeschaltet, das die Datenverwaltung übernahm, so verwendet das ebenfalls mit »Mellibase« arbeitenden Projekt QUIK (Quantifizierung des individuellen Krankheitsrisikos) eine netzbasierte Version der Software ohne zwischengeschaltetes Callcenter bei Akutpatienten des Klinikums Saarbrücken. Von der Schweizer Helsana-Versicherung wurde Mellibase bereits zusammen mit einer Onlineakte eingesetzt – ein logischer nächster Schritt. Auch die DKV plant das in Deutschland.

Eintrittspforte für Krankenkassen

Aus Gründen, die dem Leser jetzt wahrscheinlich klar sein dürften, sind Krankenversicherungen stark an Onlineakten interessiert. Viele Versicherungen übernehmen die Abonnementgebühren für diese Akten, und nicht wenige benutzen lizenzierte Versionen kommerziell erhältlicher Akten als scheinbar eigene Internetakten.

Das Interesse der Versicherungen rührt zum einen aus dem geschilderten Einsatz dieser Akten im Rahmen von Disease-Management-Programmen (DMP), ob mit oder ohne automatische Expertensysteme. In einem DMP bildet eine solche Akte für die Krankenkasse ein Interface zum Patienten, das ihr so sonst nicht zur Verfügung steht. Sie kann es nutzen, um Qualitätsmanagementfunktionen zu etablieren, die anders als im normalen Alltag die Arztpraxen umgehen. Onlineakten sind also eine Möglichkeit für Krankenkassen, direkten und dabei stets freiwilligen Zugriff auf die Patienten zu bekommen. Funktionieren die auf Patientenebene installierten Qualitätsprogramme, dann können unter Umständen Behandlungskosten eingespart werden, und in diesem Fall hätte sich das Engagement für die Kasse gelohnt.

Krankenkassen sind aber noch aus anderen Gründen an den Onlineakten interessiert: Sie bieten die Möglichkeit, Patientenquittungen abzulegen. Patientenquittungen sind eine Forderung, die von Versicherungsseite schon länger auf dem Tisch liegt. Sie sollen die Kosten des Medizinbetriebs transparenter machen. Durch die Gesundheitsreform 2003 sind diese Quittierungen nun möglich. Patienten, die das möchten, könnten künftig nach jedem Arztbesuch eine Quittung in ihrer Onlineakte vorfinden, die ihnen mitteilt, wie teuer ihr Arztbesuch oder auch die Heil- und Hilfsmittel, die sie verschrieben bekommen haben, waren. Warum ist das für die Versicherungen interessant? Nun, außer der reinen Quittierung bieten die Akten natürlich auch die Möglichkeit, gleich noch Alternativvorschläge an den Patienten zu bringen. Kooperiert eine Versicherung mit einem bestimmten Anbieter eines Heil- oder Hilfsmittels, dann könnte sie den Onlineaktennutzer darauf hinweisen, dass es das von ihm erworbene und von der Versicherung finanzierte Heil- oder Hilfsmittel anderswo vielleicht günstiger gibt. Dieses Szenarium ist für die Kassen so attraktiv, dass mittlerweile die ersten Betriebskrankenkassen ihren Versicherten die viel geschmähten zehn Euro Praxisgebühr erlassen, wenn die Versicherten sich im Gegenzug bereit erklären, eine Onlineakte regelmäßig zu führen.

Onlineakte goes »semantic«

Online-Gesundheitsakten können schließlich zum Zentrum eines individuellen »Medizin-Gateways« gemacht werden, zum Ausgangspunkt für die persönliche Recherche nach Gesundheitsinformationen im Informationsdickicht des Internets.

Erreichen kann man diese vielleicht ehrgeizigste aller Onlineakten-Visionen mit den Techniken des so genannten Semantischen Webs. Das Semantische Web, eine Art Hyper-Internet, bei dem die vernetzten Daten und Dokumente nicht nur gelesen, sondern auch maschinell ausgewertet werden können, arbeitet mit Metadaten. Das sind maschinenlesbare »Informationen über Informationen«, die einem beliebigen, im Netz abgelegten Dokument angefügt werden können. Mit diesen Metadaten nun können intelligente Computerprogramme arbeiten, in der Künstlichen Intelligenz »Agenten« genannt.

Für Onlineakten könnte das heißen: Agenten erfahren über Metainformationen den Inhalt einer Gesundheitsakte, also beispielsweise die Diagnosen eines Patienten, seine aktuelle Behandlung und so weiter. Die Agenten sind nun so programmiert, dass sie automatisch bestimmte medizinische Informationsquellen absuchen, die voreingestellt sein können oder vom Patienten gezielt ausgewählt werden. Wann immer nun in einer dieser Informationsquellen ein neues Dokument auftaucht, das für den Patienten mit seinen individuellen Erkrankungen interessant sein könnte, wird dieses Dokument oder ein Link darauf in der Online-Akte abgelegt. Das freilich funktioniert nur, wenn nicht nur die Onlineakte selbst, sondern auch die Informationsanbieter dieselbe Metadatensprache sprechen.

Egal ob man nun Onlineakten als bloße Archive, als Hilfe bei der Organisation von Vorsorgeuntersuchungen und Impfungen, als Medikamentenwachhunde, als Teil eines vollwertigen Behandlungsprogramms unter Einsatz medizinischer Expertensysteme oder als zentrale Anlaufstellen für die medizinische Informationssuche des Patienten verwendet, man sollte sich immer vor Augen halten, dass es nicht darum geht, Ärzten oder Therapeuten die Fäden bei der Patientenbetreuung aus der Hand zu nehmen. Onlineakten sind ein Mittel, das dem Patienten hilft, in Absprache mit dem ihn sogar enger als vorher betreuenden Arzt mehr Eigenverantwortung zu übernehmen, wenn er das möchte. Sie bieten gerade berufstätigen jüngeren oder rüstigen älteren Chronikern einen erheblichen Zugewinn an individueller Freiheit unter Aufrechterhaltung eines engen Kontakts zu den medizinischen Betreuern.

Zweiter Teil

*Medizinische Distanztechnologien:
Mehr als Toys für Boys?*

Philipp Grätzel von Grätz

Telemedizin:
Vom Werkzeug in Extremsituationen zum Alltagstool?

Den Begriff »Toys für Boys« – Spielzeuge für kleine Jungs – im Zusammenhang mit medizinischen Distanztechnologien zu verwenden, ist nicht sehr weit hergeholt. Medizinische Distanztechnologien, die »Telemedizin«, wie diese Technologien in ihrer Gesamtheit oft genannt werden, waren lange eine Männerdomäne. Außer den Vorsitzenden der dreißig deutschen DAX-Unternehmen gab es wahrscheinlich keine gesellschaftliche Gruppe in Deutschland, in der Frauen in den neunziger Jahren so unterrepräsentiert waren wie in der Gemeinde der Telemediziner, die sich auf einer überschaubaren Zahl von Veranstaltungen wieder und wieder versammelte und austauschte. In den letzten Jahren hat sich das etwas geändert. Seit das Gesamtgebiet nicht mehr »Medizintelematik«, sondern bevorzugt »eHealth« genannt wird, nimmt der Frauenanteil unter den Vortragenden auf Kongressen und Symposien zu. Mit der wachsenden Zahl von Unternehmen, die dieses Marktsegment für sich entdecken, mit der wachsenden Zahl von Krankenkassen, die in der Medizintelematik mitmischen, wird sich das Verhältnis Männer zu Frauen dem natürlich vorgegebenen voraussichtlich weiter angleichen.

Telematik, Telemedizin, eHealth

Der Ausdruck »Telematik« ist ein Kunstbegriff, der sich zusammensetzt aus den ersten und letzten Silben der Begriffe Telekommunikation und Informatik. Er wird in den verschiedensten Branchen verwendet und bezeichnet den Einsatz moderner Kommunikationstechnologien zur Optimierung von branchenspezifischen Prozessen unter Verwendung von Computerprogrammen und Datenbanken.

Die Begriffe »Medizintelematik« (beziehungsweise »Gesundheitstelematik«) und »eHealth« überlappen sich. Zusammengenommen sind sie fachlateinisch für das, was in diesem Buch »vernetzte Medizin« genannt wird. Den etwas sperrigen Ausdruck Gesundheitstelematik verwenden eher Techniker beziehungsweise Menschen, die sich um die Softwareseite und die informationstechnologischen Aspekte einer vernetzten Medizin kümmern.

eHealth dagegen legt den Schwerpunkt eher auf die medizinischen Inhalte, weniger auf die Computertechnik. Der Begriff eHealth ist breiter als Gesundheitstelematik. Er kommt ursprünglich aus der Internetecke und beinhaltet daher auch Patientenaktivitäten im Netz, Medizinportale und Cyberdoktoren. Einen Gesund-

> heitstelematiker interessieren diese Dinge weniger, er findet seine Erfüllung eher in Chipkarten, Verschlüsselungstechnologien und in der Konzeption und Realisierung von Versorgungsnetzen. Gesundheitstelematiker bewegen sich vor allem auf der Anbieterseite der vernetzten Medizin, also bei Ärzten, Apothekern, Pflegern und Therapeuten.
>
> »Telemedizin« ist ein vergleichsweise eng gefasster Begriff, der sich am besten mit »Medizin auf Distanz« umschreiben lässt, also der Einsatz von Gesundheitstelematik zur Überwindung einer räumlichen Trennung zwischen Arzt und Patient beziehungsweise einem Arzt und seinen Kollegen. Grob lässt sich die Telemedizin aufteilen in Telediagnose, Teletherapie, Tele-Homecare und Tele-Learning beziehungsweise Tele-Teaching. Auf die einzelnen Begriffe wird im weiteren Verlauf des Beitrags noch näher eingegangen.

Wer den Ausdruck »Toys für Boys« im Zusammenhang mit Telemedizin benutzt, der spielt allerdings meist nicht auf diese Diskrepanz in der Geschlechterrepräsentation an. Eher bezieht sich dieser Ausdruck auf die latente These, dass dieses »Spielzeug«, mit dem ein Chirurg am Rhein eine Gallenblase in der neuen Welt entfernen kann, zwar ganz amüsant sei, tatsächlich aber die Welt und insbesondere die Patientenversorgung nicht wirklich weiterbringe.

Man darf diese Haltung nicht einfach beiseite wischen: Telemedizin ist nicht billig und wird es voraussichtlich auch nie werden. Das Geld, das dort investiert wurde beziehungsweise in den nächsten Jahren investiert werden wird, könnte man selbstverständlich auch anders einsetzen. Allein die Kosten der deutschen Telematikinfrastruktur, die bis 2006 entwickelt werden soll, werden spielend die Milliardengrenze knacken, ohne dass danach ohne weitere Investitionen auch nur eine einzige Anwendung in der Patientenversorgung zur Verfügung stehen würde. In die ab dem Jahr 2005 geplanten Modellprojekte fließen insgesamt weitere rund hundert Millionen Euro. Wie viel davon durch eine Verbesserung der Versorgung wieder eingespart werden kann, wird man erst im Laufe von Jahren sehen.

Dem Aufbau der deutschen Telematikinfrastruktur ist in diesem Buch ein eigenes Kapitel gewidmet. In diesem Teil des Buchs geht es zunächst um die medizinische Seite, vor allem um die Fragen: Was kann man eigentlich mit medizinischen Distanztechnologien alles machen? Und: Bringen diese Technologien den Patienten denn tatsächlich etwas? Anders als die Frage nach einer Kosteneffizienz der Telemedizin, die ebenfalls in einem eigenen Kapitel abgehandelt werden wird, lassen sich diese Fragen ziemlich eindeutig beantworten.

Frühe telemedizinische Projekte in Deutschland

Was man mit der Telemedizin so alles anstellen kann, begann man in Deutschland spätestens seit den späten achtziger Jahren zu erforschen. Eine der ersten großen Einrichtungen, die Tele-Technologien in der Medizin systematisch im Alltag einsetzte, war die deutsche Bundeswehr, die bereits 1996 ein Telekonsultationssystem zur Ferndiagnose von Patienten mit Schädel-Hirn-Verletzungen installierte. Im zivilen Bereich gab es eine der frühesten funktionsfähigen Telekonsultationsanlagen in den Jahren 1989/1990 an der Medizinischen Hochschule Hannover. Ab 1992 wurde dann ein flächendeckendes Telekonsultationsnetzwerk im Bundesland Mecklenburg-Vorpommern eingerichtet. Diese Systeme konnten vor allem medizinische Bilddaten übermitteln und so spezialisierteren Kollegen zugänglich machen.

Es ist kein Zufall, dass ausgerechnet die Bundeswehr und Mecklenburg-Vorpommern Vorreiterrollen einnahmen. Auch in anderen Ländern, allen voran in Nordamerika und in Skandinavien, wurden Telemedizinanlagen in den neunziger Jahren vor allem in ländlichen Regionen installiert beziehungsweise dort, wo, wie im Falle einer Armee im Auslandseinsatz, nicht davon ausgegangen werden kann, dass eine funktionierende medizinische Infrastruktur immer und überall zur Verfügung steht. Kanada und der Nordwesten der USA waren geradezu klassische Orte von frühen telemedizinischen Unterfangen. Interessant an vielen dieser frühen Projekte, die hier alle aufzuzählen den Leser langweilen würde, war, dass viele davon tatsächlich längere Zeit im Alltagseinsatz waren beziehungsweise weiterentwickelt wurden und bis heute im Einsatz sind.

Das ist nicht so banal, wie es klingt, denn die Technik war anfangs oft alles andere als ausgereift. Das Entscheidende aber war, dass diese Anlagen in den dünn besiedelten Gegenden, in denen sie installiert wurden, tatsächlich gebraucht und deswegen auch verwendet wurden. Es ist in der Tat so, wie Thomas Weber es ausdrückt, der sich am Deutschen Zentrum für Luft- und Raumfahrt im Auftrag der Bundeswehr, der Lufthansa und anderer seit Jahren mit dem Thema Telemedizin auseinander setzt: Bei jedem derartigen Projekt sollte man sich vorher genau überlegen, ob man dasselbe nicht auch ohne Technik, mit traditionellen Methoden, billiger und genauso gut bewerkstelligen könnte. Lautet die Antwort ja, dann wird selbst die leistungsfähigste Telemedizinanlage aller Voraussicht nach nicht lange im Einsatz bleiben.

Nicht zuletzt die Erfolge der Kollegen in Extremszenarien haben auch die Alltagsmedizin inspiriert, selbst mit Distanztechnologien zu experimentieren. Am meisten Aufmerksamkeit hat dabei wohl die transatlantische Entfernung einer Gallenblase bei einer 68 Jahre alten Patientin in Straßburg erregt. Ärzte vor Ort hatten im September 2001 einen Operationscomputer so positioniert, dass er von zwei Kollegen in New York bedient werden konnte. Es handelte sich um eine minimalinvasive Operation, bei der die 14.000 Kilometer entfernten Operateure das Equipment steuerten, während die beiden Straßburger Kollegen nur danebenstanden und sich für einen eventuellen Notfall bereithielten. Die Zeitverzögerung, mit der die New Yorker ihr Operationsfeld sahen, betrug dabei 155 Millisekunden, was deutlich unter den für minimalinvasive Eingriffe als Grenzwert angesehenen 330 Millisekunden lag. Die Chirurgen hatten damit den Beweis angetreten, dass solche Eingriffe auch auf große Distanzen prinzipiell möglich sind.

Nun sind Operationen auf Distanz zwar zweifellos spektakulär, der praktische Nutzen dürfte jedoch in den allermeisten Fällen eher gering sein. Auch bei Fernoperationen kann man freilich an die Extremszenarien denken. So wäre die Möglichkeit einer telemedizinischen Blinddarmentfernung in einer Forschungsstation in der Antarktis keine schlechte Sache. Auch einige hochspezialisierte Eingriffe könnten unter Zuhilfenahme entfernter Experten vielleicht das eine oder andere Mal auch vor Ort, in einer nicht so spezialisierten Einrichtung, durchgeführt werden. Die Bundeswehr hätte gerne einen virtuellen Neurochirurgen, wenn bei einem Einsatz in Afghanistan oder anderswo ein Patient mit Schädel-Hirn-Verletzung operiert werden muss. Im Großen und Ganzen allerdings werden Distanzoperationen wohl Ausnahmen bleiben. Andere medizinische Fachrichtungen profitieren mehr von der Telemedizin als die Chirurgie.

Ist der Pathologe im Orbit?

Pathologen gehören klar zu jener Sorte Arzt, von denen es weniger gibt, als eigentlich gebraucht würden. Die Ursachen liegen in der extremen Subspezialisierung dieser Disziplin, in den Vorlieben der Mediziner und Medizinstudenten, in der Ausbildung und in der finanziellen Ausstattung der Gesundheitssysteme.

Nicht einmal Universitäten bleiben von dem relativen Pathologenmangel verschont. So werden an der Orthopädischen Klinik der Universität Heidelberg eine große Zahl von Patienten mit bösartigen Knochentumoren operiert. Pathologen allerdings, die sich wirklich gut mit diesen eher seltenen Erkrankungen auskennen, sind rar. Die Heidelberger kooperieren daher seit langem mit der entsprechenden Abteilung der Universität Hamburg, wo, anders als in Heidelberg selbst, das entsprechende Know-how vorhanden ist. Eine solche Kooperation kann auf dem Postweg geschehen, indem die Heidelberger Orthopäden die während einer Operation entnommenen Gewebeproben verpacken und nach Hamburg schicken.

Das funktioniert, hat aber für die Patienten gravierende Nachteile: Sind sich die Operateure beispielsweise nicht sicher, ob ein Tumor, den sie entfernt haben, wirklich bösartig ist oder nicht doch eher gutartig, dann können sie mit der Operation nicht weitermachen, denn während man gutartige Wucherungen mit relativ kleinen Eingriffen entfernen kann, muss bei bösartigen Tumoren weit mehr Gewebe weggeschnitten werden, um zu verhindern, dass der Krebs vor Ort weiterwuchert. Konsequenz: Die Operation muss erst einmal beendet werden und man wartet auf das Ergebnis der Gewebeuntersuchung.

Diese Problematik hat die Heidelberger und Hamburger Ärzte dazu veranlasst, im Jahr 2001 ein so genanntes Telepathologiesystem zu installieren, das Orthopäden und Pathologen die Möglichkeit bietet, sich in Videokonferenzen im Cyberspace zu treffen. Damit so etwas Sinn macht, muss der Pathologe in Echtzeit das Heidelberger Mikroskop bedienen können. Er muss außerdem sehen können, was der Chirurg beziehungsweise der Orthopäde gerade tut, um diesem Anweisungen zu geben, wie er ein entnommenes Gewebestück am günstigsten schneidet und bearbeitet, um optimale Schnitte zu erhalten, die dann unter das fernsteuerbare Mikroskop gelegt werden. Mitunter kann es Sinn machen, sich auch mal Röntgenbilder anzusehen, sodass ein typischer Telepathologiearbeitsplatz auch einen Durchlichtscanner aufweist, der ebenfalls an das Videokonferenzsystem gekoppelt ist.

All das ist in Heidelberg und Hamburg seit 2001 im Einsatz und bildet die Grundlage einer höchst erfolgreichen Zusammenarbeit, bei der an der zur Zeit der Anschaffung rund 60.000 Euro teuren Anlage bis heute über fünfzig Schnellschnittuntersuchungen durchgeführt wurden, die der schnellen Diagnosefindung dienten und einigen der Patienten einen belastenden, weil mit einer erneuten Narkose verbundenen Zweiteingriff ersparten. Doch die Kooperation beschränkt sich nicht auf Operationen und Schnellschnittdiagnostik. Jeden Dienstag um 14 Uhr treffen sich Heidelberger Orthopäden und Hamburger Pathologen im virtuellen Raum, um dort anhand von Patientengeschichten, Röntgenbildern und Gewebeschnitten besonders knifflige Fragestellungen zu diskutieren. Gerade für Jungärzte bieten diese Nachmittage die Möglichkeit, durch das Gespräch mit dem Profi am jeweils anderen Ende der Datenleitung Fachkenntnisse in einem Gebiet zu erwerben, das für sie sonst verschlossen geblieben oder allenfalls über Lehrbücher erschließbar gewesen wäre.

Typische Beispiele für die Qualitätsmanagement-Dimension telemedizinischer Anwendungen kommen aus der Hautmedizin und der Augenheilkunde. Eine der für das Leben der Patienten wichtigsten Aufgaben eines Hautarztes ist die Unterscheidung zwischen gutartigen Pigmentveränderungen der Haut beziehungsweise »Leberflecken« und dem bösartigen Hautkrebs, der in verschiedenen Spielarten auftritt. Die gefürchtetste davon ist der schwarze Hautkrebs, das maligne Melanom, ein besonders aggressives und gefährliches Geschwür. Zur Beurteilung von Hautveränderungen steht dem Dermatologen ein Auflichtmikroskop zur Verfügung, das betroffene Hautareale stark vergrößern kann. Diese Areale werden dann auf bestimmte Zeichen hin untersucht, etwa Variationen in der Färbung oder Unregelmäßigkeiten an den äußeren Rändern der Hautveränderung.

Bei dieser Untersuchung sollte man als Dermatologe möglichst nicht falsch liegen, denn die Konsequenzen können katastrophal sein. Ein früh erkanntes malignes Melanom ist heilbar, ein zu spät erkanntes ist tödlich. Es gibt deswegen eine ganze Reihe von Netzen, in denen niedergelassene Hautärzte, zum Teil (eher außerhalb Deutschlands) aber auch Allgemeinärzte in ihren Praxen mikroskopische Fotos von verdächtigen Hautbefunden mit Hilfe eines so genannten Teledermatoskops anfertigen und diese dann über ISDN-Leitungen oder auch per E-Mail an einen ausgewiesenen Spezialisten weiterleiten. Der sieht sich zur Sicherheit den Befund noch einmal an, um sich dann mit dem Kollegen zu beraten. Die Genauigkeit dieses Verfahrens, verglichen mit der direkten Begutachtung des Befunds durch den Experten, ist enorm. In unterschiedlichen Untersuchungen konnten annähernd einhundert Prozent Übereinstimmung zwischen Fernbefunden und der Befundung per traditioneller Konsultation auf dem Postweg erreicht werden.

Diese guten Ergebnisse machen die Teledermatoskopie in manchen Ländern, die nicht so flächendeckend mit niedergelassenen Hautärzten ausgestattet sind wie Deutschland, zu einer interessanten Option für Allgemeinversorger. In England oder den USA stehen teilweise Teledermatoskope in den Praxen der Allgemeinärzte, die ihre Befunde selbst anfertigen und sie dann per Datenleitung in die nächste dermatologische Klinik funken.

Ähnlich wie bei Dermatologen bieten telemedizinisch eingeholte Zweitmeinungen auch bei Augenärzten hochinteressante Anwendungsszenarien. In der Frühgeborenenmedizin beispielsweise ist die so genannte Frühgeborenen-Retinopathie ein ernstes Problem. Es handelt sich um eine Erkrankung der Netzhaut, die durch die bei diesen Kindern oft nötige Sauerstoffgabe verursacht wird. Sauerstoff führt dabei zu einer Verengung der noch unreifen Gefäße im Augenhintergrund. Wird die Beatmung beendet, kommt es dann zu überschießendem Gefäßwachstum, was in der Konsequenz zu Netzhautablösungen und Einblutungen bis hin zur Erblindung führen kann.

Das ist tragisch, denn man kann es verhindern: Wird die Netzhaut der Kinder rechtzeitig mit einem Laser behandelt, dann können die fatalsten Komplikationen oft vermieden werden. Es braucht allerdings einige Erfahrung, um diese Netzhautveränderungen richtig zu beurteilen. Deshalb hat die Abteilung für Kinderophthalmologie der Universität Regensburg mit fünf Neugeborenenzentren in Bayreuth, Weiden, Regensburg, Deggendorf und Passau ein Telemedizinprojekt gestartet. In den Geburtskliniken wurden digitale Funduskameras installiert, mit denen Veränderungen am Augenhintergrund bei Früh- und Neugeborenen erfasst werden können. Die Augenärzte vor Ort nehmen die Bilder auf und schicken die Daten an die Universität Regensburg. Dort befunden Experten die Bilder und geben dann ihre Behandlungsempfehlung. Jährlich werden ca. 200 Kinder mit der neuen Methode untersucht. Die Alternative wäre entweder der Transport der hochempfindlichen Kinder nach Regensburg, Rundreisen des Spezialisten durch Ostbayern oder Vertrauen auf die bei dieser speziellen Fragestellung weniger erfahrenen Augenärzte vor Ort. Alle drei Varianten sind keine optimalen Lösungen.

Problem Schlaganfall. Lösung Telemedizin?

Ähnlich wie bei den Pathologen gibt es auch bei den Neurologen zumindest im Krankenhaussektor nicht so viele, wie nötig wären, um alle neurologischen Patienten, die sich in Notaufnahmen vorstellen, adäquat zu versorgen. Es gibt weit mehr Krankenhäuser, die über eine Notaufnahme verfügen, in denen Patienten mit Schlaganfällen oder epileptischen Anfällen aufgenommen werden, als Krankenhäuser, in denen rund um die Uhr ein qualifizierter Neurologe zur Verfügung steht, um die korrekte Diagnose stellen zu können. Der wäre aber wichtig, denn ähnlich wie beim Herzinfarkt kommt es auch beim Schlaganfall darauf an, schnell zu handeln, sollen die Betroffenen eine Chance haben, das Ereignis ohne oder mit möglichst wenigen langfristigen Folgeschäden wie Lähmungen oder Sprachstörungen zu überstehen. Dazu kommt, dass zumindest für weniger erfahrene Ärzte die Chance, bei der Diagnose »Schlaganfall« falsch zu liegen, relativ hoch ist.

Die in den letzten Jahren an vielen deutschen Krankenhäusern gegründeten Stroke Units haben das Ziel, Schlaganfallpatienten schneller und intensiver zu versorgen, als es in herkömmlichen Intensivstationen möglich ist. Für eine flächendeckende Versorgung aller Schlaganfallopfer halten viele diese Einrichtungen allerdings für zu teuer.

Hier setzen die Ärzte der Stroke Unit des Krankenhauses Günzburg an, einer mittelgroßen Stadt im schwäbischen Teil Bayerns. Sie übertrugen die in Extremszenarien gesammelten Erkenntnisse mit der Ferndiagnostik in das Extremumfeld »deutsche Provinz«. Insgesamt sieben kleinere Krankenhäuser mit Notaufnahmen, aber ohne neurologische Abteilungen, die sich zwischen 53 und 136 Kilometer von Günzburg entfernt befinden, wurden mit einem herkömmlichen Videokonferenzsystem der Firma Sony ausgestattet, das aus einem Farbfernseher, einem Mikrofon und einer schwenkbaren Kamera mit Zwölffachzoom besteht. Wird in einem dieser sieben Krankenhäuser ein möglicher Schlaganfallpatient vom Rettungsdienst in die Notaufnahme gebracht, dann kann der jeweils diensthabende Notarzt eine Videoverbindung nach Günzburg aufbauen. Dort setzt sich der neurologische Spezialist an sein Telemedizinpult und führt mit Hilfe der fernsteuerbaren Kamera und unterstützt durch den Arzt vor Ort zunächst eine klinische Untersuchung durch. Daraufhin sieht er sich die computertomografischen Schnittbilder des Kopfes an, die im Kreiskrankenhaus zuvor angefertigt wurden. Computertomografiegeräte sind in den meisten Krankenhäusern vorhanden. Sie werden von medizinisch-technischen Assistenten bedient. Hat sich der Spezialist in

Günzburg durch die klinische Untersuchung und die übertragenen CT-Aufnahmen sein Bild der Situation gemacht, dann besprechen die Ärzte den Patienten via Mikrofon oder Telefon und legen gemeinschaftlich das weitere Vorgehen fest.

In den anderthalb Jahren, für die für das TESS-Projekt (Telemedicine in Stroke in Swabia) bisher Auswertungen vorliegen, gab es bei 153 telemedizinisch versorgten Patienten kein einziges technisches Problem. Sowohl die Ärzte vor Ort als auch jene in der Notaufnahme betrachteten die Konsultationen in der großen Mehrzahl der Fälle als wertvoll für das weitere Patientenmanagement. Am vielleicht wichtigsten: Bei einem Viertel der von den Notärzten unter dem Verdacht auf Schlaganfall vorgestellten Patienten waren die Günzburger Spezialisten anderer Auffassung. Durch die Einbeziehung der geschulten Neurologen konnten dann oft Krampfleiden (Epilepsie) oder auch Hirntumoren diagnostiziert werden, die sonst wahrscheinlich übersehen worden wären.

Ein paar Schwierigkeiten gab es bei TESS allerdings auch: So wurde von allen Schlaganfallpatienten, die in den anderthalb analysierten Jahren in den angeschlossenen Krankenhäusern aufgenommen wurden, nur etwa jeder vierte überhaupt den Günzburger Kollegen vorgestellt. Viele der Ärzte in den kleineren Krankenhäusern »vor Ort« hielten das Prozedere, bei dem der Patient in einen eigens eingerichteten Konsultationsraum transportiert werden musste, für zu zeitaufwändig und für den Patienten auch belastend. Für die Spezialisten in Günzburg dagegen war der Aufwand vertretbar: Maximal fünfzehn Minuten dauerte dort die Inbetriebnahme der Apparate.

Den größtmöglichen Nutzen eines Schlaganfall-Telekonsultationssystems sehen die Initiatoren von TESS dann gegeben, wenn von den angeschlossenen Einrichtungen möglichst alle Patienten, die unter dem Verdacht auf einen Schlaganfall aufgenommen werden, auch tatsächlich zur Telekonsultation vorgestellt werden. Berücksichtigt man die Fehldiagnoserate von immerhin einem Viertel, so erscheint das plausibel.

Die Angst des Notarztes bei der Lyse

Gerade bei der Akutversorgung von Schlaganfallpatienten besteht der Nutzen eines »Spezialisten im Orbit« nicht nur in einer Verbesserung der Diagnosestellung, wie sich auch an dem Günzburger Projekt zeigen lässt. So wurde zumindest bei zwei der telemedizinisch vorgestellten Patienten von dem konsultierten Spezialisten eine so genannte Lysebehandlung initiiert.

Bei der Lyse werden bestimmte Medikamente in die Blutbahn der Patienten gespritzt, die in der Lage sind, jene Blutgerinnsel aufzulösen, welche die Mehrzahl der Schlaganfälle verursachen. Wenn sie früh eingesetzt werden, sind diese Lysen ein hocheffektives Mittel, um die Blutversorgung in den betroffenen Gehirnbereichen wieder herzustellen und so langfristige Komplikationen wie Lähmungen und Sprechstörungen zu verhindern. Lysen sind allerdings auch nicht ganz ungefährlich: Es besteht die Gefahr, dass durch die mit ihnen verbundene Blutverdünnung lebensgefährliche Blutungskomplikationen ausgelöst werden. Aus diesem Grund verzichten viele Notärzte im Zweifel lieber auf eine solche Behandlung, insbesondere dann, wenn sie keinen mit Lysebehandlungen vertrauten Neurologen zur Absicherung kontaktieren können. Die Zahl der Lysebehandlungen ist dementsprechend auf Notaufnahmen, die mit Neurologen besetzt sind, um ein Vielfaches höher als auf Notaufnahmen ohne Neurologen.

Videosysteme wie das in Günzburg eingesetzte bieten nun die reelle Chance, diese hochwirksame Behandlung all jenen zukommen zu lassen, die sie benötigen, unabhängig davon, ob der Patient zufällig in der Nähe einer Stroke Unit wohnt oder nicht. Von den beiden in Günzburg durch Tele-Lyse behandelten Patienten erholte sich einer fast vollständig, der andere erlitt eine Komplikation und musste in die Stroke Unit transportiert werden, wo er starb.

Dass das Konzept der Tele-Lyse auch in größerem Maßstab funktioniert, haben etwa zeitgleich mit den Günzburgern einige amerikanische Neurospezialisten von der Stroke Unit der Universität des US-Bundesstaats Maryland in der Stadt Baltimore bewiesen, die explizit untersuchten, ob eine »ferngesteuerte« Lysebehandlung praktikabel und für die Patienten sicher ist oder nicht. Sie verlegten dazu ihren Arbeitsort per Datenleitung in das zweihundert Kilometer entfernte St. Mary's Hospital, ein Krankenhaus in dem kleinen Städtchen Leonardtown.

Analog zu der Herangehensweise in Günzburg wurde auch hier eine Videoverbindung mit Zoom-Kameras installiert, außerdem wurde über ein herkömmliches Telefon kommuniziert. Innerhalb von zwei Jahren holten sich die Ärzte aus Leonardtown insgesamt 50 Mal Hilfe von den Kollegen aus Baltimore. Bei 27 Patienten wurde ausschließlich telefonisch konferiert. 23 Mal wurde die Videoleitung in Betrieb genommen. Die Frage an den Neurologen in Baltimore war jedes Mal die gleiche: Lyse oder keine Lyse?

Das auffälligste Ergebnis dieser Studie: In der telemedizinischen Videogruppe war die Zahl der durchgeführten Lysebehandlungen um den Faktor sechs höher als in der Telefongruppe. Fast jeder vierte Patient, von dem Videoaufnahmen und CT-Bilder nach Baltimore gefunkt worden waren, erhielt als Ergebnis dieser Konsultation eine Lyse. Nicht einmal jeder fünfundzwanzigste, also in absoluten Zahlen nur ein einziger, war es in der Telefongruppe. Das allein deutet schon darauf hin, dass sich die Ärzte in Leonardtown durch die Videoleitung und die Möglichkeit, den Patienten direkt einem Spezialisten präsentieren zu können, sicherer fühlten und in Sachen Lysebeginn mutiger wurden, was man ja auch intuitiv so erwarten würde.

Einschränkend muss man freilich sagen, dass diese Untersuchung weder randomisiert noch geblindet war, wie das im Medizinerslang so schön heißt. Mit anderen Worten: Nicht der Zufall entschied, wer eine Videokonsultation erhielt und wer nur am Telefon besprochen wurde, sondern die Ärzte in Leonardtown. Das Ergebnis ist deswegen mit Sicherheit verzerrt. Um diesem Argument etwas den Wind aus den Segeln zu nehmen, verglichen die Studienleiter nun aber auch noch die durchschnittliche Lysehäufigkeit in beiden Gruppen zusammen mit jener im ganzen Land sowie mit jener in anderen Kliniken vergleichbarer Größe und Ausstattung. Und siehe da: Die Gesamthäufigkeit der durchgeführten Lysebehandlungen in den untersuchten zwei Jahren lag etwa doppelt so hoch wie im Landesdurchschnitt. »Ein virtueller Neurologe vor Ort verbessert die Diagnose, optimiert die Behandlung, gibt den Angehörigen und den Ärzten mehr Sicherheit und kann sogar die Vorbereitung eines Patienten auf eventuell nötige Transporte mit überwachen«, so die Studienleiter in ihrem Resümee.

Auch in Deutschland ist die Schlaganfallversorgung per Telemedizin Gegenstand weiterer Untersuchungen. Neben dem schon erwähnten Günzburg haben auch die Schlaganfallzentren in Regensburg und München-Harlaching ein Videokonsultationsnetz hochgezogen, an das insgesamt zwölf bayerische Krankenhäuser angeschlossen sind, darunter die meisten ohne eigene neurologische Klinik. Das Pilotprojekt begann im Februar 2003. Die nach sechs Monaten vorliegenden Erfahrungen von knapp tausend Telekonsilen zeigen ähnlich wie die Erfahrungen in Günzburg, dass ein Viertel bis ein Fünftel der vorgestellten Patienten tatsächlich keinen Schlaganfall hat, sondern epileptische Anfälle, Hirntumoren, Schädel-Hirn-Verletzungen und andere, seltene Ursachen einer Schlaganfall-Symptomatik. Anders als den Günzburgern gelingt es den Regensburgern und Münchnern offenbar häufiger, innerhalb des für Lyse-Behandlungen offenen Dreistundenfensters eine Lysetherapie in der betreffenden Partnerklinik telemedizinisch zu veranlassen und durchzuführen. Diese Patienten werden sowohl im Hinblick auf das kurzfristige Ergebnis als auch im Hinblick auf das Langzeitergebnis der Thrombolyse-Therapie nachuntersucht. Die Studie ist noch nicht ausgewertet (Stand Anfang 2004).

»Komm rein, Horst, dein Arzt hat sich zugeschaltet«

Abgesehen von Schlaganfallpatienten, die eine telemedizinisch angeleitete Lysebehandlung erhalten, sind auch all jene Patienten Kandidaten für Fernbehandlungen, die sich hierzulande zum Teil wochenlang in Krankenhäusern aufhalten müssen, weil bei ihnen zum Beispiel eine bestimmte medikamentöse Behandlung begonnen werden muss, die eine engmaschige Überwachung erfordert.

Das Paradebeispiel hierfür ist die Parkinsonerkrankung. Parkinsonpatienten werden mit Präparaten therapiert, die richtig zu dosieren eine ziemlich knifflige Angelegenheit ist. Das gilt insbesondere dann, wenn der Betroffene zum ersten Mal derartige Mittel erhält und wenn die Bewegungsstörungen des Patienten in ihrer Intensität stark schwanken. Die Ärzte müssen sich dabei über mehrere Wochen immer wieder und zu verschiedenen Tageszeiten das Bewegungsmuster des Patienten ansehen und sein Aktivitätsniveau beurteilen, um die optimale individuelle Medikamentendosis zu ermitteln. Wegen der aufwändigen Beobachtungen können ambulante Neurologen diese Medikamenteneinstellungen oft nicht leisten. Für die Patienten selber ist das mitunter recht lästig: Sie müssen nicht im Bett liegen und sollen dennoch mehrere Wochen auf einer neurologischen Station verbringen.

Hier setzt ein Projekt an, das Anfang 2004 vom Bundesverband der Angestellten- und Ersatzkassen VdAK auf Initiative eines technophilen Arztes ins Leben gerufen wurde. Es belässt die Behandlung der Parkinsonpatienten zwar in der Obhut der Klinikärzte. Die Patienten selber aber können nach nur einer Woche Krankenhausaufenthalt nach Hause gehen. Während der folgenden insgesamt dreißig Tage bleiben sie mit den Klinikern über eine Videoverbindung in Kontakt. Während dieser Zeit müssen sie sich regelmäßig vor der im Wohnzimmer installierten Kamera bewegen, um den Ärzten, die sich gegebenenfalls auch live zuschalten können, einen Eindruck vom Erfolg oder Misserfolg der bisherigen Behandlung zu geben.

Praktisch funktioniert das so, dass die Patienten über eine Art Pager informiert werden, wenn wieder ein Bewegungsprofil zur Videoaufzeichnung ansteht – bis zu vier Mal am Tag kann das nötig sein. Die Zeiten werden natürlich vorher telefonisch mit den Patienten abgesprochen. Meldet sich der Pager, dann gehen die Patienten in den Kameraraum, sprich ins Wohnzimmer, drücken auf einen Sensor am Handgelenk und die Aufzeichnung geht los. Die Filme werden automatisch in die Klinik übermittelt, wo die Ärzte sie ansehen können. Sind Änderungen am Arzneimittelschema nötig, dann nehmen die Ärzte diese vor und senden den neuen Medikamentenschein per Fax an den Patienten.

Sollte sich in der VdAK-Studie zeigen, dass dieses Verfahren funktioniert, dann würden pro Patient mehrere Wochen Krankenhausaufenthalt überflüssig, ein immenser Kostenfaktor. Natürlich ist die für die videounterstützte Fernbehandlung nötige Hardware nicht umsonst zu haben. Aber dennoch sollte es den Versicherungen und damit dem Gesundheitssystem mittelfristig möglich sein, auch Geld zu sparen, wenn wirklich mehrere Wochen Krankenhaus überflüssig werden.

Das in dem VdAK-Projekt gewählte Finanzierungsmodell ist neu und möglicherweise zukunftsweisend. Die Versicherung überweist der Klinik einen Festbetrag, der sich an den vorher üblichen Pflegesätzen orientiert, also an jener Summe, die das Krankenhaus von der Versicherung pro Tag erhält. Im Gegenzug kümmert sich das Krankenhaus – in diesem Fall handelt es sich sogar um die Privatfirma eines beteiligten Arztes – um die Anschaffung der Hardware sowie die Installation und den Betrieb der Systeme. Damit ist ein Parkinsonpatient für die Versicherung im Moment zwar noch nicht billiger, aber zumindest auch nicht teurer als vorher, schon das ist ein Novum bei Telemedizinprojekten. Mit einer Weiterentwicklung der Technik und zunehmender Konkurrenz auf Anbieterseite sollten sich hier mittelfristig Einsparungen realisieren lassen.

Die Medizin kommt zum Patienten

Von der Fernbehandlung von Parkinsonpatienten schließlich ist es nicht mehr allzu weit zum neben Telediagnostik und Teletherapie dritten großen Block der Telemedizin, einer Mischung aus beidem, die unter dem Begriff Tele-Homecare firmiert.

Tele-Homecare ist die Königsdisziplin der Tele-Medizin, ihr mit Sicherheit anspruchsvollster, ehrgeizigster und wahrscheinlich nützlichster Zweig. Tele-Homecare verbindet die Fernüberwachung chronisch kranker oder alter Menschen (das »Monitoring«, siehe dazu auch das Kapitel »Mein Herz so digital«) mit Ferndiagnose und Ferntherapie zu einem Gesamtkonzept fernmedizinischer Betreuung, dessen Grundgedanke darin besteht, die Medizin zum Patienten kommen zu lassen und nicht vom Patienten zu erwarten, dass er zur Medizin kommt. Der Begriff Homecare beinhaltet allerdings mehr als die »reine Medizin«. Homecare hat viel mit Pflege zu tun, außerdem mit der nicht-ärztlichen Seite der Behandlung, mit Sprachtherapie und Krankengymnastik, mit Rehabilitation und mit Organisation des Alltags. In unterschiedlichem Grad gehen diese Dimensionen des Homecare auch in das Tele-Homecare ein. Vom Einsatzgebiet hängt es ab, ob der Schwerpunkt einer Tele-Homecare-Versorgung bei der reinen Überwachung (Telemonitoring) oder bei der viel stärker interventionell orientierten Telerehabilitation liegt, wo die Überwachung nur eine untergeordnete Rolle spielt.

Literatur zum Thema

[1] Audebert, H., »Telemedizinisch vernetzte Schlaganfallstationen«, Nervenarzt, 75, 2004, 161–165
[2] Dietel, M., »Elektronische Kommunikation in der Medizin am Beispiel der Telepathologie«, Zeitschrift für ärztliche Fortbildung und Qualitätssicherung, 2001, 95, 596–600
[3] Niemeyer, P., »Telekommunikation und Telepathologie in der Orthopädischen Onkologie«, Der Orthopäde, 11, 2003; 949 ff.
[4] Wiborg, A., »Telemedicine to Improve Stroke Care in Rural Areas (TESS-Project)«, Stroke, 34, 2003, 2951–2957

Webseiten zum Thema

[1] TeleMOM-Projekt
http://www.motiv-medtech.de/1024/telemom/start_telemom.html
[2] TEMPIS-Projekt: Telemedizinversorgung bei Schlaganfall
http://www.uni-regensburg.de/Fakultaeten/Medizin/Neurologie/forschung/tempis.html
[3] SENTHA-Projekt der TU Berlin
http://www.sentha.tu-berlin.de/
[4] UICC Telepathology Consultation Center
http://pathoweb.charite.de

Alois Thömmes/Thomas Weber/Philipp Grätzel von Grätz

»Wir setzen an zum Quantensprung in Richtung Telepräsenz«

Vorbemerkung des Herausgebers: Die Deutsche Bundeswehr kann hierzulande mit Fug und Recht als einer der wichtigsten Telemedizinpioniere bezeichnet werden. Ihre Bedeutung lag und liegt dabei weniger in der technischen Innovationskraft. Sie ist eher der praktischen Umsetzbarkeit verpflichtet. Geräte, die vom Sanitätsdienst auf den Balkan oder nach Afghanistan geschleppt werden, müssen erstens funktionieren und zweitens so zu bedienen sein, dass sie von den Praktikern vor Ort auch genutzt werden. Hier liegt die Bedeutung der Arbeiten der Bundeswehr, wie das folgende Interview zeigen wird.

Alois Thömmes ist Telemedizinexperte im Sanitätsamt der Bundeswehr in München. Thomas Weber ist zuständiger Koordinator für die Telemedizin am Institut für Luft- und Raumfahrtmedizin des Deutschen Zentrums für Luft- und Raumfahrt (DLR) in Köln.

Die Bundeswehr setzt telemedizinische Verfahren im praktischen medizinischen Alltag schon seit den frühen neunziger Jahren ein, als derartige Systeme im zivilen Gesundheitswesen in Deutschland noch Exotenstatus hatten. Nun waren Out-of-area-Einsätze weit weg vom Heimatland für deutsche Soldaten in dieser Zeit ja noch kein großes Thema. Was gab damals den Ausschlag für das Interesse der Bundeswehr an den neuen Verfahren?

Alois Thömmes:

Die Bundeswehr sammelt in der Tat bereits seit 1993 Erfahrungen mit der Telemedizin. Angefangen hat das im Bundeswehrkrankenhaus Ulm im Fach Neurochirurgie. Dieses Fach ist schon immer ein Mangelfach gewesen, damals wie heute. Es gibt wenige, hoch spezialisierte Zentren, die große Landstriche zu versorgen haben. Wenn in einem kleinen Krankenhaus ohne Neurochirurgie ein Patient mit einem Schädel-Hirn-Trauma eingeliefert wird, dann muss entschieden werden, ob dieser Patient konservativ behandelt werden kann oder ob er operiert werden muss. Diese Frage ist ziemlich gravierend, einmal hinsichtlich der Belastung, die für den Patienten entsteht, und zum anderen gravierend hinsichtlich der Kosten für die Transporte solcher Patienten. Aus solchen Überlegungen heraus wurde schon sehr früh diskutiert, wie man Röntgenbilder, die in den kleinen Häusern angefertigt wurden, im Zentrum verfügbar machen kann, sodass dort fachlich fundiert die Entscheidung für oder gegen eine Operation getroffen werden kann.

Und das hat 1993 schon funktioniert?

Alois Thömmes:

Das hat funktioniert, ja. Es gab damals ein so genanntes Photophon-System, das mit einem schmalbandigen Modem gearbeitet hat. Die Röntgenbilder wurden einfach abgescannt und übermittelt.

Thomas Weber:

Letztlich eher abfotografiert, denn Scanner im heutigen Sinne gab es noch nicht. So wie noch bis vor ein paar Jahren Dokumente zur Reproduktion einfach von oben mit einer Dokumentenkamera beleuchtet wurden, so ungefähr muss man sich das bei den Röntgenbildern auch vorstellen. Seinerzeit war das State-of-the-art ...

Es ging dann 1996 weiter mit einem Teleradiologie- und Videokonferenzsystem zwischen Bonn und Koblenz. Dabei wurden digitale Röntgenbilder an die radiologische Abteilung des Bundeswehrzentralkrankenhauses in Koblenz übertragen. Und an das Videokonferenzsystem konnten Spezialkameras angeschlossen werden, die außer herkömmlichen Videoverbindungen auch die Übertragung von Ultraschallfilmen und Endoskopien ermöglichten. Was haben Sie aus diesen doch recht umfangreichen und damals in Deutschland einmaligen Erfahrungen gelernt?

Thomas Weber:

Wir haben gelernt, das Machbare zu erkennen, technisch, aber auch betriebswirtschaftlich. Das System war für damalige Verhältnisse hervorragend ausgestattet. Unter anderem haben wir das erste Mal überhaupt in Deutschland die Übertragungstechnologie an ein PACS-System [eine heute in der Medizin weit verbreitete Methode zur Bildarchivierung, d. H.] gekoppelt, wo die Bilder beim Sender und Empfänger abgelegt waren. Das war ein Novum. Die Übertragung von Standbildern, also Röntgenaufnahmen, funktionierte einwandfrei, aber im Bereich Ultraschall, wo es ja um bewegte Bilder geht, sind wir an technische Grenzen gestoßen. Deswegen haben wir diese Funktionen dann in den nächsten Jahren auch weniger priorisiert.

Es stellte sich relativ schnell heraus, dass selbst die für damalige Verhältnisse große Bandbreite nicht ausreichte, um auch bewegte Bilder in einer Qualität zu übermitteln, die den Ansprüchen der Diagnostiker genügte.

Außer um die Technik ging es natürlich auch um Kosten. Wenn Sie sieben, acht oder neun ISDN-Leitungen parallel benutzen, haben Sie entsprechend vielfach höhere Kosten, die Sie im Minutentakt bezahlen müssen. Natürlich haben wir uns überlegt, ob nicht andere Kommunikationstechnologien verwendet werden können, aber die standen seinerzeit noch nicht zur Verfügung. Trotzdem waren das sehr wichtige Erfahrungen, denn gerade in der jetzigen Situation unseres zivilen Gesundheitswesens haben wir ja auch immer die Frage zu beantworten, inwieweit Kosten und Nutzen in einem gesunden Verhältnis stehen. Man muss sich immer die Frage stellen: Ist die Methode angebracht, oder macht es nicht doch mehr Sinn, den Patienten direkt zum Fachmann zu bringen?

Alois Thömmes:

Das entscheidende Wort Kosten ist ja jetzt mehrfach gefallen. Die Lösung, die damals im Pilotprojekt installiert worden war, wäre aus Kostengründen nicht in die Breite ausdehnbar gewesen. Gerade in den Einsätzen gilt das, was Herr Weber für Deutschland gesagt hat, noch potenziert. Wenn wir dort große Übertragungsbandbreiten nutzen wollen, dann geht das zwar, es wird aber sehr, sehr teuer. Wir mussten also neue Geräte konzipieren, die auch in den für die Bundeswehr erforderlichen größeren Stückzahlen mit noch vertretbaren Kosten herstellbar und unterhaltbar waren.

Das war der 1998 entwickelte Telemedizin-Arbeitsplatz der Bundeswehr, der dann auch auf dem Balkan eingesetzt wurde?

Alois Thömmes:

Genau. Das ist das Produkt der ab 1996 angestellten Überlegungen. Der limitierende Faktor ist dabei heute ganz klar die Übertragungsbandbreite, die wir nutzen können. Wenn wir im Jahr 2003 über Telemedizin in der Bundeswehr reden, dann reden wir über zwei parallele ISDN-B-Kanäle, in der Summe 128 Kilobit pro Sekunde. Das ist der Flaschenhals, mit dem wir auch in den Einsätzen im Moment noch leben müssen. Daran orientiert sich alles, was wir dort an klinischen Telemedizin-Leistungen etablieren können.

Die Zeit der Telemedizineinsätze außer Landes begann 1998 mit der Ausstattung eines Feldlazaretts in der Stadt Rajlovac in Bosnien im Rahmen der SFOR-Mission. Dort wurde ein Telemedizinarbeitsplatz installiert und die Bundeswehr hatte sogar ein Computertomografie-Gerät mit im Einsatz, das Bilder via Datenleitung an das Zentralkrankenhaus Koblenz schickte.

1999 folgte dann der KFOR-Einsatz im Kosovo, im Jahr 2000 die CONCORDIA-Mission in Mazedonien und seit Anfang 2002 der ISAF-Einsatz in Afghanistan und Usbekistan. Bei all diesen Einsätzen hatte beziehungsweise hat die Bundeswehr Telemedizin-Equipment vor Ort. Können Sie anhand einiger konkreter Beispiele anschaulich machen, wie mit dem Telemedizinarbeitsplatz vor Ort gearbeitet wird?

Alois Thömmes:

Wir machen routinemäßig Teleradiologie, Teledermatologie und Telelabormedizin, das sind die drei Standbeine, sozusagen unsere Arbeitspferde, bei denen ein Routinebetrieb etabliert ist. Dazu gesellt sich im Augenblick die Telezahnmedizin, wo man auch viel mit Standbildern erreichen kann, seien es Röntgenaufnahmen oder Fotografien von Mundkameras. Ganz aktuell etablieren wir auch einen teleradiobiologischen Beratungsdienst, der bei einem Verdacht auf Strahlenschäden zu Rate gezogen werden kann.

Am anschaulichsten ist vielleicht die Telelabormedizin. Fast alle Leistungen, die in einem Labor erbracht werden, also Blutgruppenbestimmungen, die Identifizierung von Krankheitserregern und so weiter, können wir inzwischen auch telemedizinisch abdecken. Das tun wir nicht immer, aber prinzipiell könnten wir es.

Praktisch läuft das so: Die Proben werden von medizinisch-technischen Laborassistenten, die dafür ausgebildet sind und die im Balkan oder in Afghanistan vor Ort sind, zu Präparaten aufbereitet. Diese Präparate, zum Beispiel Bakterien für die mikrobiologische Diagnostik, werden unter dem Mikroskop, im Durchsicht- oder Auflichtverfahren, digital abfotografiert und dann an das so genannte Leitlabor übermittelt, das als Zentrale (Expertenstelle) für die Befundung der entsprechenden Präparate zuständig ist. Die Ergebnisse werden zurückgesandt, und vor Ort können dann die therapeutischen Konsequenzen gezogen werden, zum Beispiel eine entsprechende Antibiotikatherapie.

Konkret kann es auch so aussehen, dass der Assistent oder die Assistentin in einer direkten Liveschaltung das Präparat nach den Vorgaben des Spezialisten in unserem Heimatinstitut bearbeitet.

Der Fachmann zuhause würde in diesem Fall über eine Videoverbindung zusehen?

Alois Thömmes:

Er könnte live mit der Assistentin zusammen durch das Präparat navigieren. Es gibt noch eine Ausbaustufe, die wir im Moment noch nicht realisiert haben. Das wäre ein selbstständiges, händisches Navigieren durch den Spezialisten zuhause mittels eines fernsteuerbaren Mikroskoptisches. Da kann das

Präparat eingelegt werden, und dann übernimmt der Spezialist die Kontrolle mittels Joystick. Er kann dann auch die komplette Optik des Mikroskops selbst steuern, kann den Zoomfaktor (Vergrößerung) und den Ausschnitt wählen und für ihn interessante Regionen des Präparats eigenhändig dokumentieren.

Thomas Weber:

Ich setze da noch einen drauf, denn man übersieht dabei leicht etwas. Durch dieses Verfahren liegt Ihnen letzten Endes das Präparat in voll digitalisierter Form vor. Das ermöglicht es, bei einer unklaren Befundlage mit nur minimalem Zeitverzug eine zweite Befundung durchführen zu lassen, und zwar von einem weiteren Fachkollegen, der ganz woanders sein kann. Das ist in den bisherigen Prozessabläufen so nicht möglich gewesen. Was die Bundeswehr damit realisiert hat, ist eine Qualitätssicherung auf einem ganz neuen Niveau. Da sollte man nicht so locker drüber hinweggehen. Ich persönlich halte das gerade in der jetzigen Diskussion um unser Gesundheitssystem für etwas sehr, sehr Wichtiges. Da ist die Bundeswehr in Deutschland Vorreiter, indem sie medizinische Qualitätssicherung real praktiziert und zum Alltag werden lässt.

Wenn Sie die Einsätze der letzten Jahre Revue passieren lassen, gibt es Beispiele, die die Funktion des telemedizinischen Netzwerks in der Bundeswehr besonders gut illustrieren?

Alois Thömmes:

Exemplarisch sollte man sicher die Herausforderung nennen, vor die der Sanitätsdienst durch das Attentat in Kabul an Pfingsten 2003 gestellt war. Da wurden vier unserer Kameraden getötet und 29 weitere zum Teil schwer verletzt. Die Notfallversorgung lief dabei vor Ort durch unser Feldlazarett und durch die Sanitätseinrichtungen verbündeter Partner. Das Ganze war so effizient, dass alle 29 Verletzten innerhalb von 24 Stunden aus Kabul evakuiert werden konnten. Für solche Evakuierungen gibt es einen Dienst, der sich Strategic Air Medical Evacuation nennt, kurz MedEvac. Dabei werden die Betroffenen in einem »Sanitätsairbus« ausgeflogen.

Thomas Weber:

Eine Art fliegende Klinik ...

Alois Thömmes:

Parallel zu diesem laufenden MedEvac-Einsatz wurden alle Informationen zu diesen 29 Patienten in die Bundeswehrkrankenhäuser nach Koblenz und Ulm via Satellit übermittelt. Während die Soldaten noch im Flugzeug waren, wurde jeder einzelne Patient in einer klinischen Telekonferenz zwischen diesen beiden aufnehmenden Krankenhäusern und den abgebenden Notfallmedizinern in Kabul konkret besprochen. Das Verletzungsmuster wurde durchgegeben, Röntgenbilder wurden übermittelt, Labordaten diskutiert und so weiter. So konnte in Deutschland das weitere Vorgehen bereits geplant werden, noch bevor die Patienten eintrafen.

Thomas Weber:

Letztlich müssen Sie sich das vorstellen wie eine vorgezogene Übergabe. Die Notfallversorgung wurde von den Notarztteams vor Ort geleistet. Die Soldaten wurden dann ausgeflogen. Und als sie im Sanitätsairbus waren und vor Ort wieder etwas mehr Zeit war, wurde die lange Flugzeit von Afghanistan nach Deutschland von den Kollegen in Afghanistan genutzt, um jeden einzelnen Patienten zu besprechen, damit nach Landung des Flugzeugs keine Zeit mehr vergeudet wird und sofort mit den nötigen Behandlungen begonnen werden kann.

Alois Thömmes:

Die Krankenhäuser wussten ganz genau: Was kommt da auf uns zu? Wie ist das Verletzungsmuster? Was muss diagnostisch oder therapeutisch noch gemacht werden? Es war alles vorbereitet: Die Operationsteams waren in Wartestellung, die Betten auf den Intensiv- und Normalstationen waren reserviert, die nötigen Spezialisten informiert. Das lief alles wie am Schnürchen, und in diesem Gesamtunternehmen, das wir »Rettungskette« nennen, war die Telemedizin ein Mosaikstein oder ein Kettenglied.

Unser zweites wichtiges Telemedizin-Standbein neben den Einsätzen sind die Schiffe der Marine. Hier werden wir unsere Aktivitäten in Zukunft auch weiter ausbauen. Auf so einem Schiff kann zum Beispiel mit Hilfe der Teledermatologie bei unklaren Hautveränderungen eines Matrosen ein Arzt aus einer Hautklinik hinzugezogen werden, der den Notfallmediziner vor Ort bei der Diagnose unterstützt und Behandlungsempfehlungen gibt. Das geht natürlich auch bei anderen medizinischen Problemen.

Gerade auf einem Schiff ist sonst die einzige Alternative zu diesem Vorgehen eine Evakuierung des Patienten von Bord, wenn der Schiffsarzt der Ansicht ist, dass ein entsprechend gravierendes Problem vorliegt. Je nachdem, wo das Schiff gerade liegt, kostet eine solche Evakuierung schnell mehrere zehntausend Euro, ganz zu schweigen von den Folgen für den Einsatz des

Schiffes, der natürlich unterbrochen werden muss. Zumindest in einem Fall haben wir durch die Konsultation eines Spezialisten in Deutschland bereits eine teure Evakuierung verhindern können. Ein einziger solcher Fall an Bord reicht völlig, damit sich die Investition in den Telemedizinarbeitsplatz für die Bundeswehr rechnet. So viel zum Thema Wirtschaftlichkeit der Telemedizin.

Die Bundeswehr hat mit ihrem Telemedizin-Arbeitsplatz mittlerweile sechs Jahre Erfahrung im Alltagsbetrieb. Das ist mehr, als irgendjemand im zivilen Gesundheitswesen mit ein und demselben System bisher aufweisen kann. Welche Eigenschaften muss ein telemedizinisches System haben, damit es in der Praxis nicht vor die Wand fährt? An anderer Stelle in diesem Buch berichtet zum Beispiel ein Mitarbeiter des Fraunhofer-Instituts für Biomedizinische Technik von seinen Erfahrungen mit einer telemedizinischen Schlaganfall-Heimversorgung. Ein großes Problem dabei war, dass die Ärzte für Konsultationen oft nicht zur Verfügung standen beziehungsweise auf Anfragen nicht sofort reagierten ...

Thomas Weber:

Hier ist die Bundeswehr sicher in einer etwas günstigeren Position als das zivile Gesundheitswesen. Die Organisationsstrukturen sind zum Glück so, dass wir dieses Problem so nicht haben. Nehmen Sie das Feldlazarett in Rajlovac in Bosnien-Herzegowina: Ein solches Feldlazarett hat immer einen diensthabenden Arzt, und da die Konsultationen von den Bundeswehrkrankenhäusern durchgeführt werden, gibt es auch auf dieser Seite der Leitung immer einen Diensthabenden.

Eine zweite Sache allerdings ist sehr wichtig und hier hat die Bundeswehr in der Tat Erfahrungen gesammelt, die direkt in den zivilen Bereich übertragbar sind: Die Systeme müssen so sein, dass man sie handhaben kann, sie müssen alltagstauglich sein. Diese Alltagstauglichkeit hat mehrere Facetten: Die Geräte müssen – und das ist gerade für die Bundeswehr von großer Bedeutung – überall gleich oder sehr ähnlich aussehen. Der Arbeitsplatz auf der Fregatte muss dieselbe Oberfläche haben wie der im Feldlazarett beziehungsweise an der Expertenstelle in Deutschland.

Ganz wichtig ist auch, dass existierende Medizingerätetechnik angebunden werden kann, denn auch die Bundeswehr kann nicht alles neu kaufen. Das Entscheidende ist, dass sich der Telemedizinarbeitsplatz zu den anderen Medizingeräten, zu dem gesamten alltäglichen Umfeld, gewissermaßen hinzugesellt, ohne viel Aufsehen zu erregen. Das klappt nur, wenn seine Handhabung einfach, sinnvoll und nachvollziehbar gestaltet ist. Dann wird er als Instrument im Arbeitsalltag von den Ärzten beziehungsweise medizinischen Assistenten auch akzeptiert. Das ist eine ganz entscheidende Sache. Die

Ärzte dürfen nicht das Gefühl haben, zu IT-Fachärzten werden zu müssen. Sie müssen die Initiative behalten.

Selbstverständlich ist für den Gebrauch des Telemedizinarbeitsplatzes Ausbildung nötig, und wie mit anderen technischen Geräten muss man ihn dann auch ab und zu benutzen, um in Übung zu bleiben. Sonst passiert das gleiche, was meinen Eltern jedes Jahr passiert: Wenn der Videorekorder von Sommer- auf Winterzeit umgestellt werden muss, dann fangen sie jedes Mal an, im Handbuch zu blättern oder holen sich einen Fernsehtechniker. Das darf bei dem Telemedizin-Arbeitsplatz nicht passieren, das ist ein ganz wichtiger Anspruch an die Systeme.

Alois Thömmes:

Ich will noch einmal zwei wichtige Aspekte unterstreichen. Den einen haben Sie selbst genannt: Die Verfügbarkeit von Expertenstellen ist ein ganz wichtiges Kriterium, ohne das keine Telemedizin funktionieren kann. Das zweite Kriterium wurde von Herrn Weber erwähnt, die Ausbildung.

Wir haben an der Sanitätsakademie eine Ausbildungsorganisation etabliert und dazu Inhalte definiert, Handbücher konzipiert und so weiter. Alles das greift ineinander, um die Akteure in die Lage zu versetzen, sicher mit dieser Technologie umzugehen. Außerdem wird der telemedizinische Dienst von Herrn Weber vom DLR als Partner und technischer Berater sowie von mir als zuständigem Vorhabenoffizier zusammen mit unseren Teams ständig betreut und am Laufen gehalten. Das heißt, Telemedizin ist für uns nicht ein Rüstungsvorhaben, in dem bestimmte Dinge beschafft und dann genutzt werden, sondern es ist eher ein Dienst, den wir mit den Experten der verschiedenen medizinischen Fachgebiete zusammen etabliert haben, am Leben erhalten und weiter entwickeln.

Das ist sicher auch einer der Gründe, warum bei uns die Akzeptanz so hoch ist. Telemedizin in der Bundeswehr orientiert sich an der Notwendigkeit aus der Sicht des ärztlichen Nutzers, und die ist bei uns natürlich gegeben. Das liegt zum einen an der Abgeschiedenheit der Einsatzorte, an den großen Entfernungen als auch am Mangel an bestimmten Fachdisziplinen beziehungsweise an Bord eines Schiffs an allen Disziplinen, die über Allgemeinmedizin und Rettungskunde hinausgehen.

Zu den Expertenstellen noch ein Wort: Das ist für die Einsätze ganz einfach so geregelt, dass eine Telemedizinkonsultation, die zu irgendeiner Tages- oder Nachtzeit erforderlich wird, in dem jeweils angefragten Bundeswehrkrankenhaus genauso zu behandeln ist, wie ein Notfallpatient, der vor der Tür steht. Wir haben natürlich nicht immer alle Fachdisziplinen vor Ort im Krankenhaus. Deswegen muss sich der diensthabende Arzt wie bei einem Notfallpatienten, der von der Straße kommt, zunächst einmal die Sache ansehen und dann festlegen, welche Spezialisten er braucht, damit die Anfrage kompetent beantwortet werden kann.

Im zivilen Gesundheitswesen versucht man in Deutschland gerade, durch den Aufbau einer so genannten Telematikinfrastruktur mit Hilfe eines elaborierten Chipkarten- und Signatursystems die technischen und datenschutzrechtlichen Voraussetzungen zu schaffen, damit die Anbieter von medizinischen Dienstleistungen aller Art künftig flächendeckend elektronisch miteinander kommunizieren können. Dadurch, so die Hoffnung, werden telemedizinische Anwendungen auch im zivilen Bereich künftig nicht mehr nur zeitlich und räumlich befristete Projekte sein, sondern Teil der ganz normalen Versorgung werden können, wo das medizinisch sinnvoll und ökonomisch nützlich ist. Wird die Bundeswehr den Weg zur Telematikinfrastruktur mit beschreiten?

Alois Thömmes:

Als Sanitätsdienst der Bundeswehr sind wir integraler Bestandteil des deutschen Gesundheitswesens und werden die Entwicklungen in Richtung einer Telematikinfrastruktur mitgehen. Konkret wird zum Beispiel die elektronische Gesundheitskarte, die im zivilen Gesundheitswesen zum 1. Januar 2006 eingeführt werden soll, auch unter unserer Beteiligung konzipiert. Wir werden sie natürlich mit einführen, wenn irgend möglich sogar schon in den Modellprojekten der Jahre 2004 und 2005, und so dafür Sorge tragen, dass wir in Zukunft lückenlos elektronisch mit dem zivilen Gesundheitswesen kommunizieren können.

Thomas Weber:

Der Sanitätsdienst der Bundeswehr ist ja letztlich ein eigenes kleines Gesundheitssystem. Aber trotzdem versucht sich die Bundeswehr an das, was vom Bundesgesundheitsministerium vorgegeben wird, zu halten. Sie hat die nötige Infrastruktur, soweit das bisher möglich war, geschaffen, aber natürlich muss die Bundeswehr im Moment noch sehr vorsichtig sein bei der Entscheidung, wo und wie investiert wird. Auch im zivilen Bereich ist ja die Richtung noch nicht eindeutig klar. Möglicherweise wird die Bundeswehr sogar die erste Institution sein, die die neue Telematikinfrastruktur flächendeckend einsetzt.

Wäre es demnach ein denkbares Szenarium, dass sich Ärzte bei künftigen Einsätzen vor Ort wie ihre Kollegen in den Krankenhäusern oder Praxen zuhause mit einem elektronischen Arztausweis, einer Health Professional Card, identifizieren müssen?

Alois Thömmes:

Genau. Wir haben in Sachen Datenübertragung beziehungsweise Handling der Patienteninformationen die gleichen Sicherheitsanforderungen, wie sie im zivilen Bereich auch umgesetzt werden, und das schließt die gesamte duale Karteninfrastruktur mit Arzt- und Patientenausweisen und Public-Private-Key-Verschlüsselung mit ein. Das ist auch wichtig, denn in einer Organisation, in der über 2000 Ärzte tätig sind, kennt nicht jeder Arzt seinen Kollegen. Gerade das macht eine sichere Authentifikation und Verschlüsselung, wie sie mit diesen Karten geleistet werden kann, auch für uns erforderlich.

Die Telematikinfrastruktur ist also eine der Baustellen, die die Bundeswehr-Telemediziner in den nächsten Jahren beschäftigen wird. Wo wird außerdem noch Hand angelegt werden? Wo möchte die Bundeswehr mit ihrem Telemedizin-Engagement noch hin?

Alois Thömmes:

Eines der nächsten Ziele ist die Schaffung einer so genannten Telepräsenz, zum Beispiel bei aufwändigeren Operationen. Da wäre es nämlich oft günstig, einen entsprechenden Spezialisten direkt live dazuzuschalten. Der hätte dann den freien Blick auf das Operationsfeld und kann demjenigen, der vor Ort das Messer führt, Hilfestellung geben.

Können Sie darauf etwas genauer eingehen? Warum reicht eine herkömmliche Videoverbindung dafür nicht aus, und was wäre ein typisches Szenarium für eine Telepräsenz?

Thomas Weber:

Das scheitert im Moment an der bereits erwähnten zu geringen Bandbreite, die Echtzeitaufnahmen in entsprechend hoher Auflösung nicht erlaubt. Mit den im Moment zur Verfügung stehenden Übertragungsraten der gekoppelten ISDN-Leitungen können wir die Strukturen nicht so darstellen, dass der Experte am anderen Ende der Leitung wirklich nahezu in Echtzeit dem Operateur vor Ort »die Hand führen« kann.

Gelänge es uns zum Beispiel, zwischen einem Operationssaal in Kabul und der Neurochirurgischen Klinik in den Bundeswehrkrankenhäusern Ulm oder Koblenz eine Telepräsenz zu realisieren, dann könnte der jeweilige Neurochirurg in Deutschland den Unfallchirurgen vor Ort, der ja selbst kein Neurochirurg ist, unterstützen, etwa bei lebensrettenden Notoperationen am Schädel. Auch hier ist die Technik kein Selbstzweck, sondern sie muss sich in sinnvolle und von Menschen gelenkte Abläufe eingliedern. Gerade bei Hirnverletzungen lässt sich das gut anschaulich machen.

Alois Thömmes:

Das Bundeswehrkrankenhaus in Ulm bietet einen einwöchigen Kurs an, bei dem Allgemeinchirurgen, die ja bei jedem Einsatz ohnehin vor Ort sind, von spezialisierten Neurotraumatologen lernen, wie die praktische chirurgische Versorgung von Soldaten mit Hirnverletzungen vonstatten geht. Das wird am Tiermodell praktiziert, und die Ärzte nehmen auch an Operationen teil. Sie lernen die Grundregeln der Operationstechnik am Schädel.

Wenn es nun bei einem Einsatz zu einem Unfall kommt, der die Eröffnung der Schädeldecke bei einem Patienten erforderlich macht, dann wissen die Chirurgen vor Ort im Prinzip, wie so etwas funktioniert, und führen den Eingriff auch selbst durch. Dank Telepräsenz haben sie aber immer einen echten Spezialisten auf diesem Gebiet zur Hand, der ihnen im wahrsten Wortsinn über die Schulter sieht. Der Neurochirurg sieht den Operations-Situs in hoher Auflösung vor sich und kann dadurch den Kollegen auf besonders gefährdete Gewebestrukturen aufmerksam machen oder Hinweise für die Schnittführung geben.

Die nächste Stufe wären dann Roboter, die die Hand ferngelenkt selber führen ...

Alois Thömmes:

Wir beobachten natürlich auch diese Entwicklung, aber das ist im Moment nicht in unserem Zielkorridor. Unsere Telemedizinanstrengungen zielen primär auf die Konsultation zwischen Arzt und Arzt. Dazu wird die Konsultation zwischen Assistenten und Arzt kommen, die wir ja im Laborbereich schon realisiert haben. Wir werden das in andere Bereiche ausdehnen. Kleinere Schiffe der Marine zum Beispiel haben keinen eigenen Bordarzt. Da gibt es stattdessen einen so genannten Sanitätsmeister, ein medizinischer Assistenzberuf. Der wird künftig in Notsituationen auf ärztliche Unterstützung via Telemedizin zurückgreifen können.

Thomas Weber:

Prinzipiell geht das natürlich nicht nur auf dem Wasser, sondern auch in der Luft. Anfang 2003 hat das Deutsche Zentrum für Luft- und Raumfahrt zusammen mit der Lufthansa das ISDN-Breitband »in cabin« getestet. Dabei haben wir auch eine Reihe auf dem Markt befindlicher medizinischer Monitorgeräte überprüft, um zu sehen, ob die Übertragung auch dafür stabil genug ist. Diese Breitbandverbindungen an Bord ziviler Flugzeuge werden von den beiden Herstellern Boeing und Airbus in Zukunft angeboten werden.

Die treibende Feder dabei ist nicht so sehr die medizinische Versorgung. Eher haben die Fluglinien die Business- und First-Class-Passagiere im Auge, denn anders als Last-Minute-Touristen werden Geschäftsreisende bereit sein, für einen Internetanschluss an Bord zusätzliches Geld zu bezahlen.

Die Telekonsultationen im Flugzeug am Patienten funktionieren im Moment noch nicht, aber die Lücke wird bald geschlossen werden.

Wie groß muss die Bandbreite sein, damit Sie Ihre Ambitionen realisieren können?

Thomas Weber:

Wir streben zwei bis vier Megabit pro Sekunde an, wobei wir diese Bandbreite nicht exklusiv vierundzwanzig Stunden am Tag nutzen und damit blockieren wollen wie eine Standleitung. Unser Ziel ist eine Regelung, bei der wir dynamisch auf diese Bandbreite zugreifen können, wenn die Situation das erfordert, zum Beispiel für ein bis zwei Stunden. Demnächst werden der Bundeswehr neue mobile Kommunikationsmöglichkeiten zur Verfügung stehen. Ab Anfang 2005 können wir dann hoffentlich die größere Bandbreite nutzen, die wir uns mit anderen Einrichtungen teilen werden. Dann setzen wir zu einem Quantensprung in Richtung Telepräsenz im Operationssaal an.

Philipp Grätzel von Grätz

Mein Herz so digital

Geschafft. Erleichtert verließ Trillian das Städtische Krankenhaus ihrer Heimatstadt. Dieses Problem war sie los. Wo hätte das auch hinführen sollen? Schließlich war sie nicht einmal vierzig, eine Frau im besten Alter, wie sie fand. Herzkrank? So weit kam es noch.

Als Krankheit hatte sie ihre in letzter Zeit immer häufigeren Anfälle von Herzrasen ohnehin nie empfunden, eher als Belästigung. Eine zunehmend massive Belästigung allerdings, das schon. Sie war angesehene Architektin in einem internationalen Architekturbüro. Der große Meister war Holländer und ließ sich in der Berliner Dependance nur alle paar Wochen mal blicken. Reichte auch völlig, fand Trillian.

Bei einem dieser sporadischen Besuche musste sie kürzlich ihre Pläne vorstellen, großformatige Computerskizzen der neuen Filiale irgendeiner scheißteuren Modekette in Tokio. Sie kannte Tokio nicht, aber das war bei der Arbeit, die sie zu verrichten hatte, auch nicht zwingend erforderlich. Wie dem auch sei, sie musste jedenfalls vor versammelter Mannschaft ihre Pläne präsentieren, der Chef mittendrin. Und dann passierte es auf einmal, ein Anfall von Herzrasen aus heiterem Himmel. Minutenlang war sie der Ohnmacht nahe gewesen. Alle starrten betroffen vor sich hin. Irgendwann kam dann der Notarzt und legte ein EKG an, um zu sehen, was da los war. Nichts natürlich, aber Trillian fühlte sich zu diesem Zeitpunkt auch längst schon wieder besser. Genau diese Situation hatte es schon öfter gegeben, wenn auch nicht unter auch nur annähernd so peinlichen Umständen. Die Kollegen mussten den Eindruck gewinnen, sie spinne.

Ihr Arzt sah das glücklicherweise anders. Er murmelte irgendetwas von supraventrikulärer Tachykardie, offenbar ein anderer Ausdruck für Herzrasen, und dass das häufiger sei, als viele glauben, und überhaupt bei Frauen in ihrem Alter. Jedenfalls sei es jetzt so weit, man müsse etwas tun. Es stellte sich heraus, dass ihr Doc zwar kein Herzspezialist, dafür aber ein Technikfreak war. Früher habe man Fällen wie ihr – er sagte wirklich »Fällen« – 48 Stunden lang EKG-Geräte umgeschnallt, um die Rhythmusstörung zufällig zu erwischen. Die Patienten hätten dann zuhause gesessen und so inbrünstig gehofft, dass ihr Herzrasen doch auftreten möge, dass meist gar nichts passiert sei. Die Prozedur wurde dann wiederholt, einmal, fünfmal. Später – ihr Arzt war offensichtlich in seinem Element – seien dann so genannte Event-Recorder implantiert worden, clevere Geräte, die automatisch merken, wenn eine Rhythmusstörung auftritt, und diese dann aufzeichnen. Leider müsse man diese Apparate einbauen, eine Operation, sie verstehe. Trillian verstand, aber die Worte »Operation« und »einbauen« gefielen ihr gar nicht. Sie war noch nicht alt genug, um sich etwas einbauen zu lassen, fand sie.

Es stellte sich allerdings heraus, dass das ganze Gerede von Langzeit-EKG und Event-Recorder für ihren Arzt nur ein Prolog war, ein Bluff, um das Ass, das er noch im Ärmel trug, umso wirkungsvoller ausspielen zu können. Sie ließ ihm die Freude. Das Ass war ein Handy mit einer großen, grünen Taste und einer Art Gürtel, den man sich um die Brust schnallen konnte. Es folgte eine kurze Erklärung, und ehe Trillian sich versah, war sie Besitzerin eines neuen elektronischen Geräts und die Konsultation war beendet. Der Gag bestand darin, dass sie sich rasch den Gurt umschnallen sollte, wenn die Rhythmusstörung das nächste Mal auftrat. Dann musste sie nur noch auf den grünen Knopf drücken und warten. War die Episode vorbei, merkte das Gerät es automatisch und ließ sie weiterleben. Der Brustgurt zeichnete ein EKG auf – »zwölf Kanäle«, wie ihr Arzt stolz verkündete, das war offensichtlich etwas Besonderes. Dieses EKG wurde dann automatisch an ein auf Herzerkrankungen spezialisiertes Überwachungszentrum gefunkt. Dort sahen sich Herzspezialisten die Sache an und informierten ihren Arzt.

Es funktionierte: Zehn Minuten nachdem Trillian bei einer erneuten Episode von Herzrasen zum ersten Mal den grünen Knopf betätigt hatte, meldete sich ihr Hausarzt, diesmal auf dem richtigen Handy. Sie solle doch mal in die Sprechstunde kommen bei Gelegenheit. Fünf Tage später unterzeichnete Trillian das Aufnahmeformular der kardiologischen Abteilung des Städtischen Krankenhauses, und heute, zwei Tage später, ging sie wieder nach Hause. Sie sei geheilt, hieß es. Sie müsse nur noch ein paar Wochen lang mit Aspirin ihr Blut verdünnen.

Der Hausarzt empfing sie strahlend, dozierte kurz etwas über Elektroablation und wie elegant das sei und entließ sie mit den Worten »Herzlichen Glückwunsch«. Von dem, was Trillian verstanden hatte, war mit einer Art Lötkolben in ihrem Herzen irgendeine elektrische Faser beseitigt worden, die Ärger gemacht hatte. Auto repariert. TÜV bestanden. Weiterfahren.

In Wahrheit hatte Trillian die ganze Sache stärker mitgenommen, als sie sich selbst und anderen gegenüber zugegeben hatte. Das hatte familiäre Gründe, denn das Herz war die Schwachstelle in ihrer Verwandtschaft. Trillian hatte mit den heutzutage üblichen technischen Gimmicks des modernen Kardiologen mehr Erfahrung, als sie ihrem enthusiastischen Doktor verraten hatte. Hätte ihn nur gekränkt.

Ihr Vater trug seit längerem ein Handy mit sich herum, das dem, welches sie selbst ein paar Tage lang begleitet hatte, stark ähnelte. Seinen »Fallschirm« nannte er das kleine Gerät, und in der Tat konnte man es damit vergleichen, fand Trillian. Der Einsatz des Handys ähnelte dem Zug an einer Reißleine, der eine Kaskade von Folgeereignissen in Gang setzte. Trillians Vater litt an einer Verkalkung der Herzkranzgefäße, einer koronaren Herzerkrankung. Vor ein paar Jahren hatte er einmal einen Herzinfarkt gehabt. Typische Geschichte im Nachhinein, mit jahrelangen leichten Brustschmerzen. »Seitenstechen« hatte es da immer geheißen. Dann kam plötzlich der Infarkt, am Geburtstag des Bruders, nach dem Essen. Es folgten furchtbare Monate, in denen ihr Vater immer wieder Beschwerden hatte und vor lauter Angst vor einem erneuten Herzinfarkt zum Stammgast in der örtlichen Notaufnahme wurde.

Das ging so lange, bis jemand auf die Idee mit dem Telemonitoring kam. »Das machen jetzt alle«, hieß es, als handele es sich um eine neue Sportart. Ihr Vater wurde ausgestattet mit einem kleinen Gurt, der rasch um die Brust geschnallt werden konnte und der eines dieser berühmten Zwölfkanal-EKG anfertigte, anhand derer geübte Augen nicht nur Unregelmäßigkeiten im Herzrhythmus feststellen können, sondern auch Hinweise darauf erhalten, ob die Blutversorgung des Herzens noch in Ordnung ist oder ob irgendwo Sauerstoffmangel herrscht, der das Herzgewebe gefährden könnte.

Hatte er Beschwerden, dann drückte Trillians Vater einfach auf einen Knopf, ganz ähnlich, wie sie selber es während ihres Anfalls von Herzrasen getan hatte. Das EKG wurde an ein Monitorzentrum übertragen, in dem rund um die Uhr ein Kardiologe saß, der sich das EKG ansah und sich dann augenblicklich per Handy bei ihrem Vater meldete.

War das EKG bedenklich oder die Beschwerden sehr stark, dann wurde der Notarzt alarmiert, der dank GPS-System jederzeit wusste, wo sich Trillians Vater gerade aufhielt. Das kam vor, war aber selten. Meist genügte das beruhigende Telefonat mit der Ärztin vom Monitorzentrum, die Trillians Vater gelegentlich empfahl, die eine oder andere Tablette etwas früher zu nehmen oder höher zu dosieren. Trillian hatte von Fällen gehört, wo die Ärzte im Monitorzentrum sogar so weit gegangen waren, der Ehefrau des Patienten via Telefon bei den Wiederbelebungsmaßnahmen zu assistieren, um die Zeit bis zum Eintreffen des Notarztes zu überbrücken. Trillian fand diese Geschichte reichlich deftig, aber sie schien zu stimmen, und der Ehemann spiele jetzt wieder Golf, hieß es. Auf die Tele-Wiederbelebungen konnte Trillian gut verzichten. Für ihren Vater und das Familienleben war das Monitoring auch ohne diese Adrenalinstöße ein Segen.

Patientenfernüberwachung: »Wir erzeugen keine Hypochonder«

Herzkranke sind eine besondere Spezies Patienten. Mehr als viele andere beobachten sie sich selbst, registrieren aufmerksam, wenn sich ihr Herzrhythmus verändert oder wenn die Belastbarkeit schwankt. Erfahrene Herzpatienten entwickeln ein Gefühl dafür, welche Symptome sie ernst nehmen müssen, und viele stellen sich dann frühzeitig in einer Notaufnahme vor. Oft kann dadurch Schlimmeres verhindert werden. Doch es gibt immer Zweifelsfälle, und natürlich ist die nächste Notaufnahme, das nächste EKG-Gerät nicht ständig in Reichweite. Was tun also, wenn die Brust schmerzt, aber so stark nun auch wieder nicht? Lohnt sich der Gang in die Notaufnahme wirklich? Was tun, wenn das Herz stolpert, aber nur ein bisschen mehr als sonst? Ist ein lästiges Langzeit-EKG wirklich schon wieder nötig, auch wenn es das gewohnte Alltagsleben beeinträchtigt? Eine mögliche Antwort auf diese Fragen liefern so genannte Telemonitoring-Zentren.

Des Öfteren wird Professor Harald Korb in Gesprächen mit der Frage konfrontiert, ob seine Einrichtung nicht nur Hypochonder erzeuge. Wenn er das hört, schüttelt es ihn. Korb ist Chief Medical Officer der Firma Philips und leitet in Düsseldorf die wohl größte Einrichtung für die elektronische Patientenfernüberwachung in Deutschland. Über dreißig Ärzte und Schwestern sind in dem von Philips unterhaltenen Überwachungszentrum rund um die Uhr im Einsatz.

In den ersten zwei Jahren des im Jahr 2001 gegründeten Zentrums haben mehr als 5000 Menschen dessen Dienste in Anspruch genommen. Es gibt verschiedene tragbare Geräte, mit denen die Patienten selbst ein EKG aufzeichnen können. Vollversionen lassen ein Zwölfkanal-EKG zu, mit dessen Hilfe bei Herzinfarktpatienten Aussagen über die Funktion des Herzmuskels möglich sind. Kleinere Versionen dienen lediglich der Analyse des Herzrhythmus. Nach der Aufzeichnung werden die EKG per Handy oder auch Festnetz nach Düsseldorf übermittelt. Die Kosten für die Systeme in Höhe von rund 800 Euro zuzüglich Monatsgebühren tragen die Patienten meist selbst.

Besonders wichtig ist Korb das psychologische Moment seines Angebots: Ganz im Sinne des Patienten-Empowerment, jenem zentralen Thema der vernetzten Medizin, fühlen sich die Patienten durch die Fernüberwachung stärker an ihrer eigenen Behandlung beteiligt. Harald Korb im Jahr 2003 auf einer Veranstaltung zum Thema eHealth in Zürich: »Zwei von drei Patienten fühlen sich durch das Telemonitoring mehr als vorher für die eigene Situation, die eigene Gesundheit verantwortlich. Das erreichen Sie mit keiner anderen medizinischen Maßnahme.« Nicht Hypochonder entstünden, sondern eigenverantwortliche Patienten mit Krankheitsbewusstsein und dem Willen, mögliche Komplikationen durch eigenes Engagement zu vermeiden.

Auf der eHealth-Konferenz 2003 in Zürich präsentierte Korb erste Auswertungen der Arbeit des Zentrums. Demnach hatten in zwei analysierten Jahren drei von vier Anrufern tatsächlich kardiale Beschwerden. Der Rest seien vor allem Testanrufe gewesen, so Korb, zu denen neue Kunden anfangs ausdrücklich ermutigt werden, um das System kennen zu lernen. Das Zentrum wird von den Patienten also offenbar nicht als Seelsorgeeinrichtung missverstanden. Etwa jeder fünfte Anrufer mit Beschwerden wird von den Callcenterärzten als Notfall klassifiziert. Diesen Patienten wird dann geraten, in eine Notaufnahme zu gehen, oder aber es wird ein Notarzt alarmiert, wenn das nötig erscheint. Bei allen anderen Patienten, also bei weit über achtzig Prozent der Anrufer, ob mit Beschwerden oder nicht, sind keine dringlichen Maßnahmen erforderlich. Die Zeit zwischen Symptombeginn und Notaufnahme bei den Patienten, denen die Callcenterärzte das empfehlen, ist sehr kurz, wie Korb berichtete. Mit anderen Worten: Man ruft eher mal im Callcenter an, als sich auf den Weg zur Notaufnahme zu machen, wodurch bei echten Notfällen Verzögerungen verhindert werden können.

Wer nicht an Notaufnahmen weiterverwiesen wird, der wird beruhigt und es wird zu einem Besuch des behandelnden Arztes am nächsten Werktag geraten. Mitunter werden auch einmal die Medikamente modifiziert, etwas mehr Betablocker hier, etwas mehr Wassertabletten da, die eine Tablette etwas früher und die andere etwas später.

Doch nicht nur Beratung und EKG-Diagnostik, auch echtes Notfallmanagement kann durchaus telefonisch erfolgen. Das haben die Düsseldorfer Ärzte in den letzten zwei Jahren gelernt. Oft ist dann nicht der Patient selbst am Telefon, sondern ein Angehöriger, der die Zeit überbrücken muss, bis der Rettungswagen kommt. »Die telefonische Anleitung von Reanimationsmaßnahmen gehört ganz klar zu unserem Repertoire, und das wird auch immer wieder in Anspruch genommen«, berichtet Korb. Und nicht ohne Stolz fügte er in Zürich hinzu: »Bis jetzt haben wir noch keinen Patienten verloren.«

Etwas schlechter als ihr Vater war Trillians Onkel dran. »Chronisches Herzversagen« stand auf dem Diagnosezettel. Die Ärzte redeten meist von Herzinsuffizienz. Jedes Mal, wenn Trillian diesen Begriff hörte, musste sie unwillkürlich an ein Gedicht von Joseph Eichendorff denken, das sie einmal in der neunten Klasse auswendig gelernt hatte. Da saß ein unglücklicher Jüngling auf einem Felsen, hörte ein Posthorn und starrte betrübt ins Tal hinein. Herzinsuffizienz eben. Die deutschen Ärzte waren verkappte Romantiker, das stand fest. Trillian grinste und bestellte sich einen Kaffee, um das Ende ihrer persönlichen Herzinsuffizienz mit etwas Koffein zu begrüßen. Koffein hatte mitunter ausgereicht, um eine dieser nervigen Episoden von Herzrasen bei ihr auszulösen. Trillian machte mit einem doppelten Espresso die Probe aufs Exempel. Bestanden. Nichts passierte.

Der Onkel war wirklich schwer krank. Das chronische Herzversagen war bei ihm genetisch vorprogrammiert, hieß es. Das Herz wurde immer größer und immer schwächer. Wochen, Monate, in denen es dem Onkel vergleichsweise gut ging, wurden immer wieder unterbrochen von Episoden, in denen er auf einmal Flüssigkeit einlagerte, meist in die Beine, mitunter auch in die Lunge, und dann wurde es richtig bedrohlich. Mehrmals im Jahr musste der Onkel in die Klinik, wo mit Spritzen und unter Zuhilfenahme von Beatmungsmaschinen, gegen die der Onkel dann alle paar Stunden anatmen musste, die normale Physiologie wieder hergestellt wurde. Das ganze zog sich regelmäßig über mehrere Tage.

Seit gut einem Jahr allerdings waren die früher so häufigen Klinikepisoden eine Rarität geworden. Ihr Onkel war nämlich auf Anraten seines Kardiologen mit seinem Herzversagen online gegangen. Seither hatte er zuhause ein kleines

Gerät, das Blutdruck, Puls und Sauerstoffgehalt seines Blutes messen konnte, außerdem eine futuristische Waage. Immer morgens nach dem Aufstehen und abends vor dem Zubettgehen zeichnete er sämtliche Messwerte auf, alles andere erledigten die Geräte von selber. Die Daten liefen in einem medizinischen Callcenter zusammen. Dessen Ärzte setzten sich in regelmäßigen Abständen und zu festgelegten Zeiten mit Trillians Onkel in Verbindung. Bei Auffälligkeiten erfolgte eine sofortige Kontaktaufnahme. Alles andere lief so ähnlich wie bei ihrem Vater. Gelegentlich wurde die Dosierung der Wassertabletten verändert, es wurden Ernährung und Flüssigkeitsaufnahme durchgesprochen oder es wurde ein Termin beim behandelnden Arzt empfohlen. Wenn Trillian die Sache richtig verstanden hatte, dann bestand der Trick dieses Tele-Homecare genannten Systems in der Etablierung einer Art Frühwarnsystem, das Alarm schlug, bevor der Zustand ihres Onkels so kritisch wurde, dass nur noch eine Einweisung ins Krankenhaus in Frage kam. Nahm der Onkel etwa einige Tage lang kontinuierlich zu, dann drohte Überwässerung, und die überwachenden Ärzte im Callcenter leiteten nach Rücksprache mit dem Onkel Schritte ein, um das Problem ambulant zu lösen. Hochwasseralarm, dachte Trillian dann immer. Stimmte etwas mit dem Sauerstoff oder dem Blutdruck nicht, dann war meist die Lunge schuld. Seit die ganze Familie vor gut einem Jahr den Onkel mit Vehemenz zum Erwerb des Telehomecare-Systems überredet hatte, war er nicht ein einziges Mal im Krankenhaus gewesen. Als die Krankenversicherung ihres Onkels realisierte, dass das Verfahren erfolgreich war, erklärte sie sich sogar nachträglich dazu bereit, die Anschaffungskosten für die drahtlosen Messgeräte zu übernehmen.

Natürlich waren die modernen Telehomecare-Systeme nicht für alle Patienten geeignet. Zwar war die Bedienung dramatisch vereinfacht worden. Für die Geräte, die Trillians Onkel einsetzte, brauchte man weder Computerkenntnisse noch musste man überhaupt eine Gebrauchsanweisung lesen. Wenn etwas mit der Übertragung nicht geklappt hatte, gaben sie laut vernehmbare Signale von sich, und auch bei unplausiblen Werten baten sie akustisch und optisch um eine Wiederholung der Messung.

Natürlich konnte man die Systeme veräppeln, denn sie merkten zunächst nicht, wenn statt des Onkels plötzlich jemand anderer auf die Waage stieg oder den Arm in die Blutdruckmanschette schob. Trillian selbst litt an Bluthochdruck – »Leiden ist übertrieben«, pflegte sie zu sagen – und hatte sich einmal den Spaß gemacht, beim Onkel statt seiner in die Manschette zu schlüpfen. Das Gerät bat angesichts der sonst eher niedrigen Blutdruckwerte des Onkels um eine Wiederholung der Messung, akzeptierte den stark erhöhten Wert aber schließlich. Allerdings kam einige Zeit später ein Anruf einer etwas irritiert klingenden Mitarbeiterin des Monitorzentrums, die wahrscheinlich dachte, der Onkel hätte eine Geliebte im Bett. Trillian hatte ihr das Missverständnis erklärt und Besserung gelobt.

Und noch eine Verwandte mit Herzproblemen hatte Trillian, an die sie denken musste, als sie ihr Experiment mit dem doppelten Espresso wiederholte, bevor sie sich auf den Heimweg machte. Die Großmutter hatte wohl die gleiche genetische Herzschwäche wie ihr Sohn, Trillians Onkel. Das Hauptproblem bei ihr allerdings war der Herzrhythmus. Das Herz schlug mal zu langsam, mal zu schnell, und wenn es einmal richtig schnell wurde, dann war dieses Herzrasen anders als bei Trillian offenbar lebensgefährlich, weil – behauptete zumindest Trillians handybegeisterter Hausarzt – die Probleme bei der Großmutter weiter unten, in der Kammer des Herzens, entstanden und nicht, wie bei Trillian, in den Vorhöfen.

Wie auch immer, die Großmutter jedenfalls trug einen kleinen Kasten unter dem Schlüsselbein, der dem Herz den Takt vorgab und der gleichzeitig Elektroschocks losschicken konnte, wenn die Herzkammer es einmal zu bunt trieb. Ein Teevieh, sagte Oma. Sie meinte »Defi«.

Anfangs war dieser Defibrillator für Trillian ein ziemliches Ärgernis gewesen, denn die Ärzte wollten die Großmutter alle drei Monate zu einer Kontrolle des Geräts in ihrer Sprechstunde sehen. Unglücklicherweise wohnte die Oma in der Uckermark und wollte daran auch nichts ändern. Für Trillian hieß das, einmal im Vierteljahr Urlaub nehmen, von Berlin nach Nordbrandenburg fahren, die Oma einladen und sie die anderthalb Stunden bis zum Bernauer Herzzentrum chauffieren. Nach der dort üblichen Wartezeit ging das dann alles wieder rückwärts. Nach einem Jahr hatten die Ärzte mit Trillian Erbarmen und verpassten der Oma eines der neuen und schrecklich teuren Geräte, bei denen die ohnehin meist konsequenzlosen Kontrolluntersuchungen über eine Internetverbindung vom Bett aus abgewickelt werden konnten. Trillian persönlich hatte veranlasst, dass die 92jährige Oma in ihrem märkischen Bauernhof noch einen ISDN-Anschluss bekam. Ein Modem hätte es zwar auch getan, aber sicher ist sicher, fand Trillian.

Die Fernkontrollen klappten blendend. Oma las währenddessen immer in der BILD-Zeitung. Musste einmal etwas umgestellt werden, dann war allerdings doch die Reise nach Bernau angesagt. Zwar hatten die Ärzte Trillian auf Nachfrage versichert, dass prinzipiell nichts dagegen spräche, auch die Umprogrammierung übers Internet abzuwickeln. Aber scheinbar war das den Herstellern noch zu heiß.

Bei Trillian selber blieb auch der zweite Doppelespresso erfreulich folgenlos. Sie betrachtete sich als geheilt. Sie herzkrank? Soweit reichte die Solidarität mit ihrer Familie dann doch nicht ...

Tele-Homecare bei Herzversagen: Wie groß ist der Nutzen?

Macht es Sinn, chronisch Kranke kontinuierlich zuhause zu überwachen, statt sie nur in mehr oder weniger regelmäßigen Abständen zu ihrem behandelnden Arzt zu schicken? Lange Zeit gab es darauf nur vage Antworten. Optimisten haben diese Frage intuitiv bejaht und dachten dabei an eine Verringerung der Krankenhausaufenthalte und an mehr Freiheit für die Patienten. Skeptiker schüttelten den Kopf und verwiesen auf die enormen Anschaffungskosten, die komplizierte Bedienung, die ungeklärten Zuständigkeiten. Seit einiger Zeit werden nun weltweit Studien durchgeführt, die sich das Tele-Homecare genauer ansehen, nicht nur bei Herzpatienten. Mittlerweile gibt es auch erste Ergebnisse, härtere Daten, die eine recht klare Sprache zu sprechen scheinen, auch wenn die Ergebnisse anderer Untersuchungen noch abgewartet werden müssen.

Im US-amerikanischen Flächenstaat Colorado etwa konnte im Jahr 2003 gezeigt werden, dass sich bei Diabetikern mit Hilfe von Fernüberwachungssystemen rund die Hälfte der Behandlungskosten einsparen lassen. Die Studie wird im Kapitel »Money, Money, Money« genauer vorgestellt. Ähnliches gilt einigen kleinen Studien zufolge auch bei Patienten mit Herzversagen und chronischen Wunden. Das ist die eine, die Geld-Seite, die im anders finanzierten US-amerikanischen Gesundheitssystem dazu führt, dass dort immer mehr Managed-Care-Organisationen auf den Tele-Homecare-Zug aufspringen.

Doch wie sieht es mit dem medizinischen Nutzen aus? Haben die Patienten etwas davon? Es sieht jedenfalls schwer danach aus. Ende des Jahres 2003 wurden erste Auswertungen des europäischen Großprojekts TEN-HMS bekannt, ein Joint-Venture der EU zusammen mit (wiederum) der niederländischen Firma Philips. Die Ergebnisse des Projekts sollen noch im Sommer 2004 in der Fachzeitschrift »The Lancet« veröffentlicht werden.

TEN-HMS (Trans-European Telecommunications Networks European Homecare-Management System) ist die erste große klinische Studie, die den Einfluss des Tele-Homecare auf die Sterblichkeit (»Mortalität«) bei einer der großen Volkserkrankungen, in diesem Fall dem chronischen Herzversagen, untersucht hat. Initiiert wurde das Fünf-Millionen-Euro-Projekt TEN-HMS vom ehemaligen Vorsitzenden der Europäischen Gesellschaft für Kardiologie (ESC), John Cleland. Betreut und organisiert wurde die Studie von der Bonner Firma empirica.

An der Studie – einer »prospektiven, randomisierten«, wie die Statistiker sagen, also einer fortlaufenden Studie mit mehreren Behandlungsgruppen, denen die teilnehmenden Patienten zufällig per Los zugeteilt wurden – nahmen zwischen Januar 2000 und Juli 2003 insgesamt 426 Hochrisiko-Patienten mit chronischem Herzversagen (»Herzinsuffizienz«) teil. Die minimale Verweildauer in der Studie betrug 240 Tage, die maximale lag bei einigen Patienten bei rund 750 Tagen. Insgesamt liegen heute Daten für über 205.000 Patiententage vor, die längst nicht vollständig ausgewertet sind. An der Studie waren zwölf Krankenhäuser und niedergelassene Ärzte in Deutschland, den Niederlanden und Großbritannien beteiligt. Für Deutschland waren es die Universitäten Aachen und Münster sowie das Städtische Klinikum Kassel.

Die Ergebnisse von TEN-HMS kommen einem Erdrutsch gleich und werden langfristig erhebliche Folgen für die Versorgung Herzkranker haben: Verglichen mit den konventionell behandelten Patienten senkte die Fernüberwachung von Vitalparametern die Sterblichkeit in dieser Patientengruppe um stolze vierzig Prozent im ersten Jahr, in etwa die Größenordnung, die man im Moment mit den besten zur Verfügung stehenden Medikamenten erreicht.

In die Studie eingeschlossen wurden herzinsuffiziente Patienten mit nachgewiesen eingeschränkter Funktion sowie Vergrößerung der linken Herzkammer. Diesen Nachweis führt man üblicherweise mittels Ultraschall oder Kernspintomografie. Zusätzlich zur Standardmedikation bei Herzinsuffizienz mussten die Patienten so genannte Schleifendiuretika einnehmen, sehr starke Wassertabletten, die meist ein Indiz für ein fortgeschrittenes Stadium der Erkrankung sind. Sie mussten ferner innerhalb von zwei Jahren mindestens zweimal wegen akuter Ausbrüche der Erkrankung (»Dekompensationen«) stationär aufgenommen worden sein, davon einmal in den sechs Wochen vor Studienbeginn. Kurz und gut: Wer an der Studie teilnahm, war sehr schwer krank.

Es gab drei Gruppen, von denen eine die in der jeweiligen Klinik übliche Standardbetreuung erhielt. Eine weitere Gruppe wurde zusätzlich einmal im Monat von einer Pflegekraft angerufen, die sich nach Gewicht, Blutdruck und Wohlbefinden des Patienten erkundigte und gegebenenfalls eine Vorstellung beim Arzt empfahl. Die Patienten in der dritten Gruppe schließlich übermittelten mit Hilfe drahtloser und einfach zu bedienender Geräte zweimal täglich ihr Gewicht, ihren Blutdruck und ein Ein-Kanal-EKG (Rhythmusstreifen). Videokonsultationen wurden nicht durchgeführt. Stattdessen meldete sich die betreuende Einrichtung, wenn mit den Werten etwas nicht in Ordnung war.

Die Sterblichkeit in der »normal« behandelten Kontrollgruppe lag innerhalb des ersten Jahres bei etwas weniger als einem Drittel der Patienten, das heißt jeder dritte Patient in dieser Gruppe war am Ende des ersten Jahres tot. Sowohl Anrufe durch Pflegekräfte als auch das Telemonitoring haben diese Quote entsprechend im November 2003 auf dem Berliner Kongress Telemed 2003 präsentierten Daten auf etwa 16,5 Prozent, also um rund zwei Fünftel abgesenkt. Erhoben wurden auch Zweijahresdaten, die jedoch noch nicht vollständig ausgewertet sind (Stand März 2004).

Verglichen die Studienleiter die »Telefon-Gruppe« und die »Telehomecare-Gruppe«, so zeigte sich, dass die telemedizinisch überwachten Patienten insgesamt etwas häufiger ins Krankenhaus aufgenommen wurden als diejenigen, die lediglich einmal im Monat angerufen wurden – ein interessanter Befund, der möglicherweise damit zusammenhängt, dass die Telehomecare-Patienten zweimal täglich Daten übermittelten und Schwankungen der Werte damit viel eher auffielen als in der Telefongruppe. Betrachtet man allerdings nicht die Zahl der Krankenhausaufenthalte, sondern die Gesamtzahl der im ersten Jahr nach Studienbeginn im Krankenhaus verbrachten Tage, dann ergibt sich ein ganz anderes

Bild: Bei diesem Wert liegt die Telehomecare-Gruppe um etwa ein Viertel hinter der Telefongruppe. Mit anderen Worten: Die Telehomecare-Patienten gingen zwar etwas häufiger ins Krankenhaus, dafür aber jeweils nur kurz. Wenn sich das reproduzieren lässt, dann würden Telehomecare-Systeme ihr Geld in jedem Fall selbst einspielen, trotz der Anschaffungs- und Wartungskosten. Die Betreuer der Studien sprechen von einem Zeitraum von ein bis zwei Jahren bis zur Amortisierung.

Weitere Daten zum Themenkomplex der Fernüberwachung von Herzpatienten soll eine Studie liefern, die gerade in Heidelberg durchgeführt wird. Dabei werden neunzig Patienten mit chronischem Herzversagen entweder vom Hausarzt, von der kardiologischen Fachambulanz der Universität Heidelberg oder mittels eines Telehomecare-Systems betreut werden. Die Untersuchung wurde im Dezember 2003 begonnen.

Stephan Kiefer/Michael Schäfer/Fatima Schera/Harald Niederländer/Kerstin Rohm

Schlaganfall-Teleservice Saar: Selbstkritische Analyse eines Pilotversuchs zur Schlaganfallnachsorge mit Hilfe einer telemedizinischen Homecare-Plattform

Vorbemerkung des Herausgebers: Einer der frühesten und noch immer ehrgeizigsten Versuche, die Techniken der telemedizinischen Heimüberwachung in der Praxis, bei der Behandlung schwerkranker Patienten, einzusetzen, war das Projekt »Schlaganfall-Teleservice Saar«, das von der Arbeitsgruppe Medizintelematik um den Informatiker Stephan Kiefer vom Fraunhofer-Institut für Biomedizinische Technik im Jahr 1999 ins Leben gerufen wurde.

Wie alle Pioniere mussten Kiefer und seine Mitarbeiter große Klippen umschiffen und viel Lehrgeld bezahlen. Nach Abschluss des Projekts unterzogen die Abenteurer ihr Vorhaben einer rigorosen, selbstkritischen Analyse, die im Folgenden dokumentiert werden soll und die bei vergleichbaren Projekten in Deutschland ihresgleichen sucht.

Überprüft wurde, inwieweit die Ansprüche und Visionen der Anfangszeit der oft so unberechenbaren Wirklichkeit der medizinischen Behandlung standhielten, einer Wirklichkeit, in der so viele scheinbar so einfache Dinge bei näherem Hinsehen plötzlich furchtbar kompliziert werden, weil in ihr Menschen, nicht nur Daten auftreten, Patienten, die nicht zu Hause sind, und Ärzte, die auch mal andere Dinge zu tun haben. Evaluiert wurde auch der medizinische Nutzen, der nicht bei allen Patienten so groß war wie erhofft.

Viele der ganz praktischen Probleme, mit denen der »Schlaganfall-Teleservice« konfrontiert war, sind Probleme der Telemedizin im Allgemeinen und der Patientenfernüberwachung und -behandlung im Besonderen. Wer ein Telemedizinsystem entwerfen will und diese Probleme nicht lösen kann, der sollte besser erst gar nicht anfangen, auch wenn der prinzipielle Nutzen seines Angebots noch so groß, die theoretischen Vorteile noch so gewaltig sein mögen.

Der Schlaganfall ist die dritthäufigste Todesursache in den westlichen Industriestaaten. In Anbetracht der demografischen Alterung der Gesamtbevölkerung werden Schlaganfälle an Häufigkeit zunehmen. Jährlich erleiden 200.000 Patienten einen erneuten Schlaganfall. Durchschnittlich sind 500.000 Patienten in Deutschland betroffen. Die Kosten für die Behandlung und

Rehabilitation belaufen sich hierzulande auf zirka acht Milliarden Euro pro Jahr. Obwohl der Schlaganfall zunehmend öffentliches Interesse findet, gibt es Defizite in der Versorgung und Nachsorge von Schlaganfallpatienten. Ein nach Hause entlassener Schlaganfallpatient muss meist ohne systematische ärztliche Versorgungsprogramme auskommen, da die Kassen solche Programme nicht unterstützen. Mangelnde Nachsorge führt dazu, dass das Risiko eines wiederholten Schlaganfalls steigt.

Es besteht demnach ein Bedarf an Strukturen, Hilfsmitteln und Diensten, um Schlaganfallpatienten im häuslichen Umfeld zu unterstützen. Maßnahmen zur Einschränkung von Kosten im Gesundheitswesen erlauben nur bedingte ärztliche und professionelle Versorgung im häuslichen Bereich. Ein geeignetes familiäres Umfeld kann diesen Mangel meist nur unvollständig ersetzen. Überforderung ist häufig. Hier können neuartige telematische Dienste auf Grundlage einer technischen Plattform Hilfestellung leisten. Mit der Etablierung von Telematikdiensten im Gesundheitswesen verbindet sich die Erwartung, eine kostenbewusste Qualitätssteigerung der Versorgung, Betreuung und Rehabilitation von Schlaganfallpatienten im häuslichen Umfeld zu erzielen.

Im Rahmen des Forschungsvorhabens »Schlaganfall-Teleservice Saar (STS)«, dem ersten interaktiven Verbund aus Schlaganfallpatienten und Gesundheitsversorgern in Deutschland, wurde exemplarisch ein Pilotnetzwerk zur telemedizinischen Nachsorge von Schlaganfallpatienten im Saarland aufgebaut und im Feld erprobt. Mit diesem Versorgernetz wurde beispielhaft für Schlaganfallpatienten telematikbasierte medizinische Nachsorge in der häuslichen Umgebung getestet, um Erfahrungen hinsichtlich Machbarkeit, Akzeptanz, Arbeitsabläufen und Organisationsform zu sammeln.

In dem auf drei Jahre befristeten Forschungsprojekt war nach einer technischen und organisatorischen Vorbereitungsphase ein Feldtest zur telemedizinischen häuslichen Betreuung von Schlaganfallpatienten durch ein Versorgernetzwerk durchzuführen. Dieses Netzwerk bestand aus einer Akutklinik mit neurologischer Fachabteilung sowie mehreren niedergelassenen Ärzten, die als »Teleärzte« in erster Linie die Ansprechpartner der Patienten waren. Das Grundkonzept war das eines »integrierten« ambulant-stationären Verbunds, bei dem die Behandlung vom niedergelassenen Hausarzt koordiniert und von der Akutklinik gegebenenfalls unterstützt werden sollte.

Die Pilotstudie »Schlaganfall-Teleservice Saar«

Ziel der von der Techniker-Krankenkasse begleiteten und vom Fraunhofer-Institut und der saarländischen Landesregierung finanzierten Pilotstudie »Schlaganfall-Teleservice Saar« war die Untersuchung der prinzipiellen

Machbarkeit der telematikgestützten häuslichen Schlaganfallnachsorge im Kontext des deutschen Gesundheitswesens.

Die Untersuchung beschränkte sich auf insgesamt 18 Patienten, die jeweils sechs Monate lang von einem niedergelassenen Neurologen oder Internisten und der Stroke Unit einer Klinik betreut wurden. Vertreten waren Patienten beiderlei Geschlechts im Alter von 45 bis 77 Jahre nach erlittenem Hirninfarkt oder Hirnblutung. Bei allen Patienten wurde von den Ärzten die Fernüberwachung von mindestens einem physiologischen Parameter für sinnvoll erachtet. Insbesondere wurde bei 13 der 18 Patienten infolge einer medikamentösen Blutverdünnungsbehandlung eine Kontrolle der Blutgerinnung durch Selbstmessung durchgeführt.

Nur zwei Patienten lebten alleine in ihrem Haushalt. Alle Patienten waren soweit rehabilitiert, dass eine weitgehend eigenständige Lebensführung, teilweise jedoch nur mit Unterstützung eines Angehörigen, möglich war. Es lagen keine körperlichen und geistigen Einschränkungen vor, die eine Bedienung des Systems oder ein Verständnis des Zusammenhangs unmöglich gemacht hätten.

Die telematische Betreuung bestand in einer regelmäßigen Selbstmessung von Risikoparametern durch den Patienten, einer Messwertkontrolle durch den (niedergelassenen) Telearzt sowie in regelmäßigen und am gesundheitlichen Bedarf orientierten Videovisiten des Telearztes beim Patienten. Damit sollte eine engmaschigere Betreuung sichergestellt werden, als dies im Rahmen der Regelversorgung möglich ist. Daneben bestand für den Patienten immer die Möglichkeit, per Videosystem seinen Telearzt oder, war dieser nicht erreichbar, auch die angebundene Klinik zu kontaktieren. Eine Videokontaktmöglichkeit mit einer Selbsthilfeberatungsstelle und mit einem Betroffenen rundeten das Betreuungsangebot ab.

Ergebnisse der Machbarkeitsstudie

Die von den Ärzten geführte Dokumentation zum Betreuungsverlauf weist insgesamt 166 mit den Patienten zustande gekommene (und dokumentierte) Videovisiten auf, was im Mittel etwa 9,2 Televisiten pro Patient über den 6-monatigen Betreuungszeitraum entspricht. Davon führten die Klinik 16 und die beiden Teleärzte zusammen 150 Televisiten durch. Die mittlere Dauer der Gespräche lag bei etwa neun Minuten. Vier Televisiten des Telearztes wurden wegen technischer Probleme mit dem Videokonferenzsystem über das Telefon geführt. Des weiteren vermerkte der Telearzt in 74 Fällen und die Klinik in vier Fällen, dass Patienten nicht zu erreichen waren, was bei noch mobilen Patienten das Hauptproblem von Videovisiten darstellt.

Von der Möglichkeit, den Telearzt oder die Klinik per Videoanruf auf eigene Initiative zu konsultieren, machten die Patienten nur wenig Gebrauch. Als Gründe wurden genannt, dass zum einen kaum ein gesundheitlicher

Anlass hierfür vorlag, dass zum anderen lieber der eigene Hausarzt bei akuten Problemen aufgesucht wird und dass insbesondere die Klinikärzte nur schwer sofort erreichbar seien.

Mit Ausnahme eines Patienten, der sich bei der Messung des Blutgerinnungsstatus helfen ließ, waren alle Patienten ohne Probleme in der Lage, die gewünschten Messungen selbstständig durchzuführen und die Datenübertragung in die Haustelematikstation zu bewerkstelligen. In mehr als 800 Fällen und insbesondere bei Blutdruck-, Blutgerinnungs- und Blutzuckermessung wurden individuelle Alarmschwellen überschritten und der Telearzt vom System verständigt. Dieser setzte sich daraufhin mit dem Patienten in Verbindung, was allerdings nicht immer sofort geschehen konnte, eine Tatsache, die im nie eingetretenen Ernstfall einer lebensgefährlichen Komplikation problematisch werden könnte. Dies belegt die Relevanz der Messung, zeigt aber auch den Aufwand, der für eine Alarmüberwachung mit entsprechenden Reaktionen des Telearztes erforderlich ist. Die hohe Zahl der Messungen kann als Beleg der adäquaten Mitarbeit der Patienten bei der Nachsorge gewertet werden, die sich unter dem Bewusstsein der Fernkontrolle durch den Arzt zu verbessern scheint.

Die im Rahmen des Telematikdienstes angebotene professionelle Videoberatung zur Selbsthilfe in Alltags- und Lebensfragen und der Austausch mit einem Betroffenen wurden nur wenig in Anspruch genommen. In der ersten Staffel wurden elf Videokontakte in den Telefonrechnungen festgehalten, von denen sieben im Rahmen der Installation routinemäßig hergestellt wurden. Dennoch wurde von den Patienten in den Interviews vermutet, dass die Beratung per Videotelefon mit der Selbsthilfegruppe eine »sinnvolle Einrichtung« für Schlaganfallpatienten mit »schwereren Schäden« sein könnte, die nicht mehr aus dem Haus gehen könnten oder die alleine lebten.

In diesem Pilotversuch wurde eine Organisationsform verfolgt, die die Strukturen unseres Gesundheitssystems widerspiegelt. Mit dem Zusammenwirken von niedergelassenem Telearzt und Akutklinik stand dabei auch die Verzahnung der ambulanten mit der stationären Versorgung im Blickpunkt des Interesses. Mit dem Telearzt als Betreuer des Patienten wurde dabei das klassische Hausarztmodell verfolgt. Im Feldtest konnten die niedergelassenen Ärzte die Rolle des Telearztes neben dem Praxisbetrieb ausfüllen, allerdings ist eine zeitnahe Reaktion auf Monitoringalarme schwierig und kann erst vor oder nach der Sprechstunde erfolgen. Die Abstimmung der Übernahme dieser Aufgaben durch die Klinik ganz oder nur am Wochenende oder im Urlaub ist organisatorisch unverhältnismäßig aufwändig. Einiges spricht für die hier erfolgte Aufgabenverteilung, bei der die telematische Betreuung weitestgehend in der Hand des Telarztes bleibt. Zu diskutieren wäre auch die Zwischenschaltung eines Zentrums, das, ebenfalls vom Hausarzt koordiniert, die Aufgabe des Monitoring rund um die Uhr wahrnimmt.

Da weder der diensthabende Arzt in der Klinik noch der Telearzt ständig erreichbar waren, mussten Videoanrufe eines Patienten auf Telefone in ständig besetzte Stationszimmern bzw. in der Anmeldung umgeleitet werden. Umgekehrt bezeichnen die Teleärzte die nicht gewährleistete Erreichbarkeit des Patienten bei Videovisiten als ein Kernproblem des ganzen Ansatzes.

Des Weiteren erwies es sich als unerlässlich, die telemedizinische Betreuung zwischen dem Telearzt und dem Hausarzt des Patienten abzustimmen. Dabei bleibt die Frage unklar, bei wem die Behandlungsverantwortung liegt. Idealerweise würde hier der Hausarzt des Patienten auch die telematische Betreuung im Sinne eines zusätzlichen diagnostischen und therapeutischen Hilfsmittels ausüben, was aus Gründen des Studiendesigns und der erforderlichen Telematikinfrastruktur im Rahmen dieses Pilotversuchs nicht umsetzbar war.

Alle Patienten, viele von ihnen ohne Computerkenntnisse, stuften den Umgang mit der Haustelematikstation als einfach, selbsterklärend und leicht erlernbar ein. Der Umgang mit dem Telearzt über das Medium Videokommunikation war für alle unproblematisch. Der Versorgungsansatz wurde von allen positiv bewertet, wenngleich einige in ihrer Betreuung keinen gesundheitlichen Nutzen aufgrund ihrer stabilen gesundheitlichen Situation sahen. Zumeist vertraten auch die Patienten die Ansicht, dass sie sich durch die Fernbetreuung und die Patientenstation sicherer fühlten. Etwa die Hälfte glaubte durch die Fernbetreuung auch ein eher besseres Bild von ihrer Krankheit bekommen zu haben und dass die Station und die Fernbetreuung halfen, an Medikamenteneinnahmen und regelmäßige Kontrollen von Blutdruck und Gewicht zu denken, auch wenn das System selbst nicht daran erinnerte. Alleinlebende Patienten nennen auch soziale Aspekte wie die Kommunikation nach außen oder die anspruchsvolle Selbstbeschäftigung. Die Hälfte der Patienten wäre nach eigenen Angaben bereit, für eine solche Dienstleistung und das erforderliche Telematiksystem Geld zu zahlen, einige allerdings unter dem Vorbehalt, dass ihre gesundheitliche Situation dafür deutlich schlechter sein müsse als zur Zeit der Studie.

Generell beurteilten die beteiligten Ärzte die Einbindung der telemedizinischen Nachsorge in ihre Arbeitsabläufe als eher schlecht. Ein Telearzt führte als Grund dafür auch das Hinterhertelefonieren an. Bei fünf eher stärker vom Schlaganfall beeinträchtigten Patienten sahen die betreuenden Teleärzte einen direkten medizinischen Nutzen durch die Telebetreuung, in allen anderen Fällen hätten die Patienten bedingt durch ihre stabile gesundheitliche Situation nicht von der Telebetreuung profitieren können. Generell erwarteten aber alle beteiligten Ärzte durch telematische Nachsorgeprogramme eine Verbesserung der Versorgung für einen Teil der Schlaganfallpatienten, namentlich die schwerer Betroffenen.

Die Patientenstation kann aufgrund ihrer Klarheit und Einfachheit in der Bedienung als angemessene und individuell anpassbare Lösung betrachtet werden, was auch die Patientenaussagen bestätigten. Gleichwohl stellte der erforderliche und zumeist nicht vorhandene ISDN-Anschluss einen hohen Aufwand hinsichtlich der Erstinstallation dar. Das stationäre System schränkt die Verwendung auf das häusliche Umfeld ein, was bei mobilen Patienten zu Problemen hinsichtlich der Erreichbarkeit führt. Die an eine E-Mail-Software angelehnte PGS-Arztstation wurde zwar in der Funktionalität für ausreichend, aber was die Benutzeroberfläche betrifft als noch zu kompliziert eingestuft. Auch wurde die doppelte Datenhaltung auf Praxiscomputersystem und Arztstation als zu aufwändig bewertet. Generell waren nicht gänzlich beseitigbare Instabilitäten der Systeme im Bereich des ISDN-Verbindungsaufbaus zu beobachten, die auf Arztseite einen Neustart erforderlich machten und auf Patientenseite gar unbemerkt bleiben konnten. Ferner führt das auf einem E-Mail-Mechanismus fußende Kommunikationskonzept in Verbindung mit dem Aufbau von Wählverbindungen zum zeitversetzten Empfang von Messwerten, was den Verwendungszweck des Systems einschränkt. Aufgrund des ungesicherten Protokolls muss ein Empfangsbestätigungsmechanismus in der Anwendung implementiert werden, um Risiken für den Patienten durch fehlgeschlagene Übertragungen zu minimieren.

Neben den relativ hohen Investitionskosten einer Haustelematikstation mit bis zu 3000 Euro fallen als laufende technische Betriebskosten insbesondere Telekommunikationskosten an. Dabei sind die Verbindungskosten für Videotelefonie und Datenübertragung pro Patient vergleichsweise gering. Sie betrugen in der Studie lediglich ein Viertel der monatlichen Grundgebühren des ISDN-Anschlusses.

Die ärztliche Leistung setzt sich zusammen aus dem Aufwand der täglichen Datensichtung pro Patient und der Dokumentation des Betreuungsverlaufs, im Wesentlichen also der Videokontakte, plus die Zeit für die Videotelefonate (und Fehlversuche) selbst. Da die Telefonate selbst meist weniger als zehn Minuten dauerten, kann der Aufwand pro Televisite inklusive Dokumentation mit etwa zwölf Minuten abgeschätzt werden. Bei den fünf von achtzehn Patienten, die nach Ansicht des Telearztes von der Studie profitierten, wurden in sechs Monaten im Mittel 21 Videovisiten geführt. Die tägliche Datensichtung kann überschlägig mit einer Minute pro Patient angesetzt werden.

Nicht zu vernachlässigen ist auch der zeitliche Aufwand des Technikbetreibers insbesondere zur Installation und Einweisung in das System sowie für den notwendigen technischen Service.

Fazit

Der Schlaganfall-Teleservice Saar belegt die prinzipielle Machbarkeit und Akzeptanz eines telemedizinischen Nachsorgeansatzes für Schlaganfallpatienten unter den Rahmenbedingungen unseres Gesundheitswesens und bestätigt die Vorteile eines Plattformkonzepts als telematische Systemlösung für eine individuell zugeschnittene und integrierte telemedizinische Versorgung.

Der medizinische Nutzen ist andeutungsweise erkennbar bei stärker beeinträchtigten und multimorbiden Schlaganfallpatienten. Hier deutet sich durch die engmaschige Betreuung ein rechtzeitiges Erkennen von Gesundheitsverschlechterungen, eine verbesserte therapeutische Einstellung von Risikoparametern und eine Compliance-Verbesserung an. Weniger kranke Schlaganfallpatienten mit stabilen Vitalparametern profitieren kaum von dieser Nachsorgeform. Dennoch vermittelt das System in Verbindung mit der Fernbetreuung, wie von den meisten Patienten geäußert, ein subjektives Sicherheitsgefühl. Aussagen von Patienten deuten ferner darauf hin, dass sich speziell für in ihrer Mobilität eingeschränkte Patienten Arztkontakte ergeben, die sonst womöglich unterblieben wären.

Zur Maximierung des medizinischen Nutzens und zur Verbesserung der therapeutischen Möglichkeiten müssen Modelle angestrebt werden, bei denen der Telearzt gleichzeitig auch der behandelnde Arzt des Patienten ist und er somit Telematik als ergänzendes Hilfsmittel seines ärztlichen Wirkens nutzt.

Weitere medizinische Studien sind erforderlich, um die Patientenkollektive deutlicher zu identifizieren, die in dieser Weise von einer telematischen Nachsorge profitieren, und um den Nutzen messbar zu machen. Für die Betreuung von schwerer Kranken, wie Patienten mit Demenz und Pflegebedürftigen, für die sich ein hoher potenzieller Nutzen abzeichnet, sollten Angehörige und Pflegedienste in das Versorgungskonzept eingebunden werden.

Der technische Installationsaufwand kann durch die Nutzung von Mobilfunklösungen, die in der dritten Generation mit UMTS auch die Bildübertragung erwarten lassen, deutlich reduziert werden. Dennoch sollte verstärkt auf verfügbare und etablierte Informationstechnologie gesetzt werden, mit deren Umgang Arzt und Patient vertraut sind. Auch muss an der Systemstabilität und Robustheit von komplexen Telematiksystemen weitergearbeitet werden, um zukünftig lebenswichtige Funktionen des Patienten zeitnah zu überwachen oder Therapiesysteme wie etwa Beatmungsgeräte risikolos fernsteuern zu können.

Die telematischen Versorgungsmodelle müssen organisatorisch einfach bleiben, damit sie in der Alltagsroutine der Versorger effizent eingesetzt werden können. Auch müssen zur Steigerung der Effizienz von Telematikansätzen neben der Überwachungsfunktionalität verstärkt therapeutische Möglichkeiten in Telematiksystemen umgesetzt werden.

Literatur zum Thema

[1] Bresser, B. und Paul, V., »PaDok: Eine Lösung für Ärztenetze und Krankenhäuser der Grund- und Regelversorgung«, in: Eissing (Hrsg.), *Mednet Arbeitsbuch für die integrierte Gesundheitsversorgung*, 2000/1, 113–135, Bremen: Edition Temmen, 2000

[2] Kiefer, S., Gersonde, K., »Homecare-Netzwerke am Beispiel Schlaganfall-Patientennachsorge«, in: Klusen, Meusch (Hrsg.), *Gesundheitstelematik – Beiträge zum Gesundheitsmanagement,* 2/2002, 131–138, Baden-Baden: Nomos Verlag, 2002

Dritter Teil

Was Technik (an)treibt

Philipp Grätzel von Grätz

Punktlandung 2006?
Der Aufbau einer Telematikinfrastruktur im deutschen Gesundheitswesen

> **Begriffsklärung: Telematikinfrastruktur**
>
> Telematik ist ein Kunstwort, das aus den Begriffen Telekommunikation und Informatik gebildet wurde. Wir bewegen uns also im Grenzgebiet zwischen Telekommunikation und Computertechnologie beziehungsweise Softwareprogrammierung und Datenverarbeitung. Geprägt wurde der Begriff wahrscheinlich in den späten 70er Jahren von Simon Nora und Alain Minc in Frankreich.
>
> Unter »Gesundheitstelematik« versteht man Telematikanwendungen in der Medizin. International und zunehmend auch in Deutschland wird für Gesundheitstelematik der Begriff »eHealth« verwendet, der ursprünglich aus der Internetecke kommt und eher anwendungs- als technikorientiert ist. Er beinhaltet alle denkbaren Einsatzmöglichkeiten von Informations- und Kommunikationstechnologien in der Medizin und setzt dabei historisch einen gewissen Fokus auf den Patientennutzen beziehungsweise die Stärkung der Stellung des Patienten im Gesundheitswesen.
>
> Eine Telematikinfrastruktur schließlich ist einerseits die Gesamtheit aller Hard- und Software, die nötig ist, um in einem Gesundheitswesen elektronisch zu kommunizieren. Telematikinfrastruktur beinhaltet aber auch, und das ist der schwierigere Teil, eine Art organisatorisches Konzept, das festlegt, wie die elektronischen Daten-Autobahnen von denen, die sie nutzen sollen, zu nutzen sind. Telematikinfrastruktur ist Hardware plus Software plus Verkehrsregeln.

Teil 1: Der Stand der Dinge

Geht es nach den Plänen des Bundesgesundheitsministeriums, dann soll es ab dem 1. Januar 2006 zu einer Zeitenwende im deutschen Gesundheitswesen kommen. Zu diesem Termin soll die elektronische Gesundheitskarte flächendeckend ausgegeben werden, die, anders als die bisherige Krankenversichertenkarte, technisch zu Recht als Chipkarte bezeichnet werden kann, weil sie einen echten Mikroprozessor und nicht nur einen Speicherchip enthält. Rund 70 Millionen Versicherte werden dann mit dieser neuen Karte versorgt, die für die Medizin in Deutschland den Aufbruch ins elektronische Zeitalter bedeuten wird. Doch nicht nur für 70 Millionen Versicherte wird eine neue Zeitrechnung beginnen. Viel stärker spüren werden den Umbruch am Anfang die rund 270.000 Ärzte, 77.000 Zahnärzte, 2200 Krankenhäuser, 22.000 Apotheken und über 300 Krankenkassen, die jahrzehntelang ihre Daten in Papierform zur Post trugen, Rezepte auf Zetteln ausstellten oder entgegennahmen, Dokumente mit der eigenen Hand unterzeichneten oder Krankenakten von Station zu Station schleppten beziehungsweise irgendwo verlegten.

Die Telematikexpertise der deutschen Industrie

All das wird sich ändern, aber es wird sich am 1. Januar 2006 nicht auf einen Schlag ändern. Viele aus den Reihen der Industrie, der Ärzte- und Apothekerschaft und der Krankenversicherungen halten den Termin ohnehin für nicht mehr einhaltbar. In jedem Fall aber sind die Weichen gestellt, und die Jahre 2002 und 2003 waren dabei die Schlüsseljahre. Am 14.3.2003 äußerte sich Bundeskanzler Gerhard Schröder in seiner Regierungserklärung erstmals offiziell zu den Themen elektronischer Patientenausweis und elektronische Krankenakte, die »bis zum Jahr 2006 funktionsfähig sein sollen«. Im späten Frühjahr 2003 dann war der 1. Januar 2006 als der jetzt offizielle Starttermin für die elektronische Gesundheitskarte und das elektronische Rezept festgeklopft, ohne dass zu diesem Zeitpunkt den meisten Beteiligten bereits klar war, wie dies genau realisiert werden sollte. Doch die Antwort kam.

Im Juni 2003 wurde von Seiten der Industrie die so genannte Telematikexpertise vorgelegt, ein Gutachten, das dazu Stellung nahm, ob und wie ein gemeinsames, elektronisches Kommunikationsnetz im deutschen Gesundheitswesen technisch und rechtlich realisiert werden kann. Die Autoren dieser Expertise, der Bundesverband Informationswirtschaft, Telekommunikation und Neue Medien BITKOM, der Verband Deutscher Arztpraxis-Softwarehersteller VDAP, der Verband der Hersteller von IT-Lösungen für das Gesundheitswesen VHitG und der Zentralverband Elektrotechnik und Elektroindustrie ZVEI, vertraten die Auffassung, dass jeder Tag, an dem das deutsche Gesundheitswesen auf die elektronische Kommunikationsinfrastruktur verzichte, die Volkswirtschaft 13,7 Millionen Euro koste, im Jahr also vier bis fünf Milliarden Euro durch den Aufbau einer Telematikinfrastruktur gespart werden könnten.

Dass dieses Geld bisher nicht angezapft wurde, schiebt die Expertise darauf, dass sich im stark zergliederten deutschen Gesundheitswesen in den letzten Jahren zwar eine Unmenge von haus- oder praxisgebundenen IT-Anwendungen bis hin zu regionalen elektronischen Netzen herausgebildet haben. Eine übergreifende Kommunikationsinfrastruktur aber sei nicht entstanden und könne von selbst gar nicht entstehen, weil es keine einzelne Einrichtung gebe, deren Interesse daran groß genug sei. Anders ausgedrückt: Wenn der Gesetzgeber die Infrastruktur nicht verpflichtend vorschreibe, passiere von selber nichts, auch wenn es volkswirtschaftlich noch so wünschenswert sei.

Die einzelnen Punkte in dieser Expertise waren alles keine Neuheiten. Mit dem elektronischen Arzt- oder Heilberufsausweis, der es den Angehörigen der Gesundheitsberufe einmal ermöglichen soll, elektronische Dokumente zu signieren und verschlüsselt zu verschicken, wird in einigen Regionen Deutschlands seit Jahren experimentiert. Konzepte zu einem elektronischen Rezept lagen im Sommer 2003 ebenso schon einige Zeit in den Schubladen. Auch gibt es Arztnetze, die auf regionaler Basis elektronische Arztbriefe oder sogar Bilddaten versenden beziehungsweise gemeinsame Server benutzen. All das sind selbst im telematisch etwas hinterherhinkenden Deutschland längst keine Sensationen mehr. Die Herausforderung, die die Expertise jetzt erstmals anging, bestand darin, diesen auf Projektbasis längst funktionsfähigen Einzelteilen ein bundesweites Kommunikationsnetz zur Verfügung zu stellen, das es möglich macht, die Anwendungen auch überall einzusetzen, und zwar ohne dass das Rad in jedem Telematikprojekt von Neuem erfunden werden muss. Technisch hat das viel mit Standards zu tun, politisch mit Organisationsstrukturen.

Ersteres ist schon schwierig genug. Nicht nur müssen Schnittstellen definiert – und akzeptiert – werden, die garantieren, dass sich die Kommunikationsgeräte, also Arztcomputer, Kartenleser oder EDV-Systeme in Apotheken, Krankenhäusern, Krankenkassen und so weiter, verstehen. Es müssen außerdem Sicherheitstechniken implementiert werden, und das Ganze darf natürlich auch auf der Kostenseite nicht jeden Rahmen sprengen. Das eigentliche Drama aber sind die Organisationsstrukturen, bei deren Ausarbeitung sich alle Beteiligten an einen Tisch setzen müssen. Es ist dieser Tisch, wo die Partikularinteressen von Ärzten, Krankenkassen, Apothekerverbänden und politischen Kontrollfreaks aufeinander prallen. Und weil ein neues, bundesweites Kommunikationsnetz eine so grundlegende Veränderung des Status quo darstellt, sieht jeder die Chance, seinen Stand im gesundheitspolitischen Macht- und Geldpoker zu verbessern.

Das Projekt bit4Health und die Telematikrahmenarchitektur

Die Industrie, die das komplizierte Kommunikationsnetz ja letztlich realisieren muss, hatte im Juni 2003 also Stellung bezogen: Ja, es ist machbar, aber es wird nicht von selbst passieren, so die These. Von anderer, rechtlicher Seite war etwa zeitgleich mit der Arbeit am Gutachten der Industrieverbände weitgehende Klarheit durch den noch immer Sommer 2003 ausgehandelten Gesundheitskompromiss geschaffen worden, der, in der Öffentlichkeit wenig beachtet, die deutsche Sozialgesetzgebung fit für die Elektronik machte.

Im Anschluss an diese rechtlichen und technischen Vorleistungen geschah im Sommer 2003 etwas, was vielen in der Branche, die sich zum Teil seit Jahren mit der Gesundheitstelematik auseinander gesetzt hatten, wie eine Nacht- und Nebelaktion vorkam. Ehe sich jemand versah hatte Bundesgesundheitsministerin Ulla Schmidt einen Planungsauftrag an ein Industriekonsortium erteilt, das für rund 50 Millionen Euro bis Frühjahr 2004 die Grundlagen einer flächendeckenden Telematikinfrastruktur, die so genannte »Telematikrahmenarchitektur«, erarbeiten sollte. Dieses Konsortium, das das geforderte Dokument im April 2004 auf der Computermesse CEBIT in Hannover an die Bundesgesundheitsministerin übergeben hat, firmiert unter dem Namen bit4Health und wird geführt von der Firma IBM. Vertreten ist außerdem die Firma ORGA Kartensysteme, die Chipkarten produziert, die Firma InterComponentWare, die eine elektronische Patientenakte im Internet unter dem Namen Lifesensor vertreibt, außerdem das Software-Unternehmen SAP und das Fraunhofer-Institut für Arbeitswissenschaft und Organisation IAO.

Die Rahmenarchitektur ist ein mehr als tausendseitiges Dokument, auf das im Einzelnen weiter unten eingegangen wird. Die Auftragsvergabe und Veröffentlichung dieses organisatorisch-technischen »Rahmens«, innerhalb dessen künftig im deutschen Gesundheitssystem kommuniziert wird, war der letzte einer Reihe von Startschüssen für den Aufbau der Telematikinfrastruktur im deutschen Gesundheitswesen. Geht es nach dem Bundesgesundheitsministerium, dann wird die eGesundheitskarte ab der zweiten Hälfte des Jahres 2004 – ursprünglich war Sommer 2004 vorgesehen – in voraussichtlich zwölf Bundesländern in so genannten Modellprojekten getestet, die zunächst 10.000, später 100.000 Patienten umfassen sollen, dazu jeweils mehrere hundert Arztpraxen beziehungsweise Apotheken. Für diese Modellprojekte stünde dann etwa ein Jahr zur Verfügung, bevor mit dem Rollout, das heißt der Massenproduktion von 70 Millionen eGesundheitskarten begonnen werden kann, die, wenn das alles so klappt, Anfang 2006 zur Verfügung stehen würden.

Ein Faktor, an dem das Projekt eGesundheitskarte zum Leidwesen vieler Beteiligter nicht mehr vorbeikommt, ist der Toll-Collect-Faktor. Wann immer sich ein Skeptiker zu Wort meldet, der daran erinnern möchte, dass das Projekt Telematikinfrastruktur im gegeben knappen Zeitrahmen ziemlich ambitioniert ist, darf der warnende Hinweis auf das Mautdesaster, immerhin auch ein IT-Projekt, nicht fehlen. Allein die Tatsache, dass die 70 Millionen Kryptochipkarten alle ein Foto des Kartenbesitzers aufweisen sollen, lässt die Kartenproduzenten ob der damit verbundenen logistischen Herausforderungen stöhnen. Oft hingewiesen wird auch auf Taiwan, wo für den Aufbau eines ähnlichen Kartensystems mehr Zeit zur Verfügung gestanden habe – bei nur 24 Millionen Teilnehmern.

Das sind nur einige der Hintergründe der Toll-Collect-Orakelei im Zusammenhang mit der Telematikinfrastruktur. Andere liegen in der spezifischen Struktur des deutschen Gesundheitswesens begründet. Die Technik ist das eine. Was aber zumindest den beteiligten Technikern und Unternehmen viel mehr Sorgen macht, ist die organisatorische Ebene: Wie sollen die einzelnen

Instanzen des Gesundheitswesens zum Beispiel beim elektronischen Rezept oder, später, bei der elektronischen Patientenakte zusammenarbeiten? Wo soll beispielsweise ein eRezept abgelegt werden? Auf der Chipkarte? Auf einem Server? Und: Wer bezahlt den ganzen Spaß eigentlich? Diese Fragen beantworten nicht Techniker, sondern die Akteure des Gesundheitswesens, die in Ärzteverbänden, Krankenversicherungsverbänden, Krankenhausgesellschaften und Apothekerverbänden zusammengeschlossen sind. Und hier sind Reibereien an der Tagesordnung.

Weil man das auch im Gesundheitsministerium so sieht, hat man sich einen Notausgang offen gehalten: Wenn sich die Beteiligten nicht rechtzeitig auf den modularen Aufbau von elektronischem Rezept und später elektronischer Patientenakte einigen, dann erfolgt die Festlegung per Order di Mufti, sprich: die Politik würde dann die organisatorische Ausgestaltung der Architektur durch eine Rechtsverordnung vorgeben. Das wollen die meisten vermeiden, denn dann, so Insider, bestehe die Gefahr, dass simple Lösungen implementiert werden, die kurzfristig Probleme lösen, die aber langfristig die Kosten der ganzen Infrastruktur unkalkulierbar in die Höhe treiben – Toll Collect II eben.

Im Frühling und Sommer 2004 ist das Gepoker um Zuständigkeiten und Zeitpläne in vollem Gange und es kann nur gehofft werden, dass es nicht zu Lasten des Projekts geht. Die Selbstverwaltung hat angekündigt, bis Spätsommer ein Finanzierungskonzept vorzulegen, das die Frage beantwortet, wo die (nach aktuellster Schätzung) 1,4 Milliarden Euro eigentlich herkommen sollen, die nötig sind, um die Arztpraxen aufzurüsten, die Karten zu produzieren, eine Trustcenter-Infrastruktur zu realisieren und ein Servernetz aus dem Boden zu stampfen. Herauskommen wird letztlich wohl eine Mischfinanzierung, bei der jeder das zahlt, von dem er profitiert. So werden die Krankenkassen beim eRezept in die Tasche greifen müssen, die Ärzte beim elektronischen Arztbrief und alle zusammen bei der elektronischen Patientenakte. Ob das reicht, ist angesichts der desolaten Finanzsituation im Gesundheitswesen ziemlich fraglich, sodass seitens der Industrie mittlerweile vorgeschlagen wurde, große Teile der Infrastruktur vorzufinanzieren und sich die Kosten dann über Transaktionsgebühren wieder hereinzuholen. Das wird Kassen, Ärzte, Apotheker und Krankenhäuser kaum daran hindern, sich zu zerfleischen, denn eine Vorfinanzierung löst zwar kurzfristig das Geldproblem, bedarf aber langfristig einer Verständigung darüber, wer die Transaktionsgebühren übernimmt.

Das ganze Geldgeschacher ist noch aus einem anderen Grund nicht so trivial: Die Selbstverwaltung, die bisher die Finanzierung des Gesundheitswesens weitgehend unter sich ausgemacht hat, ist in letzter Zeit unter erheblichen politischen Druck gekommen. Durch Regelungen in der Gesundheitsreform 2003 wurde die Selbstverwaltung zu Teilen entmachtet. Das Projekt eGesundheitskarte wird jetzt von vielen als eine Art Bewährungsprobe angesehen, an der sich entscheiden könnte, ob das Verbandswesen im deutschen Gesundheitswesen überhaupt noch eine Zukunft hat. Nicht nur die Politik, die sich mit dem Termin 2006 weit aus dem Fenster gelehnt hat, auch Krankenkassen- und Ärzteverbände stehen unter Erfolgszwang.

Teil 2: Die Telematikinfrastruktur en détail

Nun ist es Zeit, sich endlich einmal der Sache zuzuwenden: Worum geht es eigentlich genau bei der Telematikinfrastruktur? Elektronische Gesundheitskarte schön und gut, aber nur wegen einer neuen Chipkarte muss man nun ja keine Riesendiskussionen vom Zaun brechen. Es geht natürlich nicht nur um eine neue Chipkarte. Es geht um komplett neue Datenwege, und zwar sowohl für administrative wie auch für medizinische Daten. Es geht darum, wo in dieser neuen, jetzt zu schaffenden Welt aus Bits und Bytes persönliche Daten der Patienten abgelegt werden, wer wie darauf zugreifen kann und was das jeweils für andere Beteiligte bedeutet. Aus Sicht der Patienten geht es um eine sicherere medizinische Versorgung, um mehr Selbstbestimmtheit und um Datenschutz. Aus Sicht der Anbieter medizinischer Leistungen geht es ebenfalls um die Qualität der medizinischen Versorgung, es geht aber auch um Macht. Es ist nicht nur ein technisches Problem, ob ein elektronisches Rezept ausschließlich auf einer Karte oder auch oder ausschließlich auf einem Server abgelegt wird. Es ist auch nicht nur ein technisches Problem, ob medizinische Daten auf den Rechnern der Ärzte verbleiben, auf regionalen Servern lagern oder gar im Internet liegen. Daten mit anderen teilen bedeutet immer auch Macht abgeben.

Lipobay, die eGesundheitskarte und das eRezept

Für das Verständnis der elektronischen Gesundheitskarte ist es hilfreich, sich zurückzubegeben in die Zeit vor dem Schlüsseljahr 2003. Die Diskussion um eine Telematikinfrastruktur im deutschen Gesundheitswesen läuft seit rund zehn Jahren. Unzählige Workshops und Tagungen haben sich den damit verknüpften Themen gewidmet. Einige nationale und eine fast unübersehbare Menge internationaler Gruppen und Initiativen wurden gegründet, um einzelne Aspekte dieses Vorhabens voranzubringen. Was fehlte, war letztlich der politische Wille, ein solches Mammutunternehmen auch wirklich durchzuziehen. Zwar hatte man am Signaturgesetz gearbeitet. Die Selbstverwaltung, also Ärzte, Krankenkassen und Apotheken, hatten sich im so genannten »Aktionsforum für Telematik im Gesundheitswesen« (ATG) zusammengesetzt und Szenarien für elektronische Rezepte, elektronische Patientenakten oder elektronische Arztbriefe entwickelt. Gearbeitet wurde auch am elektronischen Heilberufsausweis, und die prinzipiellen Anforderungen an eine Sicherheitsinfrastruktur wurden ebenfalls formuliert. Doch letztlich waren all diese Aktivitäten Häppchen, denen zwar nicht die Vision, aber vielleicht der Pragmatismus fehlte, sie Mängeln zum Trotz einfach zu einem Konzept aus einem Guss zusammenzuschweißen.

Im Jahr 2001 änderte sich das ziemlich schlagartig, und der unmittelbare Anlass war der Fall Lipobay. Dabei ging es um das Medikament Cerivastatin, einen im Prinzip gut wirksamen Hemmstoff der Cholesterinsynthese (CSE-Hemmer). Es gab allerdings ein Problem: Cerivastatin durfte nicht zusammen mit einem anderen cholesterinsenkenden Medikament, der Substanz Gemfibrat, gegeben werden, denn dann drohte eine Komplikation, die, wie sich zeigte, unter Umständen tödlich sein konnte. Die Rhabdomyolyse, eine Art Muskelzersetzung, kann auf dem Umweg über ein Nierenversagen zum Tode führen.

Diese Zusammenhänge waren im Prinzip bekannt, und die Komplikation war selten. In den Beipackzetteln des Medikaments Lipobay war sie erwähnt, genauso wie sie auch bei anderen Hemmstoffen der Cholesterinsynthese erwähnt wird. »Theoretisch« hätten die behandelnden Ärzte derartige Probleme durch Kontrolle des Nierenwerts Serumkreatinin erkennen können. Praktisch allerdings waren CSE-Hemmer damals schon so weit verbreitet und hatten ein so harmloses und gutes Image, dass die Kontrolle wahrscheinlich nicht immer erfolgte, zumal der Hinweis auf mögliche Interaktionen mit anderen Arzneimitteln auf den Beipackzetteln einer sehr großen Zahl von Medikamenten steht.

Im Frühjahr 2001 dann wurden einige unklare Todesfälle bei Patienten bekannt, die die Kombination Cerivastatin/Gemfibrat erhalten hatten. Die Firma Bayer änderte daraufhin den Beipackzettel und machte aus der Mahnung zur Vorsicht eine Kontraindikation. Wenige Wochen später sah sie sich schließlich gezwungen, das Präparat ganz vom Markt zu nehmen.

Auch im Zusammenhang mit dem, was dann folgte, ist es wichtig zu sehen, dass »Lipobay« nicht der Skandal war, zu dem er gemacht wurde. Die Firma hat sich korrekt verhalten, es wurde nichts vertuscht und schnell gehandelt. Das Problem war vielleicht eher, dass die Gruppe der CSE-Hemmer im Bewusstsein der Ärzte und der Öffentlichkeit nicht als problematisch angesehen wurde, und dass deswegen auch die Umwandlung der Mahnung zur Vorsicht in eine harte Kontraindikation, die das Problem faktisch auch ohne Rückzug des Medikaments hätte lösen können, nicht ausreichte. In jedem Fall hatte Lipobay Signalwirkung insofern, als die Politik in Deutschland dadurch schlagartig auf das Problem der Arzneimittelsicherheit aufmerksam gemacht wurde.

In Deutschland traf die Sorge vor den Wechselwirkungen zusammen mit der in der rot-grünen Bundesregierung sehr kraftvollen Idee, den Patienten stärker in sein eigenes Krankheitsmanagement einzubinden. Das allerdings geht eher, wenn man die Dokumentation der Medikation nicht exklusiv den

Ärzten auf ihren Rechnern überlässt, sondern auch auf der Patientenseite irgendwo eine elektronische Arzneimitteldokumentation führt. Vor diesem Hintergrund entschloss sich Bundesgesundheitsministerin Ulla Schmidt schließlich, zum damaligen Zeitpunkt durchaus überraschend, die Debatte um Arzneimittelwechselwirkungen zu nutzen und sie mit dem Konzept des »Patient Empowerment« zu verquicken.

Noch im Spätsommer 2001 fordert sie die Einführung eines Medikamenten-Pflichtpasses für alle Bundesbürger. Dieser Pflichtpass sollte irgendwie elektronisch sein, damit die Arzneimittellisten der Patienten automatisch nach möglichen Wechselwirkungen durchgescannt werden können. Er wandelt sich im Laufe der folgenden Debatten zu einem Gesundheitspass. Die Idee einer Chipkarte in Patientenhand war damit jedenfalls erstmals auf der Tagesordnung der deutschen Gesundheitspolitik.

Es folgte ein halbjähriger Streit darüber, wie diese Patientenkarte aussehen soll. Anfang 2002 schließlich verkündete Ulla Schmidt, dass nach jahrelangen Diskussionen nun die Realisierung des Projekts anstehe. Weil politisch der Arzneimittelcheck im Vordergrund stand, von Seiten der Apotheker, Ärzte und Versicherer aber eher das elektronische Rezept als Priorität angesehen wurde, einigte man sich schließlich darauf, beides auf einer eGesundheitskarte für alle Bürger abzubilden. Das Projekt Telematikinfrastruktur in Deutschland war politisch geboren.

Die Roland-Berger-Studie 1997

Politisch, wohlgemerkt, denn technisch, medizinisch und rechtlich lebte es im Jahr 2002 bereits eine ganz Weile. In der zweiten Hälfte der neunziger Jahre war es Gegenstand zahlreicher Symposien und Anhörungen gewesen, es wurden Studien durchgeführt und Gutachten in Auftrag gegeben. Das Projekt Telematikinfrastruktur wuchs bereits in jener Zeit, doch es wuchs langsam, und es darf bezweifelt werden, ob der Wachstumsschub der letzten Jahre auch ohne den Fall Lipobay so schnell gekommen und so kräftig ausgefallen wäre. Lipobay gab der von männlichen Akademikern und Technikern gekochten Telematiksuppe den Schuss Wirklichkeit, der nötig war, um die verspielten Köche ans Essen zu erinnern. Lipobay war nicht der Anfang der Telematikinfrastruktur, sondern ihr Kickstarter.

Ein früheres, bis heute wegweisendes Dokument war eine visionäre Studie des Unternehmensberaters Roland Berger unter dem Titel »Telematik im Gesundheitswesen – Perspektiven der Telemedizin in Deutschland«. Diese von den damaligen Bundesministerien für Gesundheit und Forschung und Technologie in Auftrag gegebene Studie wurde im Jahr 1997 veröffentlicht. Berger hatte für die Studie ein internationales Gutachtergremium konsultiert und lieferte einen sehr optimistischen Bericht zu möglichen Anwendungen von

Informationstechnologie und Kommunikationstechniken im deutschen Gesundheitswesen.

Insbesondere schwärmte Berger vom Potenzial einer elektronischen Patientenakte. Sie werde multimedial sein und dem Arzt auf dem Monitor zur Verfügung stehen, wenn der Patient das Sprechzimmer betritt. Sie werde alle Vorbefunde der Kollegen enthalten, die relevante Literatur einblenden, aktuelle Behandlungsrichtlinien angeben und auf Wunsch auch Originalartikel verlinken. Sie kann Hilfestellung bei der Diagnose leisten, zusätzliche Fragen für die Anamnese vorschlagen, kurz: Sie wird zum zentralen Bezugspunkt des behandelnden Arztes und ermöglicht eine Versorgung bisher ungekannter Qualität. Für das Jahr 1997 war das alles rückblickend betrachtet schon ziemlich reif.

Natürlich hing an Bergers Maximalversion ein ganzer Schwanz von ungelösten Fragen, von denen er viele im Einzelnen auflistete und den Verantwortlichen so einen Leitfaden an die Hand gab, der sie an die zahlreichen Äcker erinnerte, die es zu bestellen galt. So mussten die Sicherheits- und Verschlüsselungsanforderungen definiert werden. Es bedurfte eines Signaturgesetzes. Der Zugriff auf patientenbezogene Daten musste neu geregelt werden. Und außerdem stand eine Überprüfung der ärztlichen Berufsordnungen an, die auf ein elektronisches Gesundheitswesen genauso wenig vorbereitet waren wie die Gesetzgebung. Diese kleine Auflistung soll nur einen Eindruck vermitteln von der Vielfalt der Probleme, die im Raum standen, als die Idee der Telematikinfrastruktur 1997 zum ersten Mal schriftlich für das Gesundheitswesen ausformuliert war.

Von Kosten und Nutzen

Es dauerte nach dem Berger-Gutachten noch einmal fünf Jahre, bis das Thema schließlich durch Lipobay und durch eine weitere Studie zum politischen Selbstläufer wurde. Fast zeitgleich mit den Problemen um Cerivastatin veröffentlichte im Mai 2001 die Beraterfirma Debold & Lux unter dem Titel »Kommunikationsplattform im Gesundheitswesen – Kosten-Nutzen-Analyse Neue Versichertenkarte und Elektronisches Rezept« eine Untersuchung zur Frage, ob und wie viel eine Telematikinfrastruktur im deutschen Gesundheitswesen kostet beziehungsweise spart.

Diese Studie bildet noch heute die Grundlage für die finanziellen Kalkulationen, mit denen beim Aufbau der Telematikinfrastruktur und insbesondere bei der eGesundheitskarte und beim eRezept gearbeitet wird, auch im Bundesgesundheitsministerium. Die Kalkulationen wurden im Verlauf gering modifiziert, zuletzt und sehr detailliert von Frank Warda und Guido Noelle in ihrem Reader »Telemedizin und eHealth in Deutschland«, dem die im Folgenden genannten Zahlen entnommen sind. Demnach werden an einmaligen Investitionskosten für die elektronischen Arztausweise inklusive der dann nötigen

Kryptoinfrastruktur 290 Millionen Euro veranschlagt, dazu 104 Millionen Euro jährliche Betriebskosten nach der Einführung des Systems. Hinzu kommen rund 30 Millionen Euro für die Investitionen bei den Versicherungen, zuzüglich Betriebskosten von hier vier Millionen Euro jährlich. Umgerechnet auf 51 Millionen gesetzlich Versicherte ergeben sich demnach Kosten von einmalig 5,70 Euro pro Karte sowie weitere 17 Cent pro Monat für Investition in und Betrieb von einer Infrastruktur mit elektronischen Arztausweisen.

Dem stehen vermutete Einsparungen in Höhe von bis zu 140 Millionen Euro jährlich durch die Umstellung vom Papierrezept auf das elektronische Rezept gegenüber, eine Zahl, die voraussetzt, dass das Papierrezept komplett abgeschafft wird und die elektronische Verarbeitung des eRezepts umsonst ist, was beides unrealistisch ist. Dazu kommen vermutete, aber faktisch nicht kalkulierbare Einsparungen in dreistelliger Millionenhöhe durch die Arzneimitteldokumentation und die damit verbundene Verhinderung von Wechselwirkungen. Geredet wird hier gerne von 500 Millionen Euro jährlich, eine Zahl, die in der Realität nicht annähernd erreicht werden wird, unter anderem weil die medizinischen Funktionen der neuen Karte freiwillig werden sollen (siehe unten). Dennoch: Selbst wenn man diese Zahl wie Warda und Noelle viertelt, kommt noch ein ganz erklecklicher Batzen an eingesparten Beitragsgeldern heraus.

Bei der Gesundheitskarte liegen die Dinge etwas einfacher. Die Kosten für die 70 Millionen elektronischen Gesundheitskarten werden mit etwa 140 Millionen Euro veranschlagt, dazu kommen Kosten für die Modellprojekte in den Jahren 2004 bis 2006, um die noch gestritten wird und die zumindest nach Angabe der Bundesländer – die allerdings an möglichst hohen Bundeszuschüssen interessiert sind – bei 15 Millionen Euro pro Projekt liegen könnten. Dadurch, dass es mit einer Chipkarte möglich sein wird, den so genannten Zuzahlungsstatus unmittelbar zu aktualisieren, wenn sich dieser ändert, ohne dafür die Chipkarte austauschen zu müssen, liegen hier für die Krankenkassen erneut Einsparmöglichkeiten, über deren Höhe unterschiedliche Ansichten existieren.

Der Zuzahlungsstatus gibt darüber Auskunft, ob und mit wie viel ein Versicherter an seiner medikamentösen Behandlung finanziell beteiligt wird. Gegenwärtig geben die Versicherungen nach Wardas und Noelles Angaben pro Jahr etwa 18,7 Millionen neue Krankenversichertenkarten aus, wovon fast 14 Millionen auf das Konto eines sich ändernden Zuzahlungsstatus gehen. Diese fast 14 Millionen eingesparten Karten (!!) ergeben nach Noelles und Wardas Berechnungen bei einem Kartenpreis von 1,26 Euro für die alte und 3,20 Euro für die neue Karte und unter Berücksichtigung der reduzierten Verwaltungskosten ein Einsparvolumen von jährlich 149 Millionen Euro. Das Debold & Lux-Gutachten kommt hier allerdings nur auf 7,35 Millionen Euro, vor allem, weil es die Personalkosten nicht mit einrechnet. Die Bundesregierung jedenfalls rechnet in diesem Punkt großzügig mit 150 Millionen Euro Einsparungen.

Insgesamt erwartete das Bundesgesundheitsministerium anfangs den genannten Zahlen entsprechend Gesamtkosten in Höhe von rund 700 Millionen Euro für die Einführung der elektronischen Gesundheitskarte, des elektronischen Rezepts und der mit diesen Anwendungen verbundenen elektronischen und sicherheitstechnischen Infrastrukturmaßnahmen. Der im April 2004 veröffentlichte Planungsauftrag der Selbstverwaltung spricht bereits von 1 bis 1,4 Milliarden Euro. Industrieinterne Schätzungen erreichen 1,7 Milliarden Euro. Und in einem Vortrag auf der CEBIT 2004 in Hannover ließ sich AOK-Chef Hans Jürgen Ahrens zu der Aussage verleiten, solange die eins vor dem Komma bleibt, komme es auf die Zahl hinter dem Komma nicht so sehr an.

Diesen Kosten stehen jährliche Einsparungen im unteren bis mittleren dreistelligen Millionenbereich gegenüber. Wenn diese Zahlen auch nur annähernd stimmen, dann sollte sich also die Telematikinfrastruktur im Gesundheitswesen innerhalb weniger Jahre amortisiert haben. Wenn der medizinische Teil mit seinem Arzneimittelinteraktionscheck nicht die erwünschte Akzeptanz erreicht, wird es allerdings länger dauern.

Eindrucksvoll vorgerechnet wurde das in einer weiteren Studie, die zum Erscheinungstermin dieses Buchs noch druckfrisch ist. Sie wurde von der Analystenfirma Soreon Research unter dem Titel »Erfolgversprechende Geschäfts- und Finanzierungsmodelle für Telematik im Gesundheitswesen« Ende April 2004 vorgelegt. Die Studie ist deswegen bemerkenswert, weil sie von Autoren verfasst wurde, die sich der Thematik mit dem Blick des Außenseiters näherten. Sie rechnen mit Gesamtinvestitionen von 1,6 Milliarden Euro, wobei allein eine Milliarde für Produktion und Ausgabe der Chipkarten draufgehen und weitere rund dreihundert Millionen Euro für Hard- und Software anfallen. Wenn man, wie die Soreon-Analysten, dann noch jährliche Betriebskosten in Höhe von 180 Millionen Euro veranschlagt, dann amortisiert sich die eGesundheitskarte frühestens innerhalb von sechs Jahren, solange nur die Einsparpotenziale der Pflichtanwendungen berechnet werden, also das eRezept (135 Millionen Euro Einsparungen jährlich) und die automatische Aktualisierung des Zuzahlungsstatus beziehungsweise die automatische Prüfung der Leistungspflicht (zusammen 285 Millionen Euro Einsparungen jährlich). Hochgerechnet auf die Krankenkassenbeiträge ergäbe sich aus dieser Kalkulation ein Anstieg der Versichertenbeiträge um 0,7 Prozent im ersten Jahr und dann ab dem zweiten Jahr eine Senkung um maximal 0,2 Prozent jährlich, was einem Break-even im Jahr 6 nach Einführung entspräche.

Will man dieses Szenario, das für die rot-grüne Bundesregierung ein Super-GAU wäre, verhindern, dann müsste es gelingen, möglichst schnell eine möglichst große Zahl von Menschen für die freiwilligen Anwendungen zu begeistern. Denn hier, so die Meinung von Soreon, und damit steht die Firma nicht alleine, schlummern die eigentlichen Sparmilliarden, und zwar in überflüssigen Doppeluntersuchungen, in Krankenhausaufenthalten wegen falsch verschriebener Arzneimittel, in unkoordinierter Arbeit verschiedenster Spezialisten.

Die Architektur der eGesundheitskarte

Gemäß den im Gesetzestext der Gesundheitsreform 2003 (GKV-Modernisierungsgesetz) verankerten Vorschriften wird die eGesundheitskarte einen »administrativen« Teil haben, der eine Erweiterung der bisherigen Krankenversichertenkarte darstellt. Gespeichert werden die Versichertennummer sowie Name, Adresse, Geburtsdatum, Geschlecht, Versichertenstatus (Mitglied, Familienversicherter, Rentner) und eben der Zuzahlungsstatus.

Der administrative Teil wird außerdem die so genannte European Health Insurance Card (EHIC) enthalten, die die medizinische Behandlung im europäischen Ausland vereinfachen und die Zeit der berüchtigten E111-Formulare beenden soll. Von höchster Stelle gefordert wurde die EHIC erstmals im Februar 2002. EU-Kommissionspräsident Romano Prodi ließ sich damals mit einem reisekoffergroßen Prototypen aus Pappe ablichten. Ein Jahr später, im Februar 2003, wurde dann beschlossen, die gemeinsame Versichertenkarte bis zum 1.1.2006 europaweit einzuführen. Elektronisch wird der »europäische« Teil der Gesundheitskarte zunächst nicht. Das soll erst in einem zweiten Schritt geschehen.

Die dritte Komponente des administrativen Teils der eGesundheitskarte schließlich ist das eRezept, das ebenfalls für alle Kartenträger verpflichtend eingeführt wird. In Deutschland werden jährlich etwa 700 Millionen Rezepte im Gesamtwert von etwa 20 Milliarden Euro ausgestellt. Kaum ein anderer Vorgang wird in einer Arztpraxis häufiger durchgeführt als die Rezeptierung. Im herkömmlichen Prozedere wird das Rezept mittlerweile meist elektronisch erstellt, dann ausgedruckt, dann zur Apotheke getragen und dort beziehungsweise in Apothekenrechnungszentren wieder elektronisiert. Dass es hier Geld zu sparen gibt, leuchtet ein.

Was nicht heißt, dass die Diskussionen um das eRezept nicht kontrovers sind. Die entscheidende Frage dabei lautet: Wo wird es abgelegt? Denkbar wäre einerseits eine reine Kartenlösung, bei der in der Arztpraxis das Rezept auf der Chipkarte deponiert und vom Apotheker dort quasi heruntergeladen beziehungsweise abgelesen wird. Eine andere Möglichkeit wäre es, zusätzlich Verweise auf der Karte anzubringen, die auf den Ort verweisen, an dem das entsprechende Rezept in einem Netzwerk abgelegt ist. Die dritte Variante schließlich wäre eine rein netzbasierte Lösung. Bei voll- oder teilnetzbasierten Lösungen stellt sich die Zusatzfrage, ob mit dezentralen Servern gearbeitet werden soll oder eher mit einem Zentralserver, auf dem alles liegt. Diese Entscheidungen sind derzeit noch nicht getroffen.

Das Für und Wider sieht dabei in etwa so aus: Für die reine Kartenlösung spricht, dass sie schneller und billiger zu realisieren ist und dass dafür auf Seite der eGesundheitskarten keine aufwändigen Kryptografiefunktionen nötig sind. Zudem lässt sich auf einer Karte, die bereits Rezeptfunktionen enthält, ohne viel zusätzlichen Aufwand auch die politisch geforderte Arzneimitteldokumentation anlegen. Für die teurere und technisch anspruchsvollere Netzvariante dagegen spricht, dass im Rahmen der Weiterentwicklung der Telematikarchitektur in Richtung elektronische Patientenakte ein Servernetz und eine Kryptografiefunktion ohnehin benötigt wird, und dass es wenig Sinn macht, jetzt eine auch nicht billige reine Karteninfrastruktur aufzulegen, von der man weiß, dass man sie früher oder später wieder über den Haufen werfen wird. Weil der vom Ministerium vorgegebene Zeitplan so knapp ist, besteht die reale Möglichkeit, dass zunächst eine reine Kartenlösung etabliert wird, die dann später und mit entsprechenden Mehrkosten in eine gemischte Karten-/ Serverlösung überführt wird. Es besteht also die latente Gefahr, dass der Steuerzahler für politische Eitelkeiten büßen muss, doch ist das letzte Wort wie gesagt noch nicht gesprochen. In die Entscheidungen hinein spielen allerdings außer rein technischen beziehungsweise finanziellen auch politische Überlegungen der unterschiedlichen Player, die nicht unterschätzt werden sollten. So hing die Apothekerschaft lange der reinen Kartenlösung an, weil diese den in der organisierten Apothekerschaft ungeliebten Versandhandel mit Medikamenten ausbremst.

Außer dem »administrativen« Teil enthält die eGesundheitskarte als zweite Sektion den »medizinischen« Teil, der im Gegensatz zum administrativen auf freiwilliger Basis genutzt werden kann. Er wird auch »Patientenfach« genannt. Die Freiwilligkeit macht die in der präzisen Dokumentation der Medikation und dem schon erwähnten Arzneimittel-Risikocheck angelegten Einsparmöglichkeiten wie gesagt unberechenbar. Die Freiwilligkeit war allerdings die zentrale Forderung der Datenschützer, hinter die es wohl auch kein Zurück geben wird.

Der medizinische Teil der eGesundheitskarte besteht zum einen in der Arzneimitteldokumentation. Zum anderen sollen Notfalldaten auf der Karte selbst abgelegt werden, auf die jeder, der mit einem Lesegerät und einem elektronischen Heilberufsausweis ausgestattet ist, zugreifen kann. Notfalldaten sind zum Beispiel Informationen über chronische Erkrankungen, über Medikamente und über die Blutgruppe.

Die Karte soll ferner mittelfristig dazu in der Lage sein, Ärzten und Patienten Zugriff auf bestimmte Dokumente zu ermöglichen, die nicht notwendigerweise auf der Karte selbst liegen müssen. Für diese (medizinischen) Daten wäre eine Autorisierung des Arztes/Heilberuflers durch den

Patienten erforderlich, die dieser zum Beispiel durch Eingabe einer PIN-Nummer erteilen könnte. Auch hier ist die endgültige Entscheidung über das genaue Prozedere noch nicht gefällt (Stand März 2004). Für den Zugriff auf diese Dokumente wird der medizinische Teil der eGesundheitskarte wohl elektronische »Verweise« (»Pointer«) enthalten, die auf bestimmte Dokumente hinweisen, die irgendwo auf einem Server liegen können. Solche Dokumente können elektronische Arztbriefe sein, die dann nicht mehr per Post oder »Patientenkurier« von Arzt zu Arzt transportiert werden müssen. Es können aber auch Bild- oder Filmdaten sein. Auf Patientenseite ist außerdem die Patientenquittung zu nennen, die interessierte Patienten über die Kosten ihrer Behandlung informiert.

Je nach Dokument können dabei die Zugriffsmodalitäten unterschiedlich geregelt sein. Während die Patientenquittung problemlos zum Beispiel in einer Onlinegesundheitsakte abgelegt werden kann, werden die medizinischen Dokumente auf speziell gesicherten Servern liegen, auf die nur Heilberufe mit entsprechender Identifikationskarte Zugriff haben. Ebenfalls in den medizinischen Teil der Karte integriert werden könnten übrigens vom Patienten selber angefertigte Verlaufprotokolle, zum Beispiel bei Diabetikern oder Patienten mit Blutgerinnungsstörungen. Diese müssten freilich in elektronischer Form vorliegen, etwa im Rahmen einer Onlineakte. Dazu müsste es dann eine Möglichkeit geben, zu diesen im Internet abgelegten Daten elektronische Verweise auf der eGesundheitskarte anzufertigen.

Diese ganze mehr oder weniger patientengesteuerte Archivierung von individuellen Gesundheitsdaten wird in der Praxis zu einem immensen Problem werden. So muss, will man durch die Karte auch eine Stärkung der Position des Patienten erreichen, der Patient die Möglichkeit haben, die auf der Karte oder auf über die Karte zugänglichen Servern gespeicherten Daten zumindest einzusehen (»lesender Zugriff«). Er muss außerdem die Möglichkeit haben, den Zugriff zu regeln, also zum Beispiel bestimmte Ärzte von der Einsichtnahme in bestimmte Daten ausschließen können.

Wie kann das bewerkstelligt werden? Nachdem kaum jemand zuhause einen Kartenleser hat, ist der lesende Zugriff an Institutionen gebunden, die einen solchen besitzen, also Arztpraxen, Krankenhäuser, eventuell Apotheken, Krankenkassen, Therapeuten. Dort könnte – eine entsprechende Infrastruktur im Wartezimmer oder in separaten Räumen vorausgesetzt –, ein vertrauliches Einsehen der Gesundheitsdaten über eine Art Patientenkiosk theoretisch ermöglicht werden. Gegebenenfalls könnte der Patient hier dann auch den differenziellen Zugriff regeln, indem er festlegt, welche Daten von allen Ärzten eingesehen werden dürfen und welche nicht. Ob das im Alltagsbetrieb eines übervollen Wartezimmers wirklich so funktioniert, bleibt abzuwarten.

Noch ein paar Worte zur Arzneimitteldokumentation, die abgesehen vom eRezept eine der ersten Anwendungen der eGesundheitskarte sein wird. Sie ist die Voraussetzung für den Risikocheck auf Medikamentenwechselwirkungen und soll nicht nur rezeptpflichtige Präparate, sondern auch rezeptfreie Arzneimittel (OTC-Präparate) abbilden. Das macht Sinn, weil es auch unter den rezeptfreien Präparaten einige gibt, die alleine harmlos sind, in bestimmten Kombinationen aber fatale Wirkungen entfalten können.

Durch die Arzneimitteldokumentation kann aber auch erkannt werden, wenn dasselbe Medikament von mehreren Ärzten unabhängig voneinander verschrieben wird (Doppelverordnungen). Zudem können zumindest im Verlauf Über- und Unterdosierungen abgeschätzt werden beziehungsweise Rückschlüsse darauf gezogen werden, ob der Patient verordnete Medikamente tatsächlich einnimmt. Werden – auf der Karte? auf einem Server? – chronische Erkrankungen dokumentiert, dann kann, entsprechende Software vorausgesetzt, außerdem geprüft werden, ob sich aus der medizinischen Geschichte des Patienten Kontraindikationen für ein bestimmtes Präparat ergeben.

So weit, so gut. Soll nun die Arzneimitteldokumentation für einen Risikocheck genutzt werden, dann braucht man zunächst einmal eine entsprechend umfangreiche Software. Außerdem stellt sich dann die nicht triviale Frage, wo dieser Risikocheck »geografisch« am besten anzusiedeln ist. Natürlich kann beim Arzt selber ein Check der rezeptierten Medikamente vorgenommen werden. Doch von OTC-Präparaten, die sich der Patient selber zulegt, kriegt der Arzt nichts mit. Will man einen vernünftigen Interaktionscheck, der auch OTC-Präparate umfasst, dann muss es auch auf Apothekenebene entsprechende Software geben. Die große Zahl von Arztpraxen und Apotheken und die bei solchen Softwaremodulen zumindest im Zweiwochentakt nötigen Aktualisierungen machen eine »dezentrale« Variante logistisch zumindest aufwändig. Immerhin müssen dazu rund 300.000 medizinische Einrichtungen deutschlandweit alle zwei Wochen ein Software-Update durchführen. Das geht schon, aber es macht Arbeit, insbesondere dann, wenn man es kontrollieren möchte.

Die Alternative ist eine zentrale und ständig aktuell gehaltene Medikamentendatenbank, auf die sowohl Apotheken als auch Ärzte mit lokaler Software zugreifen können. Eine solche Datenbank existiert im Moment nicht. Fachleute schätzen, dass allein für deren Aufbau zwei Jahre veranschlagt werden müssen.

Elektronischer Arztausweis und kryptografische Infrastruktur

Eine eGesundheitskarte, die auch eine Anwendung wie das eRezept ermöglichen soll, kommt ohne ihr Gegenstück, den elektronischen Heilberufsausweis (HPC), nicht aus. HPC und eGesundheitskarte sind letztlich zwei Seiten desselben Kommunikationsprozesses. Wird der Arzt im Auftrag des Patienten tätig, indem er zum Beispiel ein eRezept ausstellt, einen Arztbrief an einen Kollegen versendet oder auf Patientendokumente zugreift, die in einer elektronischen Gesundheitsakte gespeichert sind, dann kann er das nicht einfach so tun, sondern er muss dazu vom Patienten autorisiert werden. Das kann zum Beispiel durch Vorlegen beziehungsweise Einlesen der eGesundheitskarte geschehen. Der Heilberufler seinerseits muss sich allerdings ebenfalls ausweisen, denn sonst könnte ja jeder, der dem Patienten seine eGesundheitskarte klaut, auf die privaten Daten zugreifen. Der elektronische Heilberufsausweis soll auch einer der Garanten werden, dass keine unbefugten Dritten, etwa Arbeitgeber oder Versicherungen, Einblick in die persönlichen Daten erhalten. Wobei eine HPC dieses Problem nicht endgültig aus der Welt schafft, da es natürlich auch in Betrieben, die an den persönlichen Gesundheitsdaten interessiert sein könnten, Ärzte mit HPC geben kann. Entsprechende kriminelle Energie seitens der Betriebe vorausgesetzt könnte es hier Probleme geben.

Der elektronische Heilberufsausweis verfügt über die herkömmlichen Sichtmerkmale eines Arztschildchens, also Name und Foto der Person. Er verfügt außerdem über die Möglichkeit einer qualifizierten digitalen Signatur, mit der Arztbriefe oder Urkunden dokumentenecht unterzeichnet werden können. Diese Signaturfunktionen müssen zum einen garantieren, dass zum Beispiel ein per E-Mail verschickter Arztbrief wirklich von der Person verschickt wurde, die dazu autorisiert ist (»Authentizität«). Hierzu sind unter anderem PIN-Nummern erforderlich. Es muss aber auch sichergestellt werden, dass das Dokument auf seinem Weg vom Absender zum Empfänger nicht verändert wurde (»Integrität«). Außerdem muss das Dokument noch verschlüsselt werden (»Vertraulichkeit«).

Um all das gewährleisten zu können, muss der elektronische Heilberufsausweis mit einer Public-Key-Technologie ausgerüstet sein, einem kryptografischen Verfahren auf der Basis einer gemischt asymmetrisch-symmetrischen Verschlüsselung, bei der der Arzt im einfachsten Fall ein Dokument, etwa einen Arztbrief, mit dem öffentlichen Schlüssel seines Gegenübers verschlüsselt und dieser dann nach Erhalt der entsprechenden E-Mail diese mit seinem nur ihm zugänglichen privaten Schlüssel wieder öffnet (zu den Details der Kryptografie siehe auch das Kapitel »Datenschutz in der vernetzten Medizin«). Die Rahmenbedingungen werden durch das neu geschaffene Signaturgesetz vorgegeben. Die dort aufgeführten Anforderungen an eine Sicherheitsinfrastruktur für qualifizierte, elektronische Signaturen der höchsten Sicherheitsstufe werden auch für den medizinischen Bereich angestrebt.

In Kurzfassung läuft das so, dass die Regulierungsbehörde für Telekommunikation und Post (RegTP) Lizenzen an Zertifizierungsstellen vergibt (»Akkreditierung«), aufgrund derer diese dann berechtigt sind, eine Public-Key-Infrastruktur zu betreiben. Diese Stellen werden auch Trust-Center genannt. Es handelt sich dabei um Hochsicherheitsanlagen, die die elektronischen

Schlüssel verwalten und die privat oder öffentlich betrieben werden können. Um das Trust-Center herum gruppieren sich Registrierungsstellen, die die Identität der Personen feststellen, die jeweils über die Möglichkeit einer elektronischen Signatur beziehungsweise über die entsprechende Chipkarte verfügen sollen.

Für den konkreten Fall des Gesundheitswesens heißt das: Soll eine auf elektronischen Heilberufsausweisen basierende Telematikinfrastruktur her, so muss eine entsprechende Zertifizierungshierarchie entwickelt werden. Die gibt es derzeit noch nicht. Es braucht ein Trust-Center beziehungsweise eine Trusted Third Party (TTP), die, wenn sie privat ist, möglichst nicht pleite gehen sollte, weil auch elektronisch signierte medizinische Daten für einen gewissen Zeitraum, meist zehn Jahre, zugänglich gehalten werden müssen. Sie muss außerdem unabhängig von den Akteuren des Gesundheitswesens sein. Festgelegt werden müssen dann die Registrierungsstellen, die dem TTP mitteilen, wer Anspruch auf eine entsprechende Chipkarte hat. Nach Lage der Dinge werden das bei den Ärzten und Apothekern wohl die Ärzte- beziehungsweise Apothekerkammern sein. Bei nicht verkammerten Berufen wird es etwas schwieriger. Man kann sich das alles natürlich auch grenzüberschreitend vorstellen, wobei es dann eine internationale, zum Beispiel bei der Weltgesundheitsorganisation WHO angesiedelte Instanz geben könnte, die wiederum die nationalen Zertifizierungsstellen zertifiziert.

Elektronischer Arztbrief, Telematikplattform und noch mehr Kryptografie

Nicht so häufig wie das Rezept, aber doch immer noch ein Millionenseller unter den Geschäftsprozessen eines Gesundheitswesens ist der Arztbrief, der von deutschen Ärzten etwa achtzig Millionen mal pro Jahr ausgestellt wird. Klassische Papierarztbriefe vergilben, werden verlegt oder sind, wenn sie gerade gebraucht werden, noch bei der Post. Weil das so ist, kann davon ausgegangen werden, dass im deutschen Gesundheitswesen die Zahl der Arztbriefe, die hin und her gefaxt werden, die Zahl der geschriebenen erreicht, wenn nicht überschreitet. Es ist deswegen durchaus naheliegend, den elektronischen Arztbrief als eine der nächsten Anwendungen einer Telematikinfrastruktur nach der Realisierung des eRezepts ins Auge zu fassen.

Konzeptionell ist der eArztbrief relativ simpel, wenn die Kommunikationsinfrastruktur einmal da ist und wenn man davon ausgeht – was man de facto nicht kann –, dass beim Arztbriefversand der Empfänger immer schon von vornherein klar definiert ist. Man muss die vorhandene Infrastruktur dann nämlich nur noch benutzen und entsprechend per Chipkarte signierte Dokumente als gesicherte E-Mail verschicken. Nötig ist allenfalls eine gewisse Standardisierung, damit die absehbar vielfältigen EDV-Systeme in Praxen, Krankenhäusern und anderen medizinischen Einrichtungen mit den Dokumenten auch klarkommen.

Viel spannender als der »klassische« eArztbrief ist die Königsdisziplin der Medizintelematik, nämlich der Aufbau einer so genannten Telematikplattform. Wenn der Leser es bis hierher ausgehalten haben sollte, dann wird er auch dieses letzte neue Fremdwort noch akzeptieren. Auch beim eRezept und bei der Arzneimitteldokumentation ist die Telematikplattform schon mit von der Partie gewesen, als es darum ging, die Frage zu beantworten, wo das Rezept beziehungsweise die Informationen zur Medikation denn abgelegt werden sollen, auf Servern oder Karten. Jetzt kommt die Erweiterung dieser Überlegungen, indem nun auch medizinische Dokumente, also Arztbriefe oder Befunde, Röntgenbilder, Laborwerte und so weiter mit einbezogen werden. Bei dem Aufbau einer Telematikplattform geht es also um die Frage, wo elektronische Dokumente, die mehr als nur eine Person interessieren, abgelegt werden sollen, damit daraus der maximale Nutzen für alle Beteiligten gezogen werden kann, natürlich unter Wahrung der Patientensouveränität und unter Berücksichtigung von dessen individuellen Datenschutzbedürfnissen.

Die politische Rationale hinter der Telematikplattform ist klar: Zum einen sollen die oft zitierten Doppeluntersuchungen verhindert werden, indem die entsprechenden Daten, die zum Beispiel ambulant erhoben und im Krankenhaus benötigt werden, Kollegen elektronisch zugänglich gemacht werden. Zum anderen ermöglichen wie auch immer technisch realisierte Strukturen, die mehreren Berechtigten zugleich den Zugriff auf ein und dieselben Daten erlauben, die politisch gewollte Verzahnung ambulanter und stationärer Versorger.

Ohne darauf genauer eingehen zu wollen, nur so viel: Das politische Ziel dieser Verzahnung, für die mitunter auch der Terminus »integrierte Versorgung« benutzt wird, ist es, mehr Struktur zu erreichen in einem als unübersichtlich empfundenen Gesundheitswesen. Mit Hilfe entsprechender Versorgungsprogramme soll die ambulant-stationäre Verzahnung sowohl die Patientenversorgung verbessern als auch Geld sparen. Der Hausarzt beziehungsweise der jeweils betreuende ambulante Facharzt übernimmt dabei eine Lotsenfunktion. Die Betreuung vor allem chronisch Kranker erfolgt einrichtungsübergreifend in Qualitätsnetzwerken. Meist haben die Krankenversicherungen innerhalb solcher Versorgungsformen mehr zu sagen als außerhalb. Das ist ein Grund, warum viele Ärzte dieser Art von Versorgung skeptisch gegenüberstehen.

Die Telematikplattform ist mit dem integrierten Versorgungsgedanken nicht notwendigerweise verknüpft. Es kann auch in einem nicht-integrierten Medizinsystem Sinn machen, Daten an einer Stelle zu speichern, wo sie von mehr als einer Person abgerufen werden können. Der politische Enthusiasmus hinter dem Projekt Telematikplattform allerdings erklärt sich wesentlich daraus, dass eine solche Plattform die Verzahnung von medizinischen Einrichtungen erheblich effizienter machen könnte.

Die wichtige Frage bei einer Telematikplattform ist die nach dem Ort der Datenspeicherung. Analog zum eRezept beziehungsweise zur Arzneimitteldokumentation kann man auch bei medizinischen Dokumenten diskutieren, ob man sie nicht auf der eGesundheitskarte selbst ablegt. In Taiwan beispielsweise gibt es ein solches Modell, bei dem 24 Millionen Menschen eine begrenzte Zahl von Arztbriefen auf ihrer Chipkarte speichern können und die Dokumente so per Hand von Arzt zu Arzt tragen. Dieses Modell hat Grenzen, die in der Speicherkapazität der Karten liegen sowie in der Zeit, die es dauert, mit Kartendaten in Echtzeit zu arbeiten. Man kann außerdem datenschutzrechtliche Bedenken anbringen, wenn so viele sensible Informationen auf einer immerhin entwendbaren Chipkarte liegen. Sehr schwer vorstellbar wird es schließlich, Großdaten wie bewegte Bilder dort unterzubringen.

Während also beim eRezept und bei der Arzneimitteldokumentation eine ausschließliche Speicherung auf der eGesundheitskarte zumindest denkbar erscheint, ist das bei medizinischen Daten eher eine Notlösung.

Die Alternative ist eine Serverinfrastruktur, bei der die Daten auf Rechnern abgelegt werden, auf die Ärzte und andere Heilberufler mit Hilfe der Chipkarte des Patienten zugreifen können, weil diese Verweise enthält, die das Auffinden der entsprechenden Dokumente auf den Servern ermöglichen. Ein solches Konstrukt wird auch Card-Enabled-Network oder »Hybridarchitektur« genannt. Im Gegensatz zur reinen Netzwerklösung werden die Karten hierbei als Zugangsschlüssel verwendet.

Hat man sich einmal auf Karten festgelegt, dann muss man freilich ein Problem lösen, welches das Grundproblem aller kartenbasierten Telematikplattformen ist: Es ist relativ unproblematisch, eine verschlüsselte E-Mail mit Hilfe eines elektronischen Arztausweises an einen bekannten Empfänger zu versenden. Der Versender verschlüsselt dazu mit seiner Chipkarte die Nachricht mit dem öffentlichen Schlüssel des Empfängers, und der Empfänger entschlüsselt das Ganze wieder mit seinem privaten, nur ihm zugänglichen Schlüssel.

Ist der Empfänger aber nicht bekannt, dann funktioniert das so nicht, und dieses Szenarium ist im Medizinbetrieb die Regel, nicht die Ausnahme. Ein Rezept beispielsweise ist nicht an eine bestimmte Apotheke gerichtet, eine Überweisung nicht an einen bestimmten Arzt. Weil Patienten das Recht auf freie Arzt-, Krankenhaus- und Apothekenwahl haben, kann das auch gar nicht anders sein.

Eine hypothetische Telematikplattform, bei der alle Informationen auf Chipkarten gespeichert werden, hätte dieses Problem nicht, denn der Patient trüge seine Daten mit sich herum und zu dem Arzt, Apotheker oder Scharlatan seines Vertrauens. Möchte man allerdings wegen der mit einer reinen Chipkartenlösung verbundenen technischen und datenschutzrechtlichen Bedenken auf eine gemischte Karten-Server-Struktur ausweichen, dann geht das nur, wenn die eGesundheitskarte des Patienten auf irgendeine Weise zur Verschlüsselung der auf Servern abgelegten Dokumente mit verwendet wird.

Dazu gibt es verschiedene Modelle, die im Einzelnen hier aufzuführen zu weit gehen würde. Genannt seien die so genannten Ticket-Verfahren, die unter anderem vom Fraunhofer-Institut für Biomedizinische Technik im Rahmen des PaDok-Server-Konzepts verwendet werden, das auch die technische Grundlage des Schlaganfall-Teleservice Saar ist, über den Stephan Kiefer an anderer Stelle in diesem Buch berichtet. In Nordrhein-Westfalen wird der PaDok-Server zudem bereits heute für die elektronische patientenermöglichte Arzt-zu-Arzt-Kommunikation verwendet.

Beim PaDok-Verfahren verschlüsselt der Absender, also beispielsweise ein Arzt, ein Dokument mit einem symmetrischen Schlüssel, von dem die eine Hälfte dem Patienten mitgegeben wird. Die andere Hälfte wird mit dem öffentlichen Schlüssel des Servers, auf dem die Daten abgelegt werden, asymmetrisch verschlüsselt (Details zu symmetrischer und asymmetrischer Verschlüsselung im Kapitel »Datenschutz in der vernetzten Medizin«). Geht der Patient nun zu einem anderen Arzt, dann gibt er diesem seine Schlüsselhälfte. Der Arzt benutzt seinen privaten Serverschlüssel, um die zweite Schlüsselhälfte vom Server zu bekommen. Mit dem nun kompletten symmetrischen Schlüssel kann er das Dokument öffnen. Der Patient hat also dadurch, dass er seine Schlüsselhälfte übergeben hat, dem Arzt, den er frei wählen konnte, Zugang zu seinen Dokumenten verschafft.

Patientenchipkarten mit der Möglichkeit, selbst zu kryptografieren, vereinfachen die Sache etwas, machen sie aber auch erheblich teurer. So könnte der versendende Arzt bei einer kryptografischen eGesundheitskarte das auf einem Server abzulegende Dokument mit dem öffentlichen Schlüssel des Patienten verschlüsseln. Geht der Patient daraufhin zu einem Kollegen, kann dieser mit Hilfe des privaten Schlüssels auf der Chipkarte des in seiner Praxis anwesenden Patienten das Dokument öffnen.

Der neben der Art der zu verwendenden Kryptografie zweite wichtige Aspekt einer Telematikplattform ist die Frage, wie sie gestaltet wird. Dazu gibt es ein paar Konzepte. Das wahrscheinlich erfolgversprechendste ist eine Art Plattformhierarchie. Ein Beispiel für eine solche Telematikplattform hat kürzlich die Firma T-Systems mit eHealth connect / eHealth Net vorgestellt. Bei einem hierarchischen Plattformsystem entscheiden Ärzte beziehungsweise Patienten, welche Informationen auf einem regionalen Server abgelegt werden. Dieser Server kann nach Art einer elektronischen Patientenakte in einem integrierten Versorgungsnetzwerk gestaltet sein, wenn eine chronische Erkrankung vorliegt, die das wünschenswert macht. Es kann sich aber auch einfach nur um arztspezifische Dokumentenschließfächer handeln. Innerhalb einer Region beziehungsweise eines Netzes kann auf diesen Server dann über ein Intranet relativ unproblematisch zugegriffen werden.

Zusätzlich gibt es dann eine übergeordnete Serverstruktur, auf der selbst keine Daten liegen, sondern lediglich Verweise, die den Ort der jeweiligen Patientendaten auf den regionalen Servern beschreiben. Wird ein Patient also außerhalb seiner Heimatregion behandelt, dann wäre es möglich, auf dem Umweg über die übergeordneten Server herauszubekommen, ob und wo Daten von ihm auf einem Regionalserver liegen. Eine solche Art Telematikplattform schwebt auch der Bundesregierung mittelfristig vor. Der Zugang würde geregelt über die eGesundheitskarte, die entweder Schlüssel(teile) nach Art eines Ticketverfahrens transportiert oder selbst zur Kryptografie in der Lage ist.

Geht die eGesundheitskarte auf in einer Bürgerkarte?

Entscheidet man sich für eine chipkartengesteuerte Telematikplattform mit einer voll funktionsfähigen Signaturkarte für jeden Bürger, dann ist das teuer. Deswegen sind wiederholt Überlegungen laut geworden, die eGesundheitskarte mit anderen Funktionen zu einer Bürgerkarte zu verschmelzen, um den hohen Investitionen eine etwas breitere Anwendungsbasis zu verschaffen.

So könnte die gerade im Wirtschaftsministerium konzipierte Jobkarte zusätzlich zur eGesundheitskarte Teil einer solchen Bürgerkarte sein. Die Jobkarte soll den Arbeitsämtern Zugang zu den Arbeitsbescheinigungen verschaffen, die vom Arbeitgeber ausgestellt werden. Die darin enthaltenen Informationen über Gehalt und Dauer des Arbeitsverhältnisses sind nötig, um die Höhe des Arbeitslosengeldes zu berechnen. Zutritt zu diesen Daten gibt es, so die Idee, nur in Verbindung mit der Jobkarte des Arbeitnehmers, ganz ähnlich also wie im Gesundheitswesen, wo Ärzte mit Hilfe der eGesundheitskarte auf Serverdaten zugreifen sollen. Auch die noch immer in den Kinderschuhen steckenden Bemühungen um ein eGovernment könnten mit einer solchen Bürgerkarte an Fahrt gewinnen.

Fazit

Die Bundesregierung plant die Einführung der elektronischen Gesundheitskarte und des elektronischen Rezepts zum 1. Januar 2006. Der Termin ist tendenziell unrealistisch, weil zu viele technische, organisatorische und finanzielle Probleme noch ungelöst sind.

Die eGesundheitskarte wird die Position des Patienten im Medizinbetrieb stärken, weil sie ihm Zutritt zum medizinischen Dokumentationswesen verschaffen wird. Sie soll außerdem Qualitätskontrollfunktionen übernehmen, etwa beim Arzneimittel-Risikocheck oder bei der Analyse möglicher Arzneimittelwechselwirkungen.

Ob die eGesundheitskarte als vollständige Signaturkarte konzipiert wird, ist offen. Für den Einsatz im Gesundheitswesen ist das nicht erforderlich, wenngleich für den Betrieb einer Telematikplattform zumindest einfache kryptografische Funktionen gebraucht werden. Denkbar ist eine fakultative Erweiterung zu einer vollständigen Signaturkarte, die vom Patienten wahrscheinlich extra bezahlt werden müsste.

Internetquellen zum Thema

[1] Website des Bundesgesundheitsministeriums zur Gesundheitsreform: http://www.die-gesundheitsreform.de

[2] Gesetzestext der Gesundheitsreform 2003 (GKV-Modernisierungsgesetz): http://www.die-gesundheitsreform.de/presse/Gesetzestexte/pdfs/GKV-Modernisierungsgesetz-GMG.pdf

[3] Website des Deutschen Instituts für medizinische Dokumentation und Information zum Thema eHealth, insbesondere auch zur Gesundheitskarte: http://www.dimdi.de/de/ehealth

[4] Website des Aktionsforums Telematik im Gesundheitswesen: http://atg.gvg-koeln.de/

[5] Website des Fraunhofer-Instituts für Biomedizinische Technik, Arbeitsgruppe Medizintelematik: http://www.ibmt.fraunhofer.de/ibmt3telematik_index.html

Weiterführende Literatur

[1] Berger, Roland, Telematik im Gesundheitswesen – Perspektiven der Telemedizin in Deutschland, München 1997

[2] Brill, C., ATG-Management-Papier »Elektronisches Rezept« vom 9.5.2001

[3] Branchenverbände der Industrie BITKOM, VDAP, VHitG, ZVEI, Einführung einer Telematik-Architektur im deutschen Gesundheitswesen – Expertise, vorgelegt in Schriftform am 2. Juni 2003

[4] Debold & Lux Beratungsgesellschaft, Kommunikationsplattform im Gesundheitswesen – Kosten-Nutzen-Analyse Neue Versichertenkarte und elektronisches Rezept, Hamburg 2001

[5] Dierks/Nitz/Grau, Gesundheitstelematik und Recht, Rechtliche Rahmenbedingungen und legislativer Anpassungsbedarf, MedizinRecht.de Verlag, Frankfurt am Main, 1. Auflage 2003

[6] Goetz, C., Kryptoreport – Kryptografische Verfahren im Gesundheits- und Sozialwesen in Deutschland, 1998, unter: http://www.teletrust.de

[7] Keller, F./Littmann, M. (Soreon Research), Erfolgversprechende Geschäfts- und Finanzierungsmodelle für Telematik im Gesundheitswesen; vorgelegt am 27.April 2004, www.soreon.de

[8] Warda/Noelle, Telemedizin und eHealth in Deutschland, Materialien und Empfehlungen für eine nationale Telematikplattform, Schriftenreihe Deutsches Institut für Medizinische Dokumentation und Information, Köln, 1. Auflage 2002

Uwe K. Schneider

Datenschutz in der vernetzten Medizin

Vorbemerkung des Herausgebers: Der Datenschutz ist vielleicht das zentrale Thema der vernetzten Medizin überhaupt. Die Sorge vor Datenmissbrauch ist einer der wichtigsten Faktoren, die bisher einem flächendeckenden Ausbau medizinischer Netzwerke im Wege standen. Und jetzt, wo es in großen Schritten an den Aufbau einer bundesweiten Telematikinfrastruktur im deutschen Gesundheitswesen geht, ist der Datenschutz bei jeder Debatte um den Funktionsumfang von elektronischen Arzt- und Gesundheitskarten mit dabei.

Mehr als anderswo zeigt sich beim Umgang mit Gesundheitsdaten, wie weit eine Gesellschaft, die sich in elektronischen Netzen tummelt, im Namen von Bequemlichkeit und Effizienz zu gehen bereit ist. In einem Land wie Deutschland, in dem noch immer die große Mehrheit der Bevölkerung nicht bereit ist, ihre Kreditkarteninformationen einer gesicherten Internetverbindung anzuvertrauen, wird eine Telematikinfrastruktur im Gesundheitswesen scheitern, wenn sie beim Datenschutz versagt.

Die Gespenster, die an die Wand gemalt werden, sind die von neugierigen Arbeitgebern, die mit Hilfe ergebener Betriebsärzte die Daten auf den elektronischen Gesundheitskarten ihrer Mitarbeiter oder eines Bewerbers um einen Arbeitsplatz ausspionieren, um die erschnüffelten Informationen dann für ihre Personalentscheidungen zu nutzen. Es sind Szenarien, in denen Krankenversicherungen ihre Kunden auf Schritt und Tritt verfolgen und bei jedem kostenträchtigen »Fehltritt« in Aktion treten oder auch einen Versicherten gar nicht erst aufnehmen, weil die Daten auf der Karte oder in einem Servernetz die betreffende Person als teuer, als im Branchenjargon »negatives Risiko« ausweisen. Es ist, zusammengefasst, das Szenario des »gläsernen« Patienten oder Bürgers.

Dazu gibt es viel zu sagen, und einiges wird Uwe K. Schneider im folgenden Beitrag ansprechen. Da ist zum einen der alltägliche Datenmissbrauch im »analogen« Medizinbetrieb, wo es an der Tagesordnung ist, dass privateste Informationen einem großen Kreis von mehr oder weniger Befugten zugänglich sind. Wer vor dem Missbrauch elektronisch gespeicherter Daten in einem vernetzten Medizinbetrieb warnt, der muss auch mitteilen, wie er zu diesem tendenziell unlösbaren Problem der nichtvernetzten Medizin steht. Da ist der Aspekt der Freiwilligkeit der Speicherung medizinischer Daten, der qua Gesetz bei der neuen Gesundheitskarte gewährleistet bleiben soll. Doch wie groß wird der Druck auf den Einzelnen, wenn erst einmal – was noch zu zeigen bleibt – ein größerer Teil der Bevölkerung von den neuen Möglichkeiten Gebrauch macht? Auch Geldautomaten und das Onlinebanking haben Folgen für Menschen, die sie nicht benutzen. Und dann das Thema Krankenversicherungen, die großen Unbekannten des Medizinbetriebs. Kaum jemandem ist bewusst, was private Versicherungen heute bereits wissen über ihre Kunden, nämlich so ziemlich alles, kurz gesagt. Die Politik, nicht die Elektronik gibt mit jeder Gesundheitsreform auch den gesetzlichen Krankenkassen mehr Einsicht in die persönlichen Daten, mehr Macht über Patienten und ihre Ärzte. Keine Wertung ist das, nur eine Anmerkung.

Die technische Seite des Themas Datenschutz in elektronischen Netzen ist hochkomplex, und die Mechanismen, die existieren, um in einer Umgebung aus Bits und Bytes den Datenschutz zu gewährleisten, sind genauso schwer verständlich wie in ihrer praktischen Umsetzung teuer. Der folgende Beitrag informiert den Leser über rechtliche und praktische Aspekte bei Datenschutzerwägungen in einem vernetzten Medizinumfeld. Diskutiert werden darüber hinaus kryptografische Verfahren als eine mögliche Antwort auf die Sorge um die eigenen Daten.

Der Autor: Uwe K. Schneider ist Jurist. Er promoviert über »Rechtsfragen patientenbestimmter Gesundheitstelematik« und arbeitet unter anderem als betrieblicher Datenschutzbeauftragter für die *careon.de Internet Solutions for Healthcare GmbH*, einem kommerziellen Anbieter von persönlichen elektronischen Gesundheitsakten.

Mit einer zunehmenden Vernetzung der Medizin gewinnt auch der Schutz personenbezogener Daten in diesem Bereich an Bedeutung.

Im medizinischen Kontext wird mit besonders sensiblen Daten umgegangen. Sie betreffen die Gesundheit von Menschen und damit einen wichtigen Teil ihrer Privatsphäre. Informationen über die eigene Gesundheit sind für den Betroffenen Grundlage der Entscheidung, zum Arzt zu gehen oder dies nicht zu tun, die eine oder die andere Behandlungsmethode zu wählen. Möglicherweise sind sie auch Basis der längerfristigen persönlichen Lebensplanung. Für die im Gesundheitswesen Berufstätigen sind diese Daten die Voraussetzung für die Empfehlung einer Behandlung und deren Durchführung. Sie sind damit für das Wohlergehen der Betroffenen von großer Wichtigkeit. Im Extremfall kann von der Verfügbarkeit und Richtigkeit der Daten, die einer Behandlungsentscheidung zugrunde gelegt werden sollen, das Leben des betroffenen Patienten abhängen.

Durch eine Vernetzung der am Medizinbetrieb Beteiligten mittels Informations- und Kommunikationstechnologie besteht nun die Chance, zur Zeit und am Ort der Behandlung alle relevanten Informationen zusammenzuführen und so die Qualität und Wirtschaftlichkeit der Versorgung zu erhöhen.

Auf der anderen Seite bergen die erweiterten Zugriffsmöglichkeiten auf individuelle Gesundheitsdaten aber auch Risiken. Wie kann gewährleistet werden, dass nur Berechtigte Daten abrufen und speichern, dass die abgerufenen Daten der richtigen Person zugeordnet werden, dass sie nicht unautorisiert verändert werden? Wer trägt die Verantwortung für die Daten, die über ein Netz vielen Beteiligten zur Verfügung stehen? Durch den Datenschutz soll hier dem Bedürfnis der Menschen nach Vertraulichkeit ihrer Privatsphäre Rechnung getragen und damit gleichzeitig die Akzeptanz für neue Informations- und Kommunikationstechniken gefördert werden.

Werden gesundheitliche Probleme einer Person offenbart, so wird ihre Schwäche und Verletzlichkeit aufgezeigt. Der Betroffene weiß oft nicht, wie andere, die Leistung von ihm erwarten oder mit ihm in Konkurrenz stehen, darauf reagieren oder dies (aus)nutzen. Es drohen ihm Sanktionen, sei es die Ablehnung in der privaten Kranken-, Lebens- und Erwerbs- bzw. Berufsunfähigkeitsversicherung oder ein Beitragszuschlag in diesen Versicherungszweigen, die Benachteiligung im Beruf (wie der Verlust von Aufträgen oder die Nichteinstellung als Arbeitnehmer), der Druck, sich einer bestimmten Behandlung zu unterziehen, die vielleicht den Interessen anderer – z. B. dem einer finanziell günstigen Versorgung –, aber nicht der eigenen Risikoeinschätzung und den persönlichen Präferenzen entspricht, beispielsweise was das Verhältnis von Lebenszeit zu Lebensqualität angeht.

Auch wenn der Betroffene durch Offenlegung seiner Gesundheitsdaten nicht in jedem Fall mit solchen konkreten negativen Folgen rechnen muss, so ist diese Offenlegung doch häufig unangenehm. Jedenfalls in größerem Kreis möchte kaum einer gesundheitliche Schwäche zeigen. Es können eine Beschädigung des Ansehens und gesellschaftliche Diskriminierung drohen.

Die meisten Menschen wollen verständlicherweise, dass mit ihren Gesundheitsdaten vertraulich umgegangen wird. Sie wollen selbst bestimmen können, wer von ihnen Kenntnis erhält. Und sie haben grundsätzlich ein Recht darauf – auch in einer vernetzten Medizin.

A. Datenschutz im Gesundheitswesen

I. Selbstbestimmung und Gesundheitsdaten

Datenschutz genießt in der Bundesrepublik Deutschland Verfassungsrang. Das Bundesverfassungsgericht hat angesichts der Bedingungen der elektronischen Datenverarbeitung schon 1983 im so genannten Volkszählungsurteil aus der allgemeinen Handlungsfreiheit nach Art. 2 Abs. 1 des Grundgesetzes und der durch Art. 1 Abs. 1 des Grundgesetzes verbürgten Menschenwürde das Grundrecht auf informationelle Selbstbestimmung als Unterfall des allgemeinen Persönlichkeitsrechts abgeleitet. Hintergrund dieser seither fortgesetzten Rechtssprechung ist, dass ein Mensch, dessen Zustand und Verhalten in Dateien aufgezeichnet werden, die dauerhaft gespeichert und automatisiert ausgewertet werden können, nicht mehr sicher sein kann, was wem in seiner sozialen Umwelt über ihn bekannt ist oder bekannt wird. So kann er als Objekt der Datenverarbeitung in seiner Freiheit wesentlich gehemmt werden. Daher gewährleistet dieses Grundrecht die Befugnis des Einzelnen, grundsätzlich selbst über die Preisgabe und Verwendung seiner persönlichen Daten zu bestimmen. Einschränkungen sind nur im überwiegenden Allgemeininteresse zulässig und bedürfen einer gesetzlichen Grundlage. Dabei muss der Gesetzgeber den Grundsatz der Verhältnismäßigkeit beachten und hat organisatorische und verfahrensrechtliche Vorkehrungen zu treffen, welche der Gefahr einer Verletzung des Persönlichkeitsrechts entgegenwirken.

Auch auf der Ebene der Europäischen Union ist der Datenschutz anerkannt. In der rechtlich noch unverbindlichen EU-Grundrechtscharta ist der Schutz personenbezogener Daten ausdrücklich vorgesehen. Die Europäische Gemeinschaft hat zudem schon mit der 1995 erlassenen Datenschutzrichtlinie einen verbindlichen Rahmen für die Mitgliedstaaten geschaffen. Die Umsetzung dieser Richtlinie führte zu einem harmonisierten Datenschutzniveau in der EG mit der weiteren Folge, dass der Datenverkehr innerhalb der Gemeinschaft nicht stärker beschränkt werden darf als innerhalb eines Mitgliedstaats. Unter anderem sieht die 2001 ins deutsche Bundesrecht umgesetzte Richtlinie einen erhöhten Schutz besonders sensibler Daten vor, zu denen auch Informationen über die Gesundheit gezählt werden.

Diesen Vorgaben gemäß bestimmt § 4 des Bundesdatenschutzgesetzes (BDSG), dass der Umgang mit personenbezogenen Daten nur zulässig ist, soweit eine Rechtsvorschrift dies erlaubt oder der Betroffene eingewilligt hat, es sei denn, der Umgang erfolgt ausschließlich für persönliche oder familiäre Tätigkeiten. Mit Umgang meint das BDSG die Erhebung, Verarbeitung und Nutzung personenbezogener Daten, also das, was im Umgangssprachgebrauch, wie auch in der EG-Datenschutzrichtlinie und manchen Landesdatenschutzgesetzen, im weiteren Sinne als Datenverarbeitung verstanden wird. Die Einwilligung ist nach § 4a BDSG nur wirksam, wenn sie auf der freien Entscheidung des Betroffenen beruht und dieser auf den Zweck des vorgesehenen Umgangs mit seinen Daten hingewiesen wird. Sind Gesundheitsdaten betroffen, so muss sich die Einwilligung ausdrücklich auf diese beziehen. Sie bedarf in aller Regel der Schriftform.

Der Forderung des Bundesverfassungsgerichts folgend, den Verwendungszweck personenbezogener Daten durch Rechtsnormen möglichst präzise zu bestimmen, existieren neben dem BDSG eine Vielzahl bereichsspezifischer datenschutzrechtlicher Regelungen. Im Grundsatz entsprechen diese Bestimmungen zwar dem präventiven Verbot der Datenverarbeitung mit Erlaubnisvorbehalt, wie es in § 4 BDSG formuliert ist. Es existieren aber viele Vorschriften, die einen Umgang mit personenbezogenen Daten auch ohne Einwilligung erlauben. Daneben unterscheidet sich die Ausgestaltung der Einwilligung im Detail in verschiedenen Bereichen. Ob mit dieser Normenflut dem Ziel der Normenklarheit gedient ist, erscheint nicht in jedem Fall einleuchtend. Es gibt zwar Pläne zu einer Vereinfachung des Datenschutzrechts. Da diese aber bislang noch nicht umgesetzt wurden, soll an dieser Stelle kurz auf die verschiedenen in einer vernetzten Medizin relevanten Bereiche des Datenschutzrechts eingegangen werden, bevor Probleme einzelner Anwendungen angesprochen werden.

II. Datenschutz in der Gesetzlichen Krankenversicherung

Im System der gesetzlichen Krankenversicherung (GKV) gelten die datenschutzrechtlichen Vorschriften der Sozialgesetzbücher, insbesondere des fünften Buchs des Sozialgesetzbuchs (SGB V).

1. Abrechnungsdaten

Sie regeln insbesondere den Datenaustausch zu Abrechnungszwecken. So werden hier die Kennzeichen der Krankenkassen als Kostenträger, der Leistungserbringer, vor allem also der Ärzte, und auch die der Versicherten festgelegt, und es wird bestimmt, welche Daten über die in Anspruch genommenen Leistungen und deren Kosten wann und an wen übermittelt werden dürfen.

So übermitteln die ambulant tätigen Ärzte die Daten zur Abrechnung der Behandlung ihrer Kassenpatienten nur an die Kassenärztlichen Vereinigungen (KV), welche dementsprechend die Gesamtvergütung der Krankenkassen verteilen. Ein versichertenbezogener Datenaustausch zwischen Krankenkassen und KV findet in der Regel nur stichprobenhaft im Rahmen von so genannten Zufälligkeitsprüfungen zur Beurteilung der Wirtschaftlichkeit der Versorgung statt.

> *Stichwort: Kassenärztliche Vereinigungen*
>
> Kassenärztliche Vereinigungen (KV) sind regionale Zusammenschlüsse niedergelassener Ärzte, die mit gesetzlichen Krankenversicherungen (GKV) abrechnen (»Kassenärzte«), also aller niedergelassenen Ärzte mit Ausnahme derer, die ausschließlich auf Privatrechnung tätig sind. Zusammen mit den Krankenkassen (und der organisierten Apothekerschaft) bilden die Kassenärztlichen Vereinigungen die so genannte Selbstverwaltung. In allen Gelddingen ist die KV der Verhandlungspartner der Krankenkassen. Erst seit der Gesundheitsreform 2003 (»GKV-Modernisierungsgesetz«) ist es den gesetzlichen Versicherungen möglich, unter bestimmten Umständen auch direkt mit einzelnen Ärzten zu verhandeln.

Dieser Datenaustausch muss über maschinell lesbare Datenträger erfolgen, wofür die so genannten KV-Magnetbänder eingesetzt werden. Computernetze kommen hier noch nicht zur Anwendung. Dagegen erfolgt der Datenaustausch zwischen Kassenärzten und KV zu einem kleineren Teil schon über spezielle Netzverbindungen, überwiegend aber per Datenträger (Disketten) und teilweise auch noch in Papierform.

Die anderen Leistungserbringer, wie Apotheker, Krankenhäuser oder Optiker (soweit diese noch auf Kassenrezept tätig werden), rechnen direkt mit den Krankenkassen ab. Sie sind zwar nur zur maschinenlesbaren Abrechnung verpflichtet, was auch durch Papierformulare zu realisieren wäre. Meist werden die Leistungen jedoch auch hier in Dateiform unter Zwischenschaltung von Rechenzentren abgerechnet, gegebenenfalls nach Digitalisierung der entsprechenden in Papierform vorliegenden Arztrezepte.

Die so ausgetauschten Daten haben nur eine beschränkte medizinische Aussagekraft. Neben den Kennnummern von Ärzten, Kassen und Versicherten sowie der Zeit der Inanspruchnahme beinhalten sie lediglich Gebührenpositionen und Diagnose- oder Operationsschlüssel, die meist nur eine Klassifikation im Hinblick auf den Abrechnungszweck ermöglichen, nicht aber eine genaue Rekonstruktion der durchgeführten Behandlung. Und auch soweit die ausgetauschten Daten über medizinischen Inhalt verfügen, werden sie im Allgemeinen nicht für eine integrierte Versorgung oder wissenschaftliche Auswertung genutzt, sondern eben lediglich für Abrechnungszwecke.

2. Medizinische Daten

In jüngerer Zeit wurden ins SGB V jedoch auch zunehmend Vorschriften aufgenommen, die den Umgang mit detaillierteren Gesundheitsdaten unabhängig von Abrechnungszwecken regeln. So sieht § 63 Abs. 3 a SGB V Modellvorhaben zur Verbesserung der Datenverwendung vor, die insbesondere zur Erprobung der elektronischen Gesundheitskarte gedacht sind, welche ab Mitte 2004 in Modellprojekten starten soll. Nach dem durch das GKV-Modernisierungsgesetz (GMG) eingefügten § 291 a SGB V soll diese Karte zum Zugriff auf medizinische Daten bis zum 1.1.2006 flächendeckend eingeführt werden. Bei der Teilnahme von Versicherten an strukturierten Behandlungsprogrammen für bestimmte chronische Krankheiten, dem so genannten Disease-Management, können nach §§ 137 f, g SGB V ebenfalls Gesundheitsdaten übermittelt werden. Die §§ 140 a ff. SGB V sehen im Rahmen der integrierten Versorgung eine gemeinsame Dokumentation vor.

Allen diesen Möglichkeiten zum Umgang mit persönlichen Gesundheitsdaten in der GKV unabhängig von Abrechnungszwecken ist gemeinsam, dass sie nur mit Einwilligung des Versicherten erfolgen dürfen – im Gegensatz zur rechtlich zwingend vorgeschriebenen Verwendung von Abrechnungsdaten. Eine Erweiterung der Verarbeitungsbefugnisse der öffentlichen Stellen in der GKV, also insbesondere KV und Kassen, durch Einwilligung über diese ausdrücklich vorgesehenen Möglichkeiten hinaus dürfte nicht zulässig sein, da insoweit das SGB V abschließend ist.

Nach § 67 SGB V soll die papiergebundene Kommunikation unter den Leistungserbringern so bald und so umfassend wie möglich durch elektronische Übermittlung ersetzt werden. § 68 SGB V eröffnet den Krankenkassen die Möglichkeit einer finanziellen Unterstützung von Versicherten, die eine persönliche elektronische Gesundheitsakte nutzen.

Um die Verwendung von Gesundheitsdaten für einen krankheitsorientierten Risikostrukturausgleich zu erleichtern, wird auch eine neue Krankenversichertennummer eingeführt, die neben einer von der aktuell gewählten Kasse abhängigen Nummer auch eine unveränderliche Stammnummer enthält. Hierfür sollen die Gesundheitsdaten jedoch pseudonymisiert werden.

III. Gesundheitsdatenschutz in der Privatversicherung

Auch in der Privatversicherung werden Gesundheitsdaten verarbeitet, wenn Personen gegen Tod, Krankheit, Erwerbs- oder Berufsunfähigkeit versichert werden sollen. Der Schutz personenbezogener Daten in der Privatversicherung richtet sich hier vor allem nach § 28 BDSG. Zwar ist in der Privatwirtschaft der Umgang mit personenbezogenen Daten grundsätzlich gestattet, soweit dieser eigenen Geschäftszwecken dient und zur Erfüllung eines Vertrags oder eines ähnlichen Vertrauensverhältnisses dient. Für das Erheben, Verarbeiten und Nutzen von Gesundheitsdaten gelten aber besonders strenge Anforderungen. Demnach kommt in der Privatversicherung ein Umgang mit Gesundheitsdaten nur nach ausdrücklicher Einwilligung des Betroffenen in Betracht; mit einer solchen kann der Datenumgang in der Privatversicherung aber flexibler gestaltet werden als in der GKV.

1. Einwilligung

Eine Einwilligung wird vom Betroffenen schon bei Antragstellung verlangt. Denn bereits mit dem Antrag wird von ihm die Beantwortung von Gesundheitsfragen verlangt. Diese Informationen werden dann zur Risikobewertung verwendet, die für Annahme oder Ablehnung, Risikoausschluss und Beitragshöhe maßgeblich ist. Unter Umständen wird die Selbstauskunft des Antragsstellers ergänzt durch Anfragen bei den angegebenen Ärzten, die formulargemäß von ihm im Antrag von der Schweigepflicht entbunden werden.

2. Sonderwagnisdatei

Das Ergebnis der Risikoprüfung wird, auch nach Ablehnung eines Antrags, weiterhin gespeichert und anderen Personenversicherern zugänglich gemacht – in der Regel über die so genannte Sonderwagnisdatei des Gesamtverbandes der deutschen Versicherungswirtschaft e. V. Trotz grundsätzlich berechtigtem Interesse der Privatversicherungen an einer korrekten und vergleichbaren

Risikoprüfung ist dieses Verfahren jedenfalls in der konkreten Ausgestaltung intransparent und datenschutzrechtlich bedenklich. Weder die Einwilligungsklauseln in den Antragsformularen noch die Merkblätter zum Datenschutz enthalten üblicherweise konkrete Angaben, an welche Versicherungen welche Daten (nur »Risikoausschluss, Beitragsaufschlag und Ablehnung« oder auch die Gründe dafür?) mit welchem Verfahren übermittelt werden. Auch sind in den Antragsformularen keine verbindlichen Speicherfristen angegeben, nach deren Ablauf die Daten gelöscht werden müssen. Andere Quellen nennen allerdings eine Frist von fünf Jahren nach Eintrag in die Sonderwagnisdatei. Inwieweit hier Datenträger oder Computernetze eingesetzt werden, ist den Angaben der Versicherungen ebenso wenig zu entnehmen. Daher könnten die entsprechenden Einwilligungen unwirksam sein. Zwar soll das Verfahren mit den Datenschutzbehörden von Bund und Ländern abgestimmt sein, doch für die Betroffenen ist es weitgehend undurchsichtig, und auch die Fachöffentlichkeit beschäftigt sich bislang kaum damit.

3. Abrechnung

In der privaten Krankenversicherung gibt es für die Versicherten keine »kostenfreien« Sachleistungen wie – von Zuzahlungen abgesehen – in der GKV. Dafür bekommt der privat Krankenversicherte die Kosten für eine Behandlung nach Maßgabe seines Versicherungsvertrags erstattet, wenn er seine Rechnungen selbst bei seiner Krankenversicherung einreicht. Diese Einreichungen erfolgen momentan noch in Papierform und müssen für die weitere Bearbeitung erst aufwändig in die EDV-Systeme der privaten Krankenversicherer übertragen werden. Daher gibt es auch bei privaten Krankenversicherungen Planungen für eine Online-Abrechnung.

IV. Datenschutz im Arzt-Patienten-Verhältnis

Die unmittelbare datenschutzrechtliche Beziehung zwischen Patient und Arzt oder anderen Leistungserbringern wird durch die Vorschriften des BDSG für nicht-öffentliche Stellen geregelt, die – selbst wenn es sich um Leistungen im Rahmen der Gesetzlichen Krankenversicherung handelt – neben dem SGB zur Anwendung kommen. Insoweit sind Kassen- und Privatpatienten gleichgestellt. Außer den im SGB V geregelten Übermittlungsbefugnissen für Kassenärzte zu Abrechnungszwecken gibt es auch in diesem Bereich einige Ausnahmen vom Erfordernis einer ausdrücklichen Einwilligung in den Umgang mit Gesundheitsdaten.

1. Ausnahmen vom Einwilligungserfordernis

a) Notfälle, Forschung, Rechtsdurchsetzung

Wenn der Betroffene aus physischen oder rechtlichen Gründen (z. B. in medizinischen Notfällen bei Bewusstlosigkeit im ersteren, Geschäftsunfähigkeit bei Fehlen oder fehlender Erreichbarkeit gesetzlicher Vertreter im letzteren Fall) nicht in der Lage ist, tatsächlich eine Einwilligung zu erteilen, so kann von einer mutmaßlichen Einwilligung ausgegangen werden, wenn dies zum Schutz lebenswichtiger Interessen des Betroffenen oder eines Dritten, beispielsweise vor Infektionen, erforderlich ist. Daneben kommt ein Umgang mit Gesundheitsdaten zu Forschungszwecken ohne Einwilligung in Betracht, wenn anders der Forschungszweck nicht erreicht werden könnte und das wissenschaftliche Interesse das des Betroffenen erheblich überwiegt. Diese Voraussetzungen dürften kaum einmal gegeben sein, weshalb auch im Bereich seriöser medizinischer Forschung in der Regel eine Einwilligung eingeholt wird. Auch zur Geltendmachung rechtlicher Ansprüche kann ein Umgang mit Gesundheitsdaten gerechtfertigt sein, wenn nicht das schutzwürdige Interesse des Betroffenen überwiegt. Für die Abwicklung von Honorarforderungen durch privatärztliche Verrechnungsstellen ist allerdings eine Einwilligung des Patienten notwendig.

b) Medizinische Normalversorgung

Der Umgang mit Gesundheitsdaten ist ferner zulässig, wenn dies zum Zweck der Gesundheitsvorsorge, -versorgung oder -verwaltung erforderlich ist und dies durch ärztliches Personal oder durch sonstige Personen erfolgt, die einer entsprechenden Geheimhaltungspflicht unterliegen. Die Schweigepflicht für Ärzte ist unter anderem in § 9 ihrer Musterberufsordnung geregelt. Zudem ist die unbefugte Offenbarung eines fremden Geheimnisses, das einem Arzt oder Angehörigen eines anderen Heilberufs mit staatlich geregelter Ausbildung als solchem bekannt geworden ist, nach § 203 Abs. 1 Nr. 1 des Strafgesetzbuchs (StGB) auch strafbar. In den Anwendungsbereich dieser Geheimhaltungspflichten fallen damit neben den Ärzten auch Apotheker und die bei diesen berufsmäßig tätigen Gehilfen sowie die zur Ausbildung Beschäftigten. Diese Berufsgruppen haben nach den §§ 53 und 53 a der Strafprozessordnung (StPO) auch das Recht, aber nicht in jedem Fall die Pflicht, eine Zeugenaussage vor Gericht zu verweigern. Aufzeichnungen und Untersuchungsbefunde über Umstände, die dem Zeugnisverweigerungsrecht unterliegen, dürfen nach § 97 StPO auch nicht beschlagnahmt werden, soweit sie sich im Gewahrsam von Angehörigen eines Heilberufs oder deren EDV-Dienstleistern befinden, denen sie anvertraut wurden.

Das führt dazu, dass der während einer ärztlichen Behandlung erforderliche Datenumgang ohne ausdrückliche Einwilligung des Patienten erfolgen kann. Dies gilt auch für eine Übermittlung von Befunden an gleichzeitig oder nachfolgend behandelnde Ärzte. Erforderlich ist hier aber nur, was der andere Arzt auch wirklich benötigt, um korrekt weiter behandeln zu können. So dürfte den Unfallchirurgen eine Psychotherapie nichts angehen. Im Rahmen von § 28 BDSG ergibt sich dies aus der Privilegierung der Heilberufe. Als Befugnis zur Offenbarung im Sinne von § 203 StGB kann von einem mutmaßlichen Einverständnis ausgegangen werden, an das im Strafrecht nicht so strenge Anforderungen zu stellen sind wie im Datenschutzrecht.

Inwieweit dieses Ergebnis auch bei einer elektronischen Übermittlung gilt, hängt von der Ausgestaltung der Verfahren insbesondere der Datensicherheit ab. Ist ein elektronisches Übermittlungsverfahren nicht unsicherer als die klassische Übermittlung per Post oder gehört es schon zum verbreiteten medizinischen Standard, so ist auch hier eine Einwilligung nicht in jedem Fall erforderlich.

2. Krankenhausbereich

Die Regelungen des StGB und der StPO zu Schweigepflicht, Zeugnisverweigerungsrecht und Beschlagnahmeschutz gelten auch für das medizinische Personal in Krankenhäusern. Sofern es sich um private Krankenhäuser handelt, gilt daneben wie in Arztpraxen § 28 BDSG. Bei öffentlichen Krankenhäusern gelten in aller Regel die speziellen Datenschutzvorschriften der Landeskrankenhausgesetze, die in den Grundstrukturen aber auch dem allgemeinen Datenschutzrecht entsprechen.

V. Transparenz und Rechte des Betroffenen

In allen hier angesprochenen Bereichen des Datenschutzrechts hat der Betroffene ein Recht auf Information über die zu seiner Person gespeicherten Daten und die dafür verantwortliche Stelle (§ 34 BDSG, § 305 SGB V, § 83 SGB X). Inhaltlich falsche Daten sind von der verantwortlichen Stelle zu korrigieren. Kann von ihr die Richtigkeit gespeicherter Gesundheitsdaten nicht bewiesen werden, so sind diese zu löschen. Eine Löschung muss auch erfolgen, wenn die Speicherung unzulässig ist, weil beispielsweise eine notwendige Einwilligung nicht erteilt wurde. An Stelle der Löschung tritt eine Sperrung, d. h. ein Verbot weiterer Verarbeitung und Nutzung, wenn rechtliche Aufbewahrungspflichten bestehen. Das Recht auf Einsicht in die Krankenunterlagen der Ärzte ergibt sich – auch bei papiergebundener Dokumentation – zudem als Nebenpflicht aus dem Behandlungsvertrag. Für Kopien der ärztlichen Dokumentation können die Ärzte jedoch gegenwärtig – auch wenn diese in elektronischer Form erteilt werden, z. B. durch Brennen von Röntgenbildern auf CD-ROM – die entstandenen Kosten vom Patienten zurückfordern. Für das Einstellen von Dokumenten auf die elektronische Gesundheitskarte ist jedoch keine

Kostentragungspflicht des Versicherten vorgesehen, auch nicht, wenn es sich um Kopien für das Patientenfach handelt.

VI. Kontrollinstanzen

Über die Einhaltung der datenschutzrechtlichen Vorschriften wachen im öffentlichen Bereich, also in der GKV und weitgehend im Krankenhaussektor, die unabhängigen Datenschutzbeauftragten von Bund und Ländern. Für den nicht-öffentlichen Bereich, d. h. die Arztpraxen und die Privatversicherungen, sind die den Landesregierungen unterstellten Aufsichtsbehörden zuständig. Für Verfahren automatisierter Datenverarbeitung bestehen grundsätzlich Meldepflichten diesen externen Kontrollinstanzen gegenüber. Daneben gibt es zumindest in größeren verantwortlichen Stellen auch betriebliche oder behördliche Beauftragte für den Datenschutz, an die sich die Betroffenen ebenso wenden können. Die Betroffenen können ihre Rechte auch vor den Sozial- oder Zivilgerichten einklagen.

VII. Datensicherheit

Um die datenschutzrechtlichen Anforderungen in einem elektronisch vernetzten Umfeld zu erfüllen, haben die verantwortlichen Stellen die erforderlichen technischen und organisatorischen Maßnahmen zu treffen. Erforderlich sind Maßnahmen zwar nur, wenn ihr Aufwand in einem angemessenen Verhältnis zum angestrebten Schutzzweck steht. Doch angesichts der besonderen Sensibilität von Gesundheitsdaten ist ein hoher Aufwand angemessen.

Im Folgenden wird anhand der Struktur der Anlage zu § 9 BDSG ein kurzer Überblick über die möglichen Schutzmaßnahmen gegeben:

Nr.	Kontrollbereich	Inhalt	Beispiele für Maßnahmen
1.	Zutritt	Gebäude-, Raumsicherung	Türsicherung, Ausweisleser
2.	Zugang	Eindringen Unbefugter in die DV-Systeme ist zu verhindern	Kennwortverfahren, automatische Sperrung
3.	Zugriff	unerlaubte Tätigkeit in DV-Systemen außerhalb eingeräumter Berechtigungen ist zu verhindern	differenzierte Berechtigungen, Auswertungen
4.	Weitergabe	elektronische Übertragung, Datentransport, Übermittlungskontrolle	Verschlüsselung / Tunnelverbindung (VPN = Virtual Private Network)
5.	Eingabe	Nachvollziehbarkeit, Dokumentation der Datenverwaltung und Pflege	Protokollierung, Signaturen
6.	Aufträge	Gewährleistung einer weisungsgemäßen Auftragsdatenverarbeitung	eindeutige Vertragsgestaltung, Kontrolle der Vertragsdurchführung

Nr.	Kontrollbereich	Inhalt	Beispiele für Maßnahmen
7.	Verfügbarkeit	Daten sind gegen Zerstörung oder Verlust zu schützen	Back-up-Verfahren (Datensicherung i. e. S.), Virenschutz, Firewalls
8.	Trennung	zu unterschiedlichen Zwecken erhobene Daten sind getrennt zu verarbeiten	Funktionstrennung, getrennte Speicherung auch Daten gleichen Inhalts für verschiedene Anwendungen

Als Schutzziele lassen sich neben der Vertraulichkeit personenbezogener Daten auch deren Verfügbarkeit, Integrität und Authentizität ausmachen. Integrität (Unverfälschtheit) liegt vor, wenn die Daten nicht unbemerkt verändert werden können. Authentizität (Echtheit) ermöglicht es, die Daten einem Urheber zuzurechnen. Die Kryptografie bietet durch Verschlüsselung und Signaturen wichtige Instrumente, um die Authentizität, Integrität und Vertraulichkeit von Daten sicherzustellen.

1. Verschlüsselung

Mit kryptografischen Verfahren können Daten so verschlüsselt werden, dass sie nur derjenige in eine für Menschen lesbare Form zurückverwandeln kann, der Kenntnis vom Schlüssel hat. Der Schlüssel ist eine spezielle Zahlenkombination oder lässt sich als solche darstellen. Wird die verschlüsselte Datei ohne die entsprechenden Kenntnisse verändert, so würden nach Entschlüsselung zumindest einige Passagen keinen Sinn mehr machen, die Veränderung würde also auffallen, weshalb die Verschlüsselung neben der Vertraulichkeit auch der Integrität dient.

a) Kryptoanalyse und Schlüssellänge

Wenn man das eingesetzte Verfahren kennt, könnte man allerdings durch Ausprobieren aller möglichen Kombinationen den richtigen Schlüssel erraten und eine Datei entschlüsseln, ohne dazu vom Berechtigten durch Bekanntgabe des Schlüssels autorisiert worden zu sein. Für Kryptoanalytiker, die sich damit beschäftigen, kryptografische Systeme zu brechen, stellt ein solches Durchprobieren sozusagen »rohe Gewalt« dar, weshalb man auch von einer »Brute-Force-Attacke« spricht. Daneben gibt es bei manchen Verschlüsselungsalgorithmen auch »elegantere« Methoden, mit denen die Zahl der zu testenden potenziellen Schlüssel reduziert werden kann. Hierzu dienen zum Beispiel die Häufigkeitsverteilungen der Buchstaben natürlicher Sprachen, in welchen ein längerer Klartext geschrieben ist, oder mathematische Vereinfachungsmethoden. Eine unautorisierte Entschlüsselung lässt sich nie ganz verhindern, um sie aber so schwierig wie möglich zu machen, müssen angesichts der heutigen Rechnerkapazitäten recht lange Schlüssel verwendet werden.

Die Schlüssellänge hängt von der Größe der eingesetzten Zahl ab. Diese wird im EDV-Zeitalter üblicherweise im binären System angegeben. Bei einem Schlüssel mit der Länge von einem Bit gibt es lediglich $2^1 = 2$ Kombinationsmöglichkeiten, wohingegen es bei einer Länge von 40 Bit schon 2^{40} = 1.099.511.627.776, also über ein Billion Möglichkeiten für den konkret ausgewählten Schlüssel gibt. Aber auch letztere Verschlüsselung kann mit einem Brute-Force-Programm auf leistungsfähigen Computern innerhalb weniger Stunden geknackt werden. Daher müssen schon heute noch längere Schlüssel eingesetzt werden, um hinreichende Sicherheit zu gewährleisten. Da sich die notwendigerweise langen Schlüssel niemand mehr im Kopf merken kann, sind hierfür Speichermedien erforderlich. Neben Festspeichern in Rechnern bieten sich hier insbesondere Speicher- und Prozessorkarten an.

b) Entwicklung von Computerleistung und Schlüssellänge

Wegen der wachsenden Prozessorleistung der Computer sowie der zunehmenden Möglichkeiten, diese zu vernetzen und damit ihre Leistungsfähigkeit weiter zu steigern, müssen auch die eingesetzten Verschlüsselungsverfahren, insbesondere hinsichtlich der Länge der Schlüssel, in regelmäßigen Abständen verstärkt werden. Ein generelles Problem besteht darin, dass unter Umständen einmal in einem Netz abgefangene, verschlüsselte Daten fünf oder zehn Jahre später ohne größere Probleme auf einem Standardrechner entschlüsselt werden könnten. Bei Geschäftsgeheimnissen kann dies meist hingenommen werden, denn diese sind bis dahin in der Regel veraltet oder überhaupt nicht mehr geheim. Bei umfassenden Gesundheitsdaten, welche nicht nur das Krankheitsbild eines Patienten zu einem bestimmten Zeitpunkt, sondern allgemeiner seine gesundheitlichen Veranlagungen und Verhaltensweisen beschreiben und ihn daher ein Leben lang betreffen und »verfolgen«, stellt diese Möglichkeit schon eine ernst zu nehmendere Bedrohung dar.

c) Folgerungen für den Netzzugang

Daher sollten hier trotz Verschlüsselung eher geschlossene Netze, mit einem beschränkten Teilnehmerkreis, eingesetzt werden als offene wie das Internet. Freilich ist zu beachten, dass sich angesichts der Liberalisierung im Telekommunikationsmarkt auch die technische Basis für weiträumige Computernetzwerke zunehmend auf mehrere Anbieter verteilen kann. Und wenn die Patienten oder Versicherten mehr Verantwortung für die eigene Gesundheit übernehmen wollen oder sollen und dementsprechend als Handlungsgrundlage Zugriff auf allgemeine Gesundheitsleitlinien, aber auch ihre individuellen Gesundheitsdaten über ein Netz erhalten, so wird kein Weg an einem offenen Netz mit einer Vielzahl von Teilnehmern und damit potenziellen Abhörern vorbeiführen. Doch dürfen jedenfalls Übertragungen in einem offenen Netz, auch verschlüsselte, nur auf Initiative oder mit Einwilligung des Betroffenen erfolgen.

d) Symmetrische Verschlüsselung

Die Stärke eines Schlüssels, d. h. seine Unempfindlichkeit gegen Kryptoanalyse, hängt nicht nur von seiner Länge, sondern auch von dem eingesetzten Verfahren ab. Bei symmetrischen Kryptoverfahren wird ein und derselbe Schlüssel zur Ver- wie auch zur Entschlüsselung eingesetzt. Hier werden gegenwärtig Schlüssel mit einer Länge von 128 Bit als ausreichend angesehen. Absender und Empfänger einer verschlüsselten Nachricht oder verschiedene Teilnehmer an einem Datennetz, die eine so verschlüsselte Datei wieder entschlüsseln wollen, müssen im Besitz dieses Schlüssels sein. Das hat zum einen den Nachteil, dass die Beteiligten den Schlüssel vorher austauschen müssen – und dies mangels anderer Schlüssel möglicherweise auf einem ungesicherten Kommunikationskanal. Zum anderen wäre es mit einem erheblichen Aufwand verbunden, eigens einen Schlüssel für jeden Adressaten einer Nachricht zu generieren und diesem zukommen zu lassen. Wenn in einer Nutzergruppe aber nur ein Schlüssel verwendet würde, so könnten alle Teilnehmer vertrauliche Nachrichten lesen, auch wenn diese nur an einen bestimmten Empfänger gerichtet sind.

e) Asymmetrische Verschlüsselung

Bei der asymmetrischen Verschlüsselung werden dagegen zum Austausch vertraulicher Daten zwei unterschiedliche Schlüssel verwendet. Neben einem privaten Schlüssel (private key) gibt es hier auch einen öffentlichen Schlüssel (public key), weshalb man diese Art der Verschlüsselung auch als Public-Key-Verfahren bezeichnet. Jeder kann mit dem öffentlichen Schlüssel des Empfängers, der allgemein bekannt gemacht wird, eine Nachricht verschlüsseln und an diesen senden. Die verschlüsselten Daten dieser Nachricht können nur mit dem privaten Schlüssel des Empfängers entschlüsselt werden, den dieser geheim halten muss. So ist die Vertraulichkeit und Integrität der Daten sichergestellt, ohne dass vorher auf geheimem Weg ein vertraulicher Schlüssel ausgetauscht werden müsste. Theoretisch lässt sich zwar aus dem öffentlichen der private Schlüssel rückrechnen, da eine mathematische Beziehung zwischen beiden besteht. Bei entsprechender Schlüssellänge, wie beispielsweise beim nach seinen Erfindern Rivest, Shamir und Adelmann benannten RSA-Verfahren mit einem 1024 Bit langen öffentlichen Schlüssel, würde dies bei heutiger Rechenkapazität jedoch in der Regel viele Jahre benötigen, wenn nicht gar Jahrzehnte, sodass man praktisch von einer sicheren Verschlüsselung sprechen kann.

Da eine asymmetrische Verschlüsselung auch bei regulärer Verwendung einen Rechenaufwand erfordert, der zwar im Vergleich zur Kryptoanalyse gering, zur symmetrischen Verschlüsselung aber groß ist, werden in der Praxis häufig Hybrid-Verfahren eingesetzt, so auch bei der im Internet vielfach gebrauchten SSL-Verschlüsselung, die unter anderem auf das RSA-Verfahren zurückgreifen kann. Bei diesen wird ein symmetrischer Sitzungsschlüssel am Anfang einer Kommunikationsbeziehung asymmetrisch verschlüsselt übertragen. Nach dieser Übertragung läuft die weitere Kommunikation über ein symmetrisches Verfahren mit der damit verbundenen Ersparnis an Rechenaufwand und Übertragungszeit.

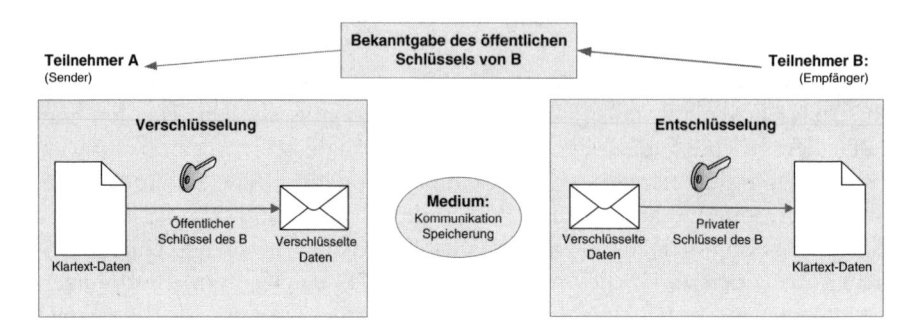

Abbildung 1: Asymmetrische Verschlüsselung

2. Elektronische Signaturen

Eine elektronische Signatur ermöglicht es, den Urheber einer Datei zu ermitteln, also ihre Authentizität festzustellen. Auch hierfür können Public-Key-Verfahren eingesetzt werden. Dabei werden die zu signierenden Daten mit dem privaten (Signatur-)Schlüssel des Senders verschlüsselt. Man spricht von »signieren«. Eine sinnvolle Entschlüsselung ist dann nur mit dem entsprechenden öffentlichen (Signaturprüf-)Schlüssel des Senders möglich. Ordnet eine vertrauenswürdige Stelle, ein Trust-Center, in einem Zertifikat, einer Art elektronischem Personalausweis, einem öffentlichen Schlüssel eine bestimmte Identität zu, so kann der Empfänger einer Nachricht diese einem Sender zuordnen. Neben der Identität können in ein solches Zertifikat auch besondere Attribute aufgenommen werden, wie z. B. die Zugehörigkeit zu einer bestimmten Berufsgruppe.

Da asymmetrische Verschlüsselungen auch bei Signaturen jedoch sehr rechenaufwändig sind, wird im Allgemeinen nicht die ganze Nachricht signiert, sondern nur eine kryptografische Prüfsumme, ein so genannter Hash-Wert. Ein Hash-Wert ist eindeutig einer Nachricht zugeordnet, aus ihm kann diese jedoch nicht rekonstruiert werden, daher spricht man auch von Einweg-Funktion. Der Empfänger bildet nun aus dem Klartext, den er empfängt, selbst den Hash-Wert und vergleicht ihn mit dem entschlüsselten Hash-Wert, der ihm signiert übermittelt wurde. Sind die beiden Hash-Werte gleich, so wurde die Nachricht nicht verändert und kann dem Inhaber des verwendeten öffentlichen Schlüssels zugeordnet werden.

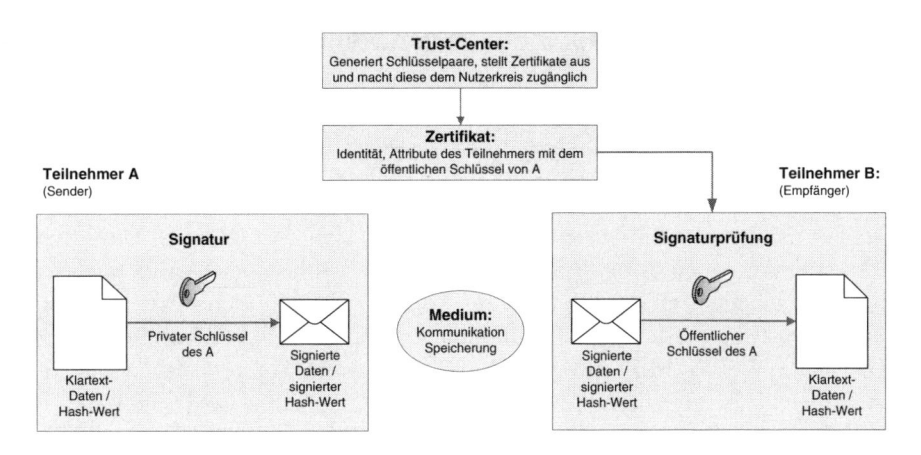

Abbildung 2: Signaturen mittels Public-Key-Infrastructure (vereinfachte Darstellung)

3. Public-Key-Infrastructure

Die Gesamtheit aller Komponenten für den Einsatz solcher asymmetrischer elektronischer Verschlüsselungs- und Signaturmöglichkeiten wird als Public-Key-Infrastructure (PKI) bezeichnet. Hierzu zählen Zertifizierungsstellen (Trust-Center), Zertifikate, technische Standards und Know-how. Die Trust-Center bieten neben den Zertifikaten, die sie in Verzeichnissen über Computernetzwerke bereit stellen, auch die Schlüsselgenerierung sowie gegebenenfalls Zusatzdienste wie Zeitstempel an, mit denen man den Nachweis führen kann, dass ein bestimmtes Dokument zu einem bestimmten Zeitpunkt vorhanden war. Ein elektronisch signiertes Dokument lässt sich bei adressierter Kommunikation zusätzlich noch mit dem öffentlichen Schlüssel des Empfängers verschlüsseln, sodass neben Authentizität und Integrität auch die Vertraulichkeit sichergestellt ist.

Der rechtliche Rahmen für eine PKI ist in Deutschland durch das Signaturgesetz geregelt. Das geschilderte Signaturverfahren erfüllt die Voraussetzungen einer fortgeschrittenen elektronischen Signatur, soweit die Signaturerstellung und das Zertifikat besonderen Sicherheitsanforderungen genügen auch die einer qualifizierten elektronischen Signatur, welche ein digitales Dokument, von wenigen Ausnahmen abgesehen, einer Schrifturkunde gleichstellt. Dies gilt im privaten Rechtsverkehr wie auch im Sozialleistungsbereich, sofern der Empfänger eine entsprechende Zugangsmöglichkeit eröffnet hat. Die Sozialleistungsträger und Leistungserbringer in der GKV sowie die von ihnen gebildeten Organisationen haben seit Anfang 2003 nach § 36 a Abs. 4 SGB I den Auftrag, eine solche PKI zu schaffen.

B. Besondere Anwendungen der vernetzten Medizin

I. Elektronische Heilberufsausweise

Zu einer solchen PKI im Gesundheitswesen gehören auch elektronische Ausweise für Ärzte und andere Leistungserbringer. Diese elektronischen Heilberufsausweise enthalten einen privaten Signaturschlüssel. Das zum korrespondierenden öffentlichen Prüfschlüssel gehörende Zertifikat weist nicht nur die Identität des Inhabers aus, sondern als besonderes Attribut auch seine berufliche Stellung im Gesundheitswesen. Technisch wird ein solcher Ausweis auf einer Mikroprozessorkarte, also einer Smart Card, realisiert, weshalb er auch Health Professional Card (HPC) genannt wird. Die Bundesländer sind zur Zeit dabei, die Ausgabe solcher Karten in ihren Heilberufsgesetzen zu regeln.

II. Elektronische Gesundheitskarte

Auch die Versicherten in der GKV sollen bis zum 1. Januar 2006 mit einer Mikroprozessorkarte, der elektronischen Gesundheitskarte nach § 291 a SGB V, ausgestattet werden. Neben den rein administrativen Daten, welche schon die 1993/94 eingeführte Krankenversichertenkarte enthielt und die später noch etwas erweitert wurden, soll diese Karte geeignet sein, auch den Zugriff auf medizinische Daten zu ermöglichen.

1. Administrative Daten und elektronisches Rezept

Zu den Erweiterungen der administrativen Daten gehört die Möglichkeit zur Aufnahme eines elektronischen Auslandskrankenscheins für andere EG-Mitgliedstaaten, womit Beschlüsse zur europäischen Krankenversichertenkarte umgesetzt werden sollen. Aber auch das elektronische Rezept wird zu den administrativen Anwendungen nach § 291 a Absatz 2 SGB V gezählt, mit der Folge, dass es für alle Versicherten generell und flächendeckend eingeführt werden soll. Allerdings können aus den elektronischen Rezepten alle ärztlich verordneten Leistungen hervorgehen, weshalb es sich bei ihnen nicht um rein administrative, sondern auch um medizinische Daten handelt. Doch nur durch die verpflichtende Einführung des elektronischen Rezepts sei – so die amtliche Begründung zum Entwurf des GMG – die Wirtschaftlichkeit und Durchführbarkeit des Verfahrens gewährleistet. Hierfür ist daher keine Einwilligung vorgesehen.

2. Weitere medizinische sowie Kosten- und Leistungsdaten

a) Einwilligung

Dagegen ist die Verwendung der elektronischen Gesundheitskarte zum Umgang mit weiteren medizinischen Daten (Notfalldaten, elektronischer Arztbrief, Arzneimitteldokumentation, elektronische Patientenakte, Patientenfach) sowie den Leistungs- und Kostendaten nach § 291 a Absatz 3 SGB V von der Einwilligung des Versicherten abhängig, welche dieser jeweils gegenüber dem Arzt, Zahnarzt oder Apotheker erklären kann. Die Einwilligung ist bei der ersten Verwendung der Karte vom Leistungserbringer auf der Karte zu dokumentieren. Sie ist jederzeit widerruflich und kann auf einzelne Anwendungen beschränkt werden. Fraglich ist, ob diese Einwilligung der Schriftform bedarf, wie es auch im SGB X für den gesamten Sozialleistungsbereich grundsätzlich vorgesehen ist. Angesichts der Dokumentation auf der Karte, des in der Regel bestehenden besonderen Vertrauensverhältnisses zwischen Arzt (oder anderen Angehörigen eines Heilberufs) und Patient sowie der Information des Versicherten durch die Krankenkasse über die Funktionsweise der Karte spätestens bei deren Versendung könnten hier aber besondere Umstände vorliegen, die einen Verzicht auf die Schriftform rechtfertigen. Letztlich sollten die Spitzenverbände der Krankenkassen und der Leistungserbringer, die ohnehin das Nähere über die Bereitstellung dieser Daten und die erforderliche Informations-, Kommunikations- und Sicherheitsinfrastruktur vereinbaren müssen, auch diesen Punkt konkreter regeln.

b) Vereinbarung der Spitzenorganisationen im Gesundheitswesen

Diese Vereinbarung bedarf der Genehmigung des Bundesministeriums für Gesundheit und soziale Sicherung (BMGS). Vor Erteilung der Genehmigung ist dem Bundesbeauftragten für den Datenschutz Gelegenheit zur Stellungnahme zu geben. Kommt eine solche Vereinbarung nicht innerhalb einer vom BMGS gesetzten Frist zustande, so kann dieses eine Regelung durch Rechtsverordnung mit Zustimmung des Bundesrats treffen.

c) Zugriffsmöglichkeiten der Leistungserbringer

Auf das elektronische Rezept dürfen nur Ärzte, Zahnärzte, Apotheker, unterstützendes Apothekenpersonal sowie sonstige Erbringer ärztlich verordneter Leistungen zugreifen, auf die weiteren medizinischen Daten ausschließlich Ärzte, Zahnärzte, Apotheker und in Notfällen auf die Notfalldaten auch andere Angehörige eines Heilberufes mit staatlich geregelter Ausbildung (z. B. Rettungsassistenten). Dies gilt nur, soweit dies für die Versorgung erforderlich ist.

Zugriffe dieser Berufsgruppen dürfen nur in Verbindung mit einem elektronischen Heilberufsausweis, einer HPC, erfolgen, die über eine qualifizierte elektronische Signatur verfügt. Soweit medizinisch-pharmazeutisches Hilfspersonal oder sonstige Erbringer ärztlich verordneter Leistungen keine eigene HPC haben, müssen die Zugriffe von Personen autorisiert werden, die über einen entsprechenden Ausweis verfügen, was – wie auch mindestens die letzen 50 Zugriffe im Allgemeinen – zu Zwecken der Datenschutzkontrolle elektronisch zu protokollieren ist.

Über eine HPC haben sich die Leistungserbringer also bei der elektronische Gesundheitskarte zu authentifizieren. Damit diese Sicherung nicht einfach über externe Geräte und Programme umgangen werden kann, muss die hierfür notwendige kryptografische Prüfung der unter Verwendung der HPC generierten Signale direkt auf der Gesundheitskarte durchgeführt werden. Daher muss die Gesundheitskarte mit einem Mikroprozessorchip, also einem eigenen Rechenwerk ausgestattet sein und nicht nur mit einem Speicherchip wie die bisherige Krankenversichertenkarte.

Wenn der Versicherte den Zugriff auf ein elektronisches Rezept durch ein geeignetes technisches Verfahren autorisiert, ist nicht unbedingt ein elektronischer Heilberufsausweis notwendig. Damit soll ermöglicht werden, Rezepte auch im Ausland einzulösen, wo es möglicherweise keine entsprechende Infrastruktur gibt.

Neben der einmalig einem Leistungserbringer für alle oder bestimmte medizinische Anwendungen nach § 291 a Abs. 3 SGB V zu erklärenden Einwilligung, ist grundsätzlich auch für jeden Einzelfall eines Zugriffs das Einverständnis des Versicherten erforderlich. Eine Ausnahme bildet hier lediglich der Notfalldatensatz, auf den alle über eine HPC authentifizierten Leistungserbringer in medizinischen Notsituationen unabhängig von diesem Einverständnis und auch einer allgemeinen Einwilligung zumindest lesend zugreifen können. Ob aber überhaupt ein Notfalldatensatz auf die Gesundheitskarte aufgenommen wird, hängt von der Einwilligung und dem Einverständnis des Versicherten ab. Technisch kann diese für den Zugriff auf die Gesundheitskarte – mit Ausnahme der administrativen Rezept- und Notfalldaten – notwendige Freigabe des Versicherten z. B. durch einen nur ihm bekannten PIN-Code erfolgen. Die Versicherten dürfen nicht benachteiligt oder bevorzugt werden, weil sie einen Zugriff bewirkt oder verweigert haben.

d) Zugriffsmöglichkeiten der Versicherten

Auch die Versicherten sollen einerseits das Recht erhalten auf alle Rezept- und medizinischen Daten zuzugreifen (§ 291 a Absatz 4 Satz 2 SGB V). Andererseits sollen sie lediglich auf das Patientenfach zugreifen können und dies auch nur mittels eigener qualifizierter Signaturkarte (§ 291 a Absatz 5 Satz 3 Halbsatz 2 SGB V). In diesem Zusammenhang ist auch der allgemeine datenschutzrechtliche Auskunftsanspruch von Bedeutung, der bei mobilen Speicher- und Verarbeitungsmedien, wozu Smart Cards zählen, durch § 6 c BDSG ergänzt wird. Auf diese Regelungen wird sowohl bezüglich der administrativen und Rezeptdaten nach § 291 a Absatz 2 SGB V als auch der medizinischen Daten sowie der Leistungs- und Kostendaten gemäß § 291 a Absatz 3 SGB V verwiesen. § 6 c Absatz 2 BDSG verlangt von den Stellen, welche die Karte ausgeben oder Verfahren auf sie aufbringen, diese ändern oder bereithalten, die zur Wahrnehmung des Auskunftsrechts erforderlichen Geräte in angemessenem Umfang unentgeltlich zum Gebrauch zur Verfügung zu stellen. Damit muss es zur Realisierung des Einsichtsrechts zumindest mittels solcher Geräte eine Lese-Zugriffsmöglichkeit für den Versicherten auf alle ihn betreffenden Daten geben. Folglich dürfte sich die eingangs erwähnte, scheinbar widersprüchliche Gesetzesformulierung dahingehend auflösen lassen, dass ein Lese-Zugriff auf alle Daten im Zusammenhang mit der Gesundheitskarte besteht, ein Schreib-Zugriff aber nur auf das Patientenfach mit eigener Signaturkarte samt qualifizierter elektronischer Signatur möglich ist.

Auch der Sonderfall des (über)schreibenden Zugriffs auf Daten außerhalb des Patientenfaches, nämlich deren Löschung, muss nicht durch den Versicherten direkt, sondern nur auf sein Verlangen möglich sein. Dieses Verlangen kann an einen Leistungserbringer gerichtet werden, der die entsprechende Löschung vornimmt. Im Gegensatz zum Widerruf der Einwilligung, der nur Wirkung für die Zukunft entfaltet, oder der Verweigerung des Einverständnisses in künftigen Einzelfällen können so auch über die Gesundheitskarte schon zugängliche medizinische Daten wieder gelöscht werden, bei Rezeptdaten allerdings nur, soweit sie nicht noch zur Abrechnung benötigt werden.

Da diese Einsicht der Verwirklichung des informationellen Selbstbestimmungsrechts dient, muss sie grundsätzlich unbeobachtet erfolgen können. Eine Lösung, die vorsieht, dass vor jeder Einsicht in die mittels der Gesundheitskarte zugänglichen Daten ein Arzt oder anderer Leistungserbringer persönlich konsultiert werden muss, der mit seiner HPC einen Lesezugriff autorisiert und den Raum um das Sichtgerät dann verlässt, damit der Patient/Versicherte unbeobachtet Einsicht hat, dürfte nicht datenschutzgemäß und auch nicht praktikabel sein. Die HPC ist an eine Person gebunden, die bei deren regulärer Verwendung zwangsläufig von der Tatsache der Einsicht und möglicherweise auch von dem Inhalt der eingesehenen Daten Kenntnis erlangt. Außerdem würde dies die personellen Kapazitäten im Gesundheitswesen wohl zu sehr beanspruchen, als dass es in angemessenem Umfang möglich wäre.

Eine andere Lösungsmöglichkeit wäre, für einen reinen Lesezugriff einen Schlüssel ausgeben zu lassen, der an Institutionen wie Apotheken oder Arztpraxen gekoppelt ist. Dieser Schlüssel könnte auf einer Institutionskarte gespeichert werden, welche in vor Ort platzierte Kartenleseterminals fest integriert ist und lediglich bei Systemstart per Institutions-PIN freigeschaltet werden muss. Auch eine Eingabe der Institutionskarte am Beginn jedes Arbeitstags ist denkbar. Daneben könnte dann die Versicherten-PIN ausreichen.

Zu bedenken ist weiterhin, dass auch die Krankenkassen als ausgebende Stellen diese Einsicht gewährleisten müssen. Für deren Mitarbeiter ist aber keinesfalls eine HPC vorgesehen. Die Mitarbeiter des medizinischen Dienstes der Krankenkassen wären mit der Bearbeitung individueller Auskunftsersuchen wohl genauso überlastet wie die Leistungserbringer. Denkbar ist auch hier, eine Institutionskarte für die Krankenkassen zu schaffen, mit der die Einsicht für die Versicherten ermöglicht werden kann. Dem stehen jedoch Bedenken entgegen, dass die Kassen dies unzulässigerweise zur Erweiterung ihrer Kenntnisse über die Gesundheit ihrer Versicherten nutzen könnten. Jedenfalls dürften sich die Krankenkassen auch angesichts ihrer datenschutzrechtlichen Verpflichtung finanziell am Aufbau einer flächendeckenden Einsichtslösung beteiligen müssen.

Die auf einer Institutionskarte aufbauende Lösung würde aber wohl eine Korrektur des durch das GMG geschaffenen § 291 a SGB V erfordern, jedenfalls aber eine Regelung in den Vereinbarungen der Spitzenorganisationen im Gesundheitswesen.

Mit einer Gesetzeskorrektur wäre auch denkbar, für den Lese-Zugriff des Versicherten und möglicherweise auch seinen Schreibzugriff auf das Patientenfach einen PIN-Code ausreichen zu lassen. Freilich könnten die Karteninhaber dann von Dritten, wie Arbeitgebern oder Versicherungen, leichter zur Preisgabe ihrer Gesundheitsdaten unter Druck gesetzt werden. Ein solches Verlangen ist zwar nach § 291 a Absatz 8 SGB V unzulässig. Doch wenn eine faktische Zugriffsmöglichkeit unabhängig von einer HPC bestünde, so dürfte die Effektivität dieses Verbots geringer ausfallen.

Zwar soll die elektronische Gesundheitskarte auch technisch geeignet sein, eine elektronische Signatur des Versicherten zu ermöglichen (§ 291 Absatz 2 a SGB V). Doch wird diese Signaturfunktion kaum von Anfang an bei allen Kassen standardmäßig auf der Karte implementiert sein. Versicherte, welche diese Möglichkeit nutzen wollen, werden wohl auf eigene Kosten eine entsprechende Anwendung auf die Karte auftragen lassen müssen. Denkbar ist natürlich, dass manche Kassen ihren Versicherten die Signaturfunktion als Service anbieten. Angesichts der noch immer nicht geringen Kosten einer qualifizierten Signaturfunktion werden dies aber wohl zunächst nicht viele Kassen und Versicherte tun. Somit dürfte sich das Patientenfach für die meisten Versicherten, mangels qualifizierter elektronischer Signatur, als Mittel zur Stärkung der Datentransparenz und Patientensouveränität nicht allzu schnell erschließen. Inwieweit – dem gesetzgeberischen Ziel entsprechend – die Versicherten selbst durch die Gesundheitskarte über ihren Gesundheitszustand informiert werden, wird im Wesentlichen von den oben beschriebenen allgemeinen Einsichtsmöglichkeiten abhängen.

e) Beschlagnahmeschutz

Für das Beschlagnahmeverbot bei der Gesundheitskarte ist es unerheblich, dass sie sich nicht im Gewahrsam eines Zeugnisverweigerungsberechtigten befindet. Durch das GMG wurde § 97 Abs. 2 S. 1 StPO entsprechend geändert. Die Gesundheitskarte als Gegenstand dürfte dennoch beschlagnahmt werden können, wenn es z. B. im Fall eines Diebstahlsverdachts darum geht, Fingerabdrücke auf ihr festzustellen, denn hierauf bezieht sich das Zeugnisverweigerungsrecht nicht. Eine Auswertung der nur über eine HPC zugänglichen Daten auf der Karte durch Beschlagnahme ist jedoch unzulässig, denn diese unterliegen dem Zeugnisverweigerungsrecht der allein zugriffsberechtigten Berufstätigen im Gesundheitswesen.

Fraglich ist jedoch, ob auch die Daten im Patientenfach den Berufstätigen im Gesundheitswesen anvertraut sein müssen. Zwar sind auf Seiten der Leistungserbringer in der Regel Daten gleichen Inhalts gespeichert, auf die sich das Zeugnisverweigerungsrecht bezieht. Doch sind deren Kopien im Patientenfach primär dem Versicherten und nicht den Leistungserbringern anvertraut. Der Versicherte kann ja auf sie mit seiner Signaturkarte zugreifen, die allerdings in jedem Fall beschlagnahmt werden kann – und die PIN für den Zugriff auf die Signaturkarte könnte durch Tests herausgefunden werden. Bezüglich der nur über eine – nicht zu beschlagnahmende – HPC zugänglichen Daten bietet aber dieser Zugriffsmechanismus ausreichenden technischen Schutz vor einer sinnvollen Beschlagnahme, d. h. einer Auswertung. Daher dürfte die durch das GMG vorgenommene Änderung nur dann effektiv Sinn machen, wenn auch das Patientenfach vor Beschlagnahme im Sinne einer Auswertung geschützt ist. Für diese Auslegung spricht auch die Gesetzesbegründung, nach der Qualitätsverbesserungen im Gesundheitswesen nicht zu einer Verschlechterung der Rechtsstellung der Patienten führen dürfen.

III. Elektronische Kommunikation zwischen Leistungserbringern

Die elektronische Kommunikation zwischen Ärzten und anderen Leistungserbringern soll zur Verbesserung der Qualität und Wirtschaftlichkeit der Versorgung nach dem durch das GMG eingeführten § 67 SGB V gefördert werden. Die papiergebundene Kommunikation zwischen den Leistungserbringern soll so bald und umfassend wie möglich ersetzt werden durch die elektronische und maschinell verwertbare Übermittlung von Befunden, Diagnosen, Therapieempfehlungen und Behandlungsberichten, die sich auch für eine einrichtungsübergreifende fallbezogene Zusammenarbeit eignet. Diese Norm für sich genommen stellt allerdings nur einen Auftrag an die Krankenkassen, Leistungserbringer und ihre Verbände dar. Sie rechtfertigt dem betroffenen Patienten gegenüber noch keinen Umgang mit seinen Daten.

a) Verweise der elektronischen Gesundheitskarte auf Server

Die elektronische Kommunikation zwischen Ärzten und anderen Leistungserbringern steht jedoch auch in unmittelbarem Zusammenhang mit der elektronischen Gesundheitskarte. Denn auf der Gesundheitskarte selbst müssen nicht alle hier angesprochenen Daten gespeichert werden. Sie muss nur geeignet sein, den Umgang mit diesen Daten zu unterstützen. Dies kann auch dadurch geschehen, dass die Karte Verweise zu auf Servern liegenden Daten enthält. Die Gesundheitskarte dient also als Träger des Verweises und daneben – nach Autorisierung durch den Versicherten, beispielsweise per PIN – auch als Schlüssel, um die Berechtigung zum Zugriff auf die Daten nachzuweisen.

Die Auslösung des Kommunikationsvorgangs erfordert zudem den Zugriff auf die Gesundheitskarte über eine HPC. Der Versicherte muss vorher den beteiligten Leistungserbringern – demjenigen, der die Daten auf den Server gestellt hat, wie auch dem, der sie abruft – seine Einwilligung und auch sein Einverständnis in den konkreten Kommunikationsvorgang erteilt haben. Die Verbindung zu den Servern, mit den in Bezug genommenen Daten, wird über Computernetze hergestellt und muss verschlüsselt sein. Wegen der – wie oben dargestellt – immer gegebenen Gefahr der Entschlüsselung muss sich diese Kommunikation zudem geschlossener Hochsicherheitsnetze der Leistungserbringer bedienen. Es ist wahrscheinlich, dass die elektronische Gesundheitskarte auch als Schlüsselkarte mit solchen Verweisen zur Anwendung kommt. Zwar passt dank der Fortschritte der modernen Mikroelektronik auch auf eine kleine Gesundheitskarte einiges an Speicherplatz. Doch benötigen z. B. Röntgenbilder hoher Auflösung wie auch die Ergebnisse anderer hochauflösender bildgebender Verfahren derart viel Speicher, dass auf die Gesundheitskarte als Speicherkarte nicht allzu viele Bilder passen würden.

b) Kommunikation unabhängig von der elektronischen Gesundheitskarte

Auch heute schon findet zum Teil – beispielsweise in der Teleradiologie, vereinzelt auch in der Telepathologie – elektronische Kommunikation zwischen Leistungserbringern in Deutschland unabhängig von der Gesundheitskarte statt. Soweit dies der medizinischen Versorgung dient, der Patient Kenntnis davon hat, er von den beteiligten Ärzten behandelt wird, Verschlüsselung und geschlossene Netze eingesetzt werden, kann dies auch ohne formelle Einwilligung zulässig sein. Im Zweifel sollte die Risikoeinschätzung aber klar dem Patienten obliegen und nicht dem Leistungserbringer, weshalb eine ausführliche Aufklärung und eine förmliche Einwilligung erfolgen sollte, jedenfalls bei Verfahren, die noch nicht zum Standard gehören – und solche dürfte es in Deutschland noch nicht geben.

c) Beschlagnahmeschutz

Der Beschlagnahmeschutz bezieht sich nicht mehr nur auf medizinische Daten im Gewahrsam von zeugnisverweigerungsberechtigten Leistungserbringern, sondern durch entsprechende Änderungen in der StPO durch das GMG auch auf deren EDV-Dienstleister. Somit sind auch Daten auf ausgelagerten Servern, die für die elektronische Kommunikation zwischen Leistungserbringern genutzt werden, vor einer staatsanwaltschaftlichen Beschlagnahme sicher.

IV. Persönliche elektronische Gesundheitsakte

§ 68 SGB V ermöglicht es den Krankenkassen, ihren Versicherten zur Verbesserung der Qualität und der Wirtschaftlichkeit der Versorgung finanzielle Unterstützung zu von Dritten angebotenen persönlichen elektronischen Gesundheitsakten zu gewähren. Das Nähere ist dabei durch die Satzung der Krankenkasse zu regeln. Diese Akten richten sich im Gegensatz zur elektronischen Patientenakte nicht primär an die Leistungserbringer, sondern an die Versicherten, die sie auch führen. In diesen Akten können die Versicherten unabhängig von bestehenden Dokumentationspflichten der Behandler Kopien wichtiger medizinischer Dokumente speichern oder eigene Eintragungen vornehmen. Es gibt Planungen, die Kopien schon elektronisch vorhandener Dokumente über speziell gesicherte Schnittstellen aus dem geschlossenen Hochsicherheitsnetz der Leistungserbringer in das offene Netz für Versicherte zu übertragen. Der Versicherte wird dadurch selbst in die Lage versetzt, sektorübergreifend den Leistungserbringern relevante medizinische Informationen einschließlich vorheriger Befunde zur Verfügung zu stellen. Zudem können die von ihm eingetragenen eigenen gesundheitlichen Erfahrungen automatisch mit Leitlinien verknüpft werden und so Hinweise zur gesundheitsbewussten Lebensführung oder zur Notwendigkeit eines Arztbesuchs gegeben werden. Diese Gesundheitsakten stellen somit vor allem ein Element der vernetzten Medizin dar, das der Informierung des Patienten dient und ihn in seiner Eigenverantwortung unterstützen soll.

a) Datenschutzpflichten des Betreibers

Das Verhältnis zwischen dem Dritten als privatem Betreiber einer Gesundheitsakte und den Versicherten richtet sich nach den für nicht-öffentliche Stellen geltenden Datenschutzbestimmungen. Soweit die Gesundheitsakte über das Internet angeboten wird, was in aller Regel der Fall ist, ist hier bezüglich der Netz-spezifischen Besonderheiten das Teledienstedatenschutzgesetz (TDDSG) einschlägig, vor allem was Sicherheitsvorkehrungen und den Umgang mit Vertragsdaten angeht. Für die übertragenen Inhalte, die Gesundheitsdaten, dürfte daneben das BDSG zur Anwendung kommen. Wenn man dem Betreiber für diese Gesundheitsdaten nicht nur die Verantwortung eines

Auftragsdatenverarbeiters zuweist, also insbesondere für die Datensicherheit, sondern ihn – obwohl die Akte vom Betroffenen selbst geführt wird – als umfassend verantwortliche Stelle ansieht, so ist eine jederzeit widerrufliche Einwilligung des Nutzers notwendig. Diese muss jedoch, auch bezüglich der gesundheitlichen Inhalte, bei ausschließlich über das Internet erbrachten Diensten nicht schriftlich erfolgen, sondern kann auch elektronisch erteilt werden, wenn die Zuordnung zu einem Nutzer möglich ist. Sieht man den Betreiber insoweit nur als eine Art Auftragsdatenverarbeiter des Nutzers an, so ist eine Einwilligung entbehrlich, der inhaltliche Umgang mit den Gesundheitsdaten erfolgt dann im Bereich der Eigenverantwortung des Nutzers.

b) Abgleich der Versicherungszugehörigkeit zwischen Krankenkasse und Betreiber

Die Krankenkasse kann den finanziellen Zuschuss direkt an den Versicherten gewähren, der ihr dann die Nutzung einer Gesundheitsakte nachweisen muss, oder sie schließt einen Vertrag mit dem Betreiber ab und übernimmt diesem gegenüber die Gebühren für ihre Versicherten. In letzterem Fall ist zwischen der Krankenkasse und dem Betreiber ein Abgleich der Versicherungszugehörigkeit der angemeldeten Nutzer notwendig. Auf Seiten des Betreibers ergibt sich die Berechtigung zu einem solchen Abgleich aus dem Zweck des Nutzervertrags, in dem die Kostenübernahme durch die Krankenkasse und der Abgleich natürlich offengelegt werden muss. Für die Krankenkasse stellt dies einen notwendigen Datenumgang zur Leistungsabrechnung dar. Zwar sind Betreiber solcher Gesundheitsakten keine klassischen Leistungserbringer im Gesundheitswesen, doch spätestens seit der Einführung des § 68 SGB V ist eine persönliche elektronische Gesundheitsakte eine satzungsfähige Kann-Leistung der Krankenkassen.

c) Beschlagnahmeschutz

Zweifelhaft ist, ob ein Beschlagnahmeschutz für die Daten in der Gesundheitsakte besteht. Dafür könnte wiederum die Gesetzesbegründung sprechen, nach der Qualitätsverbesserungen im Gesundheitswesen nicht zu einer Verschlechterung der Rechtsstellung der Patienten führen dürfen. Doch befinden sich die Daten in der Gesundheitsakte nicht im Gewahrsam von zeugnisverweigerungsberechtigten Leistungserbringern und der Betreiber ist weniger EDV-Dienstleister für diese als vielmehr für die Versicherten. Ein Beschlagnahmeschutz für die Daten in der Gesundheitsakte dürfte damit nach gegenwärtiger Rechtslage ebenso wenig bestehen wie für Gesundheitsdaten, die auf dem Heim PC des Versicherten gespeichert werden. Etwas anders könnte gelten, wenn der Betreiber elektronische Schnittstellen zu den Ärzten oder vergleichbaren Leistungserbringern etabliert und damit auch als deren EDV-Dienstleister auftritt.

C. Fazit

Der Schutz personenbezogener Gesundheitsdaten wird durch die zunehmende Vernetzung in der Medizin herausgefordert. Es stehen jedoch grundsätzlich rechtliche und technische Instrumentarien bereit, mit denen das informationelle Selbstbestimmungsrecht der Betroffenen auch hier hinreichend gewährleistet werden kann. Durch Einsatz moderner Verschlüsselungsverfahren kann teilweise sogar die Datensicherheit im Vergleich zur klassischen Papierkommunikation noch gestärkt werden. Die Rolle des Versicherten im Informationsfluss des Gesundheitswesens ist aber trotz der jüngsten Reformen und der Forderung nach Patientensouveränität noch eine untergeordnete. Dies zeigt sich auch an den nicht einfach zu realisierenden und teils unklaren Regelungen zu den Einsichtsrechten des Patienten. Es wird nicht zuletzt an den Versicherten und Patienten liegen, hier auf mehr Informationen zu drängen, um ihrer Eigenverantwortung gerecht zu werden.

Internetquellen zum Thema

[1] Website zum Datenschutz mit vielen Informationen und Links:
http://www.datenschutz.de
[2] Website des Bundesgesundheitsministeriums zur Gesundheitsreform:
http://www.die-gesundheitsreform.de
[3] Gesetzestext des GMG:
http://www.die-gesundheitsreform.de/presse/Gesetzestexte/pdfs/GKV-Modernisierungsgesetz-GMG.pdf
[4] Amtliche Begründung zum Entwurf des GMG:
http://dip.bundestag.de/btd/15/015/1501525.pdf
[5] Website des Deutschen Instituts für medizinische Dokumentation und Information zum Thema eHealth, insbesondere auch zur Gesundheitskarte:
http://www.dimdi.de/de/ehealth
[6] Website des Aktionsforums Telematik im Gesundheitswesen:
http://atg.gvg-koeln.de/
[7] Website des Fraunhofer-Instituts für Biomedizinische Technik, Arbeitsgruppe Medizintelematik:
http://www.ibmt.fraunhofer.de/ibmt3telematik_index.html

Weiterführende Literatur

[1] Bake/Blobel, Datenschutz und Datensicherheit im Gesundheits- und Sozialwesen, Datakontext, 2. Auflage 2003
[2] Beutelspacher, Kryptologie, Eine Einführung in die Wissenschaft vom Verschlüsseln, Verbergen und Verheimlichen. Ohne alle Geheimniskrämerei, aber nicht ohne hinterlistigen Schalk, dargestellt zum Nutzen und Ergötzen des allgemeinen Publikums, Vieweg Verlag, 6. Auflage 2002

[3] Brill, Basis-Sicherheitsinfrastruktur, Institutionskarte und elektronischer Stempel, Datenschutz und Datensicherheit 2001, http://www.abda.de/ABDA/artikel_drucken.html?ID=634

[4] Dierks/Nitz/Grau, Gesundheitstelematik und Recht, Rechtliche Rahmenbedingungen und legislativer Anpassungsbedarf, MedizinRecht.de Verlag, Frankfurt/Main, 1. Auflage 2003

[5] Eckert, IT-Sicherheit, Konzepte – Verfahren – Protokolle, Oldenbourg Verlag, 2. Auflage 2003

[6] Gola/Klug, Grundzüge des Datenschutzrechts, Beck Juristischer Verlag, 1. Auflage 2003

[7] Hermeler, Rechtliche Rahmenbedingungen der Telemedizin, Dargestellt am Beispiel der Elektronischen Patientenakte sowie des Outsourcing von Patientendaten, C.H. Beck Verlag, 1. Auflage 2000

[8] Lehmann/Meyer zu Bexten, Handbuch der medizinischen Informatik, Hanser Fachbuch, 1. Auflage 2002

[9] Otto, Internet-Sicherheit für Einsteiger, Galileo Press, 1. Auflage 2003

[10] Warda/Noelle, Telemedizin und eHealth in Deutschland, Materialien und Empfehlungen für eine nationale Telematikplattform, Schriftenreihe Deutsches Institut für Medizinische Dokumentation und Information, Köln, 1. Auflage 2002

Philipp Grätzel von Grätz

Irren ist menschlich.
Zur Debatte um medizinische Expertensysteme in einer vernetzten Medizin

Im Spätsommer 2003 geisterte plötzlich eine Zahl durch die deutschen Medien, die die einen erschreckte, die anderen nicht weiter wunderte. Sie war Anlass für den einen oder anderen meist beschwichtigenden Kommentar seitens der organisierten Ärzteschaft und verschwand dann wieder genauso zügig, wie sie gekommen war. Die Zahl hieß 58.000.

Es handelte sich um eine Schätzung des Arztes Jürgen Frölich, dem Leiter des Instituts für klinische Pharmakologie an der Universität Hannover. 58.000 Patienten, so Fröhlich, stürben in Deutschland Jahr für Jahr an den Nebenwirkungen von Medikamenten oder daran, dass es bei Patienten, die mehr als eine Pille schlucken müssen, zu Wechselwirkungen zwischen den verschiedenen Arzneimitteln kommt. Solche Wechselwirkungen können gefährliche, im Einzelfall leider auch tödliche Konsequenzen haben.

Von einer Reihe von Ärztevertretern wurde Frölich lautstark kritisiert, unter anderem von dem Chef der Ärztegewerkschaft Marburger Bund, Frank Ulrich Montgomery, der Frölichs Zahlen als nicht seriös bezeichnete und ihn der Panikmache beschuldigte. Einige fühlten sich an den Fall »Lipobay« erinnert, auf den in diesem Buch etwas genauer im Zusammenhang mit dem Aufbau einer Telematikinfrastruktur in Deutschland eingegangen wird. Auch hier war es zu Todesfällen gekommen, weil einige Ärzte entgegen den Empfehlungen des Beipackzettels den Cholesterinsenker mit einem anderen, den Fettstoffwechsel regulierenden Präparat, einem so genannten Fibrat, kombiniert hatten.

Frölich selber hat als klinischer Pharmakologe derartige Wechselwirkungen und deren Häufigkeit immer wieder untersucht. So hatte er erst wenige Monate vor seiner 58.000-Patienten-Schätzung im englischen British Medical Journal zusammen mit Kollegen von der Universität Magdeburg eine Arbeit veröffentlicht, in der von 44 Patienten berichtet wurde, die mit einem überhöhten Blutgehalt an Kalium ins Krankenhaus kamen, ein Zustand, der unter anderem zu lebensgefährlichen Herzrhythmusstörungen führen kann. Die 44 Patienten waren allesamt herzschwach und erhielten eine Medikamentenkombination, die bei Herzschwäche mittlerweile weitgehend als Standard angesehen wird, nämlich einerseits einen so genannten ACE-Hemmer oder auch einen ähnlich wirkenden Angiotensin-Rezeptor-Antagonisten, andererseits auch noch ein Arzneimittel namens Spironolacton, ein Gegenspieler des Gewebshormons Aldosteron. All diese Präparate erhöhen den Kaliumgehalt im Blut, ein Effekt, der sich potenzieren kann, wenn die Medikamente zusammen gegeben werden. Die Einzelheiten brauchen hier nicht zu interessieren, Fakt ist aber, dass mehrere große klinische Studien den Nutzen dieser Kombination bei Herzpatienten gut belegen.

Nur: Die 44 Patienten, die mit Hyperkaliämie – so der fachmedizinische Ausdruck – nach Magdeburg kamen, nahmen im Durchschnitt fast 90 Milligramm des Spironolactons täglich ein. Die Empfehlungen der entsprechenden Studien liegen dagegen bei 25 bis maximal 50 Milligramm. Anders gesagt: Die jeweils behandelnden Ärzte hatten das Medikament überdosiert, beziehungsweise sie hatten zumindest versäumt, die Dosis bei den Patienten, die fast alle ohnehin schon eine eingeschränkte Nierenfunktion hatten, entsprechend anzupassen, also zu verringern. Von den 44 Patienten starben letztlich zwei, und weitere sechs mussten sich dauerhaft einer Nierenersatzbehandlung (Dialyse) unterziehen, die vorher (noch) nicht nötig gewesen war. Frölich und seine Kollegen vermuten, dass die Spironolactonüberdosierung entscheidenden Anteil an diesen fatalen Verläufen hatte.

Wie konnte es dazu kommen? Hatten die Ärzte nicht aufgepasst? Hatten sie die Probleme, die eine solche Medikamentenkombination machen kann, schlicht vergessen, und kamen sie deswegen ihrer Pflicht zu regelmäßigen Blutkontrollen, mit denen das Problem hätte erkannt werden können, nicht nach?

Frölichs Schätzung von 58.000 Medikamentenopfern muss vor dem Hintergrund solcher Arbeiten und Erfahrungen gesehen werden. Er ist nicht der erste, der eine solche Schätzung wagt, aber kaum eine andere Schätzung liegt so hoch. Andere vor ihm waren meist von etwa 20.000 Medikamentenopfern jährlich in Deutschland ausgegangen.

20.000? 58.000? Noch mehr? Entscheidender als die Zahl ist die Tatsache, dass die Schätzungen so auseinander gehen. Das hat einen simplen Grund: Es gibt in Deutschland kein System, das die Opfer von Medikamenten verlässlich erfassen würde, und es gibt auch fast keine deutschen Studien dazu. Frölich selber hat seiner 58.000-Schätzung eine im Jahr 2001 in Norwegen durchgeführte Studie zugrunde gelegt. Deutschland hinkt hier hinterher.

Internationale Daten zur Häufigkeit von Behandlungsfehlern

International ist man weiter, nicht nur in Norwegen. Allen voran die Amerikaner sind noch unter der Clinton-Regierung vorgeprescht. Der Grund war ein schmales Büchlein, das im Jahr 1999 in die gesundheitspolitischen Debatten in den USA einschlug wie eine Bombe. Es trug den Titel »To Err Is

Human«, also »Irren ist menschlich«. Der Untertitel lautete »Auf dem Weg zu einem sicheren Gesundheitssystem«.

Was »To Err Is Human« so viel Aufmerksamkeit sicherte, waren Hochrechnungen, die die Autoren des Buchs auf Grundlage zweier Studien angestellt hatten, die sich mit Behandlungsfehlern in amerikanischen Kliniken beschäftigt hatten. Die Zahl der Opfer medizinischer Behandlungsfehler in den USA liegt demnach jährlich zwischen 44.000 und 98.000 Patienten, Zahlen, die, wenn sie stimmen, die Behandlungsfehler weit nach oben in die amerikanische Todesursachenstatistik katapultieren würden.

Vor allem die Fehler bei der Arzneimittelverordnung sahen sich die Autoren noch genauer an und stellten auch hier mehrere Studien nebeneinander. Bei etwa jedem fünfzigsten Patienten eines Krankenhauses, so die Schätzung, komme es zu vermeidbaren Fehlern bei der Medikation, vor allem zu Fehldosierungen oder zur Missachtung von Wechselwirkungen. Und im ambulanten Bereich präsentierten sie Untersuchungen, nach denen zwischen drei und elf Prozent aller Krankenhauseinweisungen durch Medikationsfehler niedergelassener Ärzte verursacht wurden, wiederum mehr als die Hälfte davon vermeidbar. Ursachen für Medikationsfehler waren eine nicht ausreichende Kontrolle der Nieren- und Leberfunktion, Allergien, die vom Patienten angegeben, aber vom Arzt ignoriert wurden, Übertragungs- und Dokumentationsfehler und schließlich Rechenfehler bei Medikamenten, deren Dosierung individuell angepasst werden muss.

Einige pragmatische Lösungsvorschläge

Anders als von vielen Kritikern des Buchs dargestellt waren die Autoren von »To Err Is Human« keine unkonstruktiven Nörgler, sondern Pragmatiker, die den weitaus größten Teil ihrer etwa zweihundert Seiten starken Untersuchung nutzen, um konkrete Strategien zur Fehlervermeidung vorzustellen und sie zu diskutieren.

So lassen sich Fehler vor Ort vermeiden, indem die ärztliche Tätigkeit stärker strukturiert wird, etwa durch die standardisierte Verwendung von Dosierungsschemata, wie sie für einzelne Medikamente, vor allem für das die Blutgerinnung bremsende Heparin und für das Blutzuckerhormon Insulin, in vielen Krankenhäusern bereits zum Einsatz kommen. Eine andere Möglichkeit sind Computerprogramme, die die ärztliche Tätigkeit im Krankenhaus oder in der Praxis unterstützen.

Die simpelste Form solcher Programme, die in den USA mittlerweile sehr weit verbreitet sind, in Deutschland dagegen noch immer Exotenstatus haben, sind computergestützte Medikamentenverordnungssysteme (»order entry-Systeme«), bei denen die Ärzte ihre Arzneimittelanordnungen nicht mehr per Hand in eine Patientenkurve schreiben, sondern in einen Computer tippen. Diese Medikation wird automatisch für den nächsten Tag weitergeschrieben und der Arzt muss die Tage dann jeweils freigeben oder abzeichnen. Das löst unter anderem die Schwierigkeiten mit der individuellen Handschrift sowie die häufig vorkommende Problematik, dass ein Medikament, das eigentlich schon in der Kurve eingetragen wurde, beim Abschreiben der Medikationsliste für den nächsten Tag oder die nächste Woche übersehen wird beziehungsweise dass ein bereits abgesetztes Medikament versehentlich weiter gegeben wird. Der Anteil der Medikationsfehler, die sich mit solch einem simplen System vermeiden lassen, liegt je nach Untersuchung zwischen dreißig und siebzig Prozent.

Man kann noch einen Schritt weiter gehen. Computerprogramme können nicht nur die Dokumentation optimieren, sondern auch das ärztliche Handeln kontrollieren, sei es bei der Verordnung von Medikamenten, sei es bei der Diagnosestellung. Auch hier gibt es ganz unterschiedliche Möglichkeiten, von einfachen Warnprogrammen, die die Laborwerte eines Patienten automatisch nach Auffälligkeiten durchscreenen bis hin zu elaborierten Systemen, die ganze Behandlungspläne bewerten und gegebenenfalls Verbesserungsvorschläge machen. Solche Programme sind »intelligent« insofern, als sie innerhalb des engen Bereichs, in dem sie eingesetzt werden, ärztliche Entscheidungsprozesse kopieren müssen. Die Rede ist von medizinischen Expertensystemen.

Die ersten medizinischen Expertensysteme

Expertensysteme sind Computerprogramme, die Antworten auf Fragen geben oder Interpretationen von bestimmten Datenkonstellationen liefern, die sonst »Experten« vornehmen. Es kann sich dabei um Probleme der Krankheitserkennung handeln, zunehmend aber auch um solche der Krankheitsbehandlung.

Expertensysteme beruhen auf der Annahme, dass Fachwissen eine innere Logik hat, sich also zerlegen lässt in einzelne Denk- oder Entscheidungsschritte, die aufeinander aufbauen und für deren zeitliche Abfolge es Regeln gibt. Die Programmierer von Expertensystemen versuchen, die tatsächlichen oder unterstellten Problemlösetechniken menschlicher Experten mit den Mitteln der künstlichen Intelligenz nachzubilden.

Etwas kräftiger formuliert: Ein Expertensystem reduziert Experten auf Entscheidungsbäume in einem Meer aus Wissen. Weil ein Experte aber natürlich mehr als ein Entscheidungsbaum ist, ist ein Expertensystem auch kein Experte. Selbst hochentwickelte Expertensysteme denken nicht selber, sondern spulen Algorithmen ab, die sie je nach Ausgangssituation zu einer oder mehreren Lösungen eines Problems führen.

Historisch kommt die weit überwiegende Zahl der medizinischen Expertensysteme aus der diagnostischen Ecke. Die Gründe dafür sind wahrscheinlich intellektueller Natur: Die ärztliche Krankheitserkennung wird als besondere geistige Herausforderung angesehen, als ärztliche Kunst par excellence, deren Simulation in einem Computerprogramm anspruchsvolle und interessante Arbeit verspricht. Ein anderer Grund für die Bevorzugung von Diagnose-Software gegenüber Therapie-Software mag darin liegen, dass die komplexen Therapieschemata, die vor allem die Behandlung von chronisch kranken Patienten heutzutage kennzeichnen, noch recht jung sind.

Eines der allerfrühesten medizinischen Expertensysteme wurde unter dem Namen DIASPAR in den späten sechziger Jahren an der Universität Leeds entwickelt. DIASPAR diente der Diagnostik akuter Bauchschmerzen und war in der Frühzeit der Computerära eigentlich noch kein Expertensystem im heutigen Sinne. Es arbeitete mit einer Datenbank, in der Informationen von mehr als 6000 Bauchschmerzpatienten samt ihren Symptomen, klinischen Befunden und Diagnosen abgelegt waren. Aus dieser Datenbank extrahierte das Programm seine eigenen Diagnosevorschläge. Stand der Arzt und DIASPAR-Nutzer einem neuen Patienten mit Bauchschmerzen gegenüber, so dokumentierte er seine Daten in elektronisch lesbarer Form, gab eine Verdachtsdiagnose ein und erhielt dann Unterstützung durch DIASPAR, das die eingegebenen Informationen mit denen der Patienten in seiner Datenbank abglich.

DIASPAR arbeitete dabei mit dem so genannten Bayes-Theorem, das – in einem medizinisch-diagnostischen Szenarium angewandt – beim Vorliegen bestimmter Symptome aus einer Reihe von möglichen Diagnosen gemäß den in der Datenbank abgelegten Informationen über andere Patienten bedingte Wahrscheinlichkeiten errechnet und diese mit den Apriori-Wahrscheinlichkeiten bestimmter Diagnosen verrechnet. Auf die Medizin angewandt hat das Bayes-Theorem Schwächen. Unter anderem unterstellt es, dass zwei Symptome, sofern sie nicht Teil eines Krankheitsbildes sind, voneinander unabhängig sind, was in der medizinischen Realität nur eingeschränkt zutrifft. In jedem Fall war DIASPAR ein rein statistisch arbeitendes Programm.

Dessen Fähigkeiten allerdings verblüffen noch heute, insbesondere wenn man sich vergegenwärtigt, dass wir uns noch in der Computersteinzeit befinden. In einer im Jahr 1971 bei über 300 Patienten durchgeführten Studie lag die Trefferquote von DIASPAR bei der Erstvorstellung von Patienten mit akuten Bauchschmerzen, gemessen an der offiziellen ärztlichen Entlassungsdiagnose, bei über neunzig Prozent. Die Ärzte hingegen lagen mit ihren Aufnahmediagnosen in weniger als zwei Dritteln der Fälle richtig, und selbst die »Seniors«, also ältere Ärzte mit Erfahrung, trafen nur bei vier von fünf Patienten ins Schwarze, hatten also eine Trefferquote von etwa achtzig Prozent. In Großbritannien war DIASPAR bis in die achtziger Jahre in verschiedenen Versionen an mehreren Kliniken im Einsatz und hat bei der Versorgung von über 20.000 Patienten mitgeholfen. Praktisch überall, wo DIASPAR benutzt wurde, konnte die Genauigkeit der Erstdiagnose erhöht und die Häufigkeit von sich aus einer falschen Verdachtsdiagnose ergebenden Fehlern reduziert werden.

Eines der ersten Expertensysteme, das nicht wie DIASPAR mit einer Falldatenbank arbeitete, die statistisch ausgewertet wurde, sondern wie moderne Expertensysteme mit einem Wissensmodul, das durch Algorithmen erschlossen wird, war das heute unter Insidern fast Kultstatus genießende Programm MYCIN, das in den siebziger Jahren an der US-amerikanischen Stanford University konzipiert wurde. MYCIN wurde entwickelt, um Ärzte bei der Diagnose von bakteriellen Infektionen zu unterstützen. Wenn MYCIN eine Diagnose stellte, dann nicht, weil es statistische Rechenoperationen auf eine Datenbank anwandte, sondern weil es in festgelegter Reihenfolge Regeln abarbeitete, die systematisch abgelegtes Fachwissen »logisch« und Schritt für Schritt erschlossen.

Anders als DIASPAR wurde MYCIN nie im Regelbetrieb eines Krankenhauses eingesetzt, vor allem weil es viel zu zeitaufwändig war und weil es Informationen benötigte, die bereits recht fortgeschrittenen Stadien im Diagnoseverlauf entsprachen. Studien in den späten siebziger Jahren zufolge erreichte MYCIN bei der Diagnose bakterieller Infektionen Trefferquoten, die in etwa denen erfahrener Infektionsmediziner entsprachen.

Nach MYCIN wird eine chronologische Historie medizinischer Expertensysteme schwierig. Eine Weiterentwicklung von MYCIN war PUFF, das im Pacific Medical Center in San Francisco für die Interpretation von Lungenfunktionsmessungen entwickelt wurde. Die Lungenfunktionsdiagnostik ist ein ziemlich überschaubares, dabei aber sehr spezielles und von vielen Ärzten nur ungern betretenes Gebiet, in welchem PUFF bei der Diagnose Trefferquoten von rund neunzig Prozent, gemessen an der Diagnose von Lungenfachärzten, erreichte.

Den frühen Erfolgen zum Trotz gab es bis heute keinen großen Durchbruch für medizinische Expertensysteme. Das hat zwei Gründe: Zum einen existieren unter Ärzten zum Teil massive Vorbehalte gegen solche Programme. Der zweite Grund ist ein rein praktischer: Die Programme waren nicht alltagstauglich. Die Dokumentation der Daten dauerte zum Teil über eine Stunde, selbst bei dem simplen DIASPAR war es anfangs noch etwa eine halbe Stunde, später etwas weniger. Für einen Einsatz in Klinik oder Ambulanz sind das völlig indiskutable Größenordnungen.

Sollen Expertensysteme im medizinischen Alltag Erfolg haben, dann müssen sie automatisch arbeiten und sich in den Behandlungsalltag auf Station oder in der Praxis praktisch unbemerkt integrieren. Keinen Dokumentationsaufwand zusätzlich zu der ohnehin nötigen Dokumentation, keine langen Rechenzeiten, das sind die Minimalforderungen. Das geht nur in einer Umgebung, wo möglichst alle Patientendaten in standardisierter, elektronischer Form vorliegen und wo, idealerweise, nicht mit Stand-alone-Rechnern gearbeitet wird, sondern mit elektronischen Netzen, sei es innerhalb einer Einrichtung oder einrichtungsübergreifend in Praxisverbünden oder medizinischen Versorgungsnetzen, denn nur dann funktionieren die Systeme auch, wenn der Patient bzw. dessen Daten von Abteilung zu Abteilung, von Praxis zu Praxis wandern und nur dann lassen sich Expertensysteme problemlos und schnell installieren und vor allem aktualisieren. Denn der in Expertensystemen abgelegte, neueste Stand des Wissens bleibt nicht länger aktuell als das medizinische Wissen selbst.

Expertensysteme in einer vernetzten Medizin

Eines der elaboriertesten Beispiele für den Einsatz von medizinischen Expertensystemen in einer vernetzten Umgebung ist das HELP-System, das bereits seit 1967 am LDS-Krankenhaus in der US-amerikanischen Stadt Salt Lake City im Einsatz ist. HELP steht für »Health Evaluation through logic processing«. Es handelt sich um ein elektronisches Krankenhausinformationssystem, das außer den Funktionen und Datenbanken für die Verwaltung der Patientendaten auch noch Programme enthält, die die Qualität der ärztlichen Versorgung verbessern sollen. Aktuell sind an das HELP-System neun Krankenhäuser mit insgesamt mehreren tausend Betten angeschlossen.

Die wissensbasierten Module des HELP-Systems sind extrem automatisiert: Die am LDS arbeitenden Ärzte werden mit den Vorschlägen der Expertensysteme konfrontiert, ob sie das nun wollen oder nicht. Es gibt verschiedene modi operandi, so zum Beispiel einen »Watchdog«, der den jeweils zuständigen Arzt alarmiert, wenn die Laborwerte des Patienten Auffälligkeiten aufweisen. Auf Behandlungsebene gibt es Module, die die therapeutischen Entscheidungen der Ärzte analysieren und die gegebenenfalls Gegenvorschläge machen, welche die Ärzte natürlich nicht übernehmen müssen, mit denen sie sich aber zumindest auseinander setzen müssen. Es existieren außerdem Diagnosemodule, die Verdachtsdiagnosen produzieren ähnlich wie das DIASPAR-Programm bei akuten Bauchschmerzen, das weiter oben vorgestellt wurde.

Eines der ältesten in Salt Lake City eingesetzten Expertenmodule ist ein Programm zur Überprüfung der Arzneimittelverschreibungen. Dieser »Watchdog« analysiert jede neue Medikamentenverordnung und kontrolliert unter anderem die Dosierung. Die Software weist außerdem auf Allergien hin und ist mittlerweile auch in der Lage, gefährliche Medikamenteninteraktionen zu erkennen. Das Arzneimittelmodul wurde in den achtziger Jahren mehrfach evaluiert. Es stellte sich heraus, dass die Ärzte in über neunzig Prozent der Fälle, in denen das System eine Warnung losschickte, auf diese Warnung reagierten und die Dosis des verordneten Medikaments änderten. Ökonomische Analysen stellten den Kosten von 86.000 US-Dollar in zwei Jahren Einsparungen von über 300.000 US-Dollar im selben Zeitraum gegenüber. Derselben Untersuchung aus dem Jahr 1994 zufolge führten auch die automatischen Warnmeldungen bei Auffälligkeiten in den Laborwerten der Patienten zu einem medizinischen und ökonomischen Benefit.

Als Erfolg wird am LDS-Krankenhaus auch das computergestützte Verschreibungsprogramm für Antibiotika angesehen. In einem Artikel für das Fachblatt »New England Journal of Medicine« berichten Scott Evans und seine Kollegen von einer Verringerung der Verschreibungsfehler bei Antibiotika um bis zu 75 Prozent. Die Software warnt unter anderem vor Allergien und korrigiert Überdosierungen. Sie überprüft außerdem, ob das gewählte Antibiotikum zum wahrscheinlichen oder bereits nachgewiesenen Erreger passt oder ob Probleme mit resistenten Keimen zu erwarten sind.

Evans Studie ist eine der rigorosesten Analysen eines solchen Systems, die je durchgeführt wurden. Sie lief über drei Jahre. Es gab eine Kontrollgruppe, die »wie immer« behandelt wurde und mit der die Qualität einer Behandlung von »Arzt plus Software« verglichen werden konnte. Die Unterschiede waren dramatisch. Wurden in der Kontrollgruppe im Beobachtungszeitraum 206 Mal Antibiotika eingesetzt, gegen die der jeweils vorliegende Keim resistent war, geschah das in der Gruppe mit Softwareunterstützung nur zwölfmal. Die Anzahl der Überdosierungen verringerte sich von über vierhundert auf unter neunzig und bei diesen neunzig war die Zahl der »überdosierten Tage« noch einmal halb so hoch wie in der Kontrollgruppe. Doch die Antibiotikabehandlung wurde nicht nur besser, sondern auch billiger: Kostete eine Durchschnittsbehandlung in der Kontrollgruppe 340 US-Dollar, so waren es bei Einsatz des Expertensystems nur noch 103 US-Dollar. Die durchschnittliche Zahl der Krankenhaustage betrug dreizehn in der Kontrollgruppe und zehn bei Einsatz des Expertensystems.

Auch andere Kliniken haben derartige Erfahrungen gemacht. Edward Armstrong an der Frauenklinik der Harvard-Universität in Boston gelang es, mit einem Programm, das nichts weiter tut, als bei allen Medikamenten die empfohlene Dosierung einzublenden, die Rate der Überdosierungen um siebzig Prozent zu verringern. In einer Studie, die im Jahr 1998 im Journal of the American Medical Association veröffentlicht wurde, konnte David Bates zeigen, dass sich mit einem Arzneimittel-Watchdog in einem Krankenhaus der Maximalversorgung die Häufigkeit von schweren Verordnungsfehlern um 55 Prozent reduzieren lässt und die Häufigkeit schwerer Nebenwirkungen um fast zwanzig Prozent.

Ebenfalls im Journal of the American Medical Association berichtete Pierre Durieux im Jahr 2000 über Software, die Empfehlungen für den Einsatz einer medikamentösen Thromboseprophylaxe bei den Patienten der chirurgischen Abteilung einer Pariser Universitätsklinik gab. Die Wahrscheinlichkeit, dass sich der behandelnde Arzt an die offiziellen Empfehlungen zur Thromboseprophylaxe hielt, konnte dadurch um etwa zwanzig Prozent gesteigert werden. Interessant an dieser eleganten Studie war, dass den Ärzten das

Computersystem abwechselnd jeweils für einige Monate zur Verfügung gestellt wurde und dann wieder nicht. Es zeigte sich, dass der Lerneffekt dabei relativ gering war: Während der Episoden, in denen sie nicht auf ein Expertensystem zur Unterstützung zurückgreifen konnten, fielen praktisch alle Ärzte wieder in ihr ursprüngliches Verschreibungsverhalten bei der medikamentösen Thromboseprophylaxe zurück, beachteten also die Empfehlungen deutlich weniger als mit Softwareunterstützung.

Paul Dexter schließlich veröffentlichte im Jahr 2001 im New England Journal of Medicine eine Untersuchung, bei der er an der Universität von Indiana ein Expertensystem installiert hatte, das über einen Zeitraum von 18 Monaten die Daten aller 6371 aufgenommenen Patienten routinemäßig dahingehend durchging, ob der jeweilige Patient eventuell für eine Vorsorgemaßnahme in Betracht kam. »Im Angebot« waren unter anderem die für ältere Menschen empfohlene Impfung gegen Pneumokokken, den wichtigsten Erreger der Lungenentzündung, die ebenfalls vor allem für ältere Menschen sowie für Risikogruppen (etwa medizinisches Personal) empfohlene Grippeimpfung, außerdem die prophylaktische Gabe von Blutverdünnern wie Heparin und Acetylsalicylsäure (»Aspirin«), die zum Beispiel bei Patienten mit dem Risiko, Thrombosen zu entwickeln, beziehungsweise bei Herzpatienten empfohlen wird. All das sind medikamentöse Maßnahmen, deren medizinischer Nutzen bei den meisten der in Frage kommenden Patienten jenseits aller Zweifel ist.

Die Ergebnisse entsprachen dem, was der Leser mittlerweile erwarten dürfte: Die Zahl der Pneumokokkenimpfungen vervierzigfachte sich nach Einführung des Expertensystems, die Zahl der Grippeimpfungen versechzigfachte sich gar. Heparinpräparate bekamen doppelt so viele Patienten wie vorher und Aspirin immerhin noch anderthalbmal so viele.

Eine Erfahrung wird an allen Krankenhäusern gemacht, die mit Expertensystemen experimentieren: Will man, dass die Systeme vom Personal angenommen werden, dann brauchen die Kliniken eine elektronische Dokumentation, denn nur dann kann ein Expertensystem nebenher laufen. Was simpel klingt ist im Deutschland des Jahres 2004 alles andere als selbstverständlich: Nach Angaben des Spitzenverbands der Hersteller von Informationstechnologie im Gesundheitswesen bewegte sich der Anteil der Krankenhäuser, die hierzulande mit einem vollständig elektronischen Krankenhausinformationssystem (KISS) arbeiten, Ende des Jahres 2003 noch im einstelligen Prozentbereich. Ein System wie jenes, mit dem das LDS-Krankenhaus in Salt Lake City schon seit langem arbeitet, dürfte damit in Deutschland nur an wenigen Kliniken überhaupt installierbar sein.

Expertensysteme bei ambulanten Ärzten

Wie sieht es im ambulanten Bereich, bei den niedergelassenen Ärzten, aus? Medikamentendatenbanken, die vor allem auf Arzneimittelinteraktionen achten, sind in den deutschen Praxen klar verbreiteter als in den deutschen Kliniken. Sieht man von Computerprogrammen ab, die zum Beispiel ein EKG automatisch interpretieren können, dann sind darüber hinausgehende Expertensysteme aber auch bei Niedergelassenen noch eine Rarität.

Das könnte sich allerdings bald ändern, denn zum einen werden die verschiedenen Praxissoftware-Systeme zunehmend miteinander kompatibler, zum anderen bieten gerade die von der Politik gewollten Arztnetze beziehungsweise integrierten Arzt-Krankenhaus-Verbünde interessante Möglichkeiten für den Einsatz derartiger Software, vor allem bei chronischen Erkrankungen.

So soll das in Zusammenarbeit mit der Europäischen Gesellschaft für Kardiologie (Herzmedizin) konzipierte Programm STAR, das sich Anfang 2004 noch im Testbetrieb befindet, niedergelassene Ärzte bei der Behandlung von Herzpatienten unterstützen. Die Idee ist, dass jeder Herzpatient, dessen Daten in einer EDV abgelegt werden, automatisch eine Softwareroutine durchläuft, die das klinische Profil des Patienten mit den Daten aus veröffentlichten und von den kardiologischen Fachgesellschaften ausgewählten Studien korreliert. Das geschieht sehr unaufdringlich: Wenn der Arzt es möchte, kann er per Mausklick Informationen zu den Studien abrufen, auf die das Expertensystem seine Empfehlung gründet, und sich dann gegebenenfalls dieser Empfehlung widersetzen, wenn es dafür gute Gründe gibt. Dadurch bleibt alles nachvollziehbar. Ein »Friss es« gibt es nicht.

Ähnliche Programme sind prinzipiell auch für viele andere chronische Erkrankungen denkbar, die auf diese Weise in Zukunft auch wieder von Hausärzten behandelt werden könnten, die – anders als in den meisten anderen Ländern – in Deutschland in den letzten Jahren viele chronisch kranke Patienten an Spezialisten verloren haben, weil die Therapieschemata immer komplexer wurden.

Wo sie eingesetzt wurden, können Expertensysteme, die so konzipiert sind, dass sie sich im klinischen Alltag vernünftig einsetzen lassen, ohne zusätzlich Zeit zu kosten oder eingespielte Abläufe durcheinander zu bringen die Fehlerquoten in Kliniken und Praxen fast durchweg verringern. Es werden weniger Medikamente falsch dosiert, es werden weniger Medikamenteninteraktionen übersehen, es wird schneller auf auffällige Laborwerte reagiert, es wird zielgerichteter bei der Anwendung von Antibiotika vorgegangen, es werden wesentlich mehr Präventivmaßnahmen durchgeführt und – hier stehen allerdings gute Studien noch aus – die Chance, dass über eine elektronische Implementierung von Behandlungsleitlinien die Qualität der Therapie gemessen an dem, was die jeweilige medizinische Fachgesellschaft als optimal ansieht, erhöht wird, ist zumindest gegeben.

Es gibt außerdem erste Daten, dass sich Expertensysteme auch auf »harte Endpunkte«, also auf die durchschnittliche Dauer von Krankenhausaufenthalten und auf die durchschnittlichen Behandlungskosten günstig auswirken.

In ein vernetztes Medizinsystem der Zukunft, in dem die relevanten Patientendaten jederzeit elektronisch zur Verfügung stehen, und zwar auch dann, wenn ein Patient von Station zu Station durch ein Krankenhaus wandert oder von Praxis zu Klinik zu Rehabilitationseinrichtung überwiesen wird, sollten sich Expertensysteme, die automatisch generierte Warnungen erzeugen und automatisch oder auf Wunsch Therapieempfehlungen und Diagnosevorschläge erstellen, so einbauen lassen, dass sie fast nicht mehr bemerkt werden, dass sie da sind, ohne die Abläufe zu stören. Sie sollten sich außerdem vergleichsweise problemlos aktualisieren lassen, insbesondere dann, wenn sie in Krankenhäusern, Ärzteverbünden oder ambulant-stationären Versorgungsnetzen zum Einsatz kommen, denn ein simples Software-Update auf dem jeweils zentralen Server würde genügen.

Die Skepsis unter Medizinern bleibt groß

Allen Pluspunkten zum Trotz gibt es unter Ärzten wie schon angedeutet starke Vorbehalte gegenüber medizinischen Expertensystemen. Woran liegt das?

Zum einen gibt es einige sehr konkrete Einwände. Oft findet man aber auch eine etwas diffus und irrational anmutende Antipathie, die möglicherweise zum großen Teil darauf beruht, dass Expertensysteme bei oberflächlicher Betrachtung das medizinische Wissen zu banalisieren scheinen.

Zu den oft vorgebrachten konkreten Bedenken zählt vor allem die Gefahr eines unkritischen Umgangs mit den Programmen und deren Empfehlungen. Die Kurzfassung dieser Sorge lautet: Werden Ärzte von Software unterstützt, die zumindest häufig richtig liegt, dann hören sie auf zu denken, was zu Lasten jener Patienten geht, deren Beschwerden und Krankheitsverläufe ungewöhnlicher, weniger typisch sind.

An diesem Einwand ist etwas dran. Tatsächlich zeigen Erfahrungen mit vielen medizinischen Expertensystemen, dass sie meist gut funktionieren, solange sie es mit typischen Fällen zu tun haben, für deren Bearbeitung sie gemacht wurden. Anders als ein Arzt ist ein Expertensystem aber nicht in der Lage zu erkennen, wann es überfordert ist. Solche Situationen treten auf, wenn ein Patient sehr viele verschiedene Erkrankungen mit unterschiedlichen Symptomen hat, wenn eine Krankheit sich durch ungewöhnliche Symptome äußert oder wenn einzelne Symptome oder Befunde, die bei der einen Krankheit auftreten können, Auswirkungen auf das klinische Erscheinungsbild einer anderen Erkrankung haben. Bei solchen Konstellationen produzieren (diagnostische) Expertensysteme regelmäßig Blödsinn.

Das ist so lange unproblematisch, solange Ärzte das erkennen und die Empfehlungen oder Diagnosevorschläge dann ignorieren. Tun sie es nicht, weil sie daran gewöhnt sind, dass das System meistens Recht hat, dann entsteht ein Problem. Dass diese Gefahr besteht, konnte bereits 1998 in einer Studie gezeigt werden, die im Journal of Clinical Oncology, einer internationalen Zeitschrift zu Krebserkrankungen, veröffentlicht worden war. Die Autoren konnten damals zeigen, dass Computerprogramme, die die sehr rechenaufwändigen Behandlungspläne für Strahlentherapien entwerfen, zu einem Risiko für den Patienten werden können, wenn Ärzte ihnen blind vertrauen. Fehlkalkulationen traten dabei insbesondere bei neueren, noch wenig evaluierten Programmen auf. Entgegen steht dieser Problematik gerade bei der sehr spezifischen Thematik der Therapieplanung natürlich die Gefahr von Fehlkalkulationen seitens der Behandler selbst, wenn diese ohne Computerunterstützung arbeiten.

Weitere Einwände, die gegen medizinische Expertensysteme vorgebracht werden, sind eher praktischer Natur und beziehen sich auf die Möglichkeit, dass das in Expertensystemen abgelegte Wissen schneller veraltet, als die Systeme erneuert werden. Häufig aufgeworfen wird auch die Frage der Verantwortung für Fehlentscheidungen, an denen Computerprogramme beteiligt sind. An die Wand gemalt wird außerdem das Gespenst einer Entmenschlichung der Arzt-Patienten-Beziehung.

Gerade bei diesen letztgenannten Argumenten drängt sich der Eindruck auf, dass die darin zum Ausdruck kommenden Vorbehalte der Ausdruck eines weit verbreiteten Missverständnisses sind, des Missverständnisses nämlich, dass Expertensysteme gemacht würden, um Ärzte zu ersetzen. Das ist nicht der Fall. Niemand, der sich ernsthaft mit der Erstellung medizinischer Expertensysteme auseinandersetzt, würde auf die Idee kommen, Ärzte ersetzen zu wollen. Qualitätskontrolle ist etwas anderes als ersetzen.

Hat man sich das klar gemacht, dann ist auch die Frage nach der Verantwortung für Entscheidungen nichtig. Denn wer trägt die Verantwortung, wenn ein Computer eine falsche Empfehlung gegeben hat? Der Computer sicher nicht, sondern natürlich der, der die Empfehlung kritiklos akzeptiert hat. Genauso kann auch der Autor eines Lehrbuchs nicht dafür verantwortlich gemacht werden, wenn in einer Tabelle eine falsche Zahl steht, die im Krankenhaus zu einem Todesfall geführt hat (anders als der Verlag, der auf einen Fehler hingewiesen wurde und nicht gehandelt hat). Es gehört zu den Aufgaben des behandelnden Arztes, den Quellen seines Wissens hinreichend kritisch gegenüberzustehen, und das ändert sich auch nicht durch den Einsatz eines medizinischen Expertensystems. Man kann es auch anders formulieren: Ein Expertensystem befreit nicht vom Denken, und niemand, der Expertensysteme programmiert, würde auf die Idee kommen, das zu behaupten.

Nein, hinter der weit verbreiteten Skepsis gegenüber medizinischen Expertensystemen steckt etwas anderes, die Sorge vor einer Banalisierung der eigenen Tätigkeit, vor einer Einschränkung der ärztlichen Autonomie. Das hohe Lied von der ärztlichen Kunst verträgt sich schlecht mit stupiden Ja-/Nein-Algorithmen, die dem Arzt Ratschläge geben oder ihm gar Entscheidungen abnehmen wollen. Ähnlich wie man es auch bei den strukturierten Behandlungsprogrammen beobachtet, nach denen mehr und mehr Menschen mit chronischen Erkrankungen behandelt werden oder behandelt werden sollten, fühlen sich viele Mediziner durch dumpfe Computerprogramme in ihrer Therapiefreiheit eingeschränkt, in ihrem Handlungsspielraum begrenzt, ja ganz konkret persönlich düpiert.

Das Missverständnis, das diesen Vorbehalten zugrunde liegt, führt auf interessante Weise zurück an den Beginn dieses Buchs. Medizinischen Expertensystemen geht es nicht darum, Entscheidungen zu treffen, sondern darum, Fehler zu vermeiden. »Keine Fehler bei der Behandlung« bzw. »schnelle und richtige Diagnose«, das ist es, woran ein Patient vor allem interessiert ist, wenn er eine medizinische Einrichtung betritt. Es soll optimal laufen, schließlich geht es um die eigene Gesundheit, das höchste Gut. »Richtige Diagnose« bzw. »optimale Behandlung«, diese Wünsche stecken hinter der Gründung von Patientenverbänden in der realen und in der virtuellen Welt, sie stecken hinter Krankheitsportalen von Betroffenen, hinter Bemühungen um die Qualität medizinischer Internetseiten, hinter Onlineakten, die Arztbriefe und Medikamente dokumentieren, kurz hinter allen im ersten Teil des Buchs vorgestellten Konzepten. Ein Expertensystem auf dem Computer des Arztes, das die Wahrscheinlichkeit einer richtigen Diagnose, einer optimalen Behandlung, erhöht, weil es ordentlich programmiert und aktuell ist, ist aus der Sicht des Patienten ein zusätzlicher Sicherheitsfaktor, mehr nicht, ein Tribut an die Tatsache, dass auch ein Arzt nur ein Mensch ist.

Kein Patient käme auf die Idee, die Kompetenz seines Arztes in Frage zu stellen, weil der sich von einem Expertensystem helfen lässt. Im Gegenteil, der Patient wäre stolz darauf, dass sein Arzt die modernsten Mittel einsetzt, um ihn bestmöglich zu versorgen. Anders viele Ärzte: Sie sehen in einem Expertensystem einen Angriff auf ihre Kompetenz und weisen fast reflexhaft darauf hin, dass die ärztliche Kunst schließlich in viel mehr besteht als in der Anwendung von schriftlich niedergelegtem Faktenwissen. Was stimmt. Wie Lehrbücher, medizinische Fachartikel oder Gespräche von Arzt zu Arzt mit dem stärker spezialisierten Kollegen sind Expertensysteme ein Mittel zur Unterstützung eines Arztes in seinem Alltag, auf das er zurückgreifen kann, wenn er es für richtig hält, aber auf das er nicht zurückgreifen muss. Begründen allerdings sollte er es schon können, wenn er sich entscheidet, den Empfehlungen eines Expertensystems nicht zu folgen, jedenfalls dann, wenn das System gut evaluiert ist.

Dass Expertensysteme in der Medizin noch immer von vielen skeptisch gesehen werden, liegt möglicherweise auch daran, dass die Ärzteschaft es zugelassen hat, dass sie zu sehr über ihren Informationsvorsprung definiert wird und dass sie sich auch selbst viel zu sehr über ihren Informationsvorsprung definiert. Durch dieses schiefe Selbstbild geriet ins Hintertreffen, was eigentlich als ärztliche Kunst gelten kann, nämlich das Zusammenbringen von Fachwissen und zwischenmenschlichen Fähigkeiten in einer überzeugenden, kompetenten Persönlichkeit. Wer in seiner Ausbildung jahrelang nichts als Fakten gepaukt und Algorithmen verinnerlicht hat, dem muss es unbehaglich vorkommen, wenn genau das plötzlich von einem Elektronengehirn erledigt wird. Es ist dasselbe Unbehagen, das manche Ärzte befällt, wenn ihre Patienten durch Internetrecherchen zu gut informiert sind, wenn diese Patienten in dem einen oder anderen Punkt einmal mehr wissen als ihr Arzt.

Auch die oft gehörte skeptische Frage, wer denn ein Expertensystem gestalten solle, wer denn qualifiziert genug dafür sei, beantwortet sich fast von selbst, wenn man den Systemen nüchterner gegenübertritt. Die Antwort lautet: Es kommt darauf an. Es gibt nicht die eine Qualifikation des Expertensystemautors, genauso wenig, wie es die eine Qualifikation gibt, durch die eine Person zu einem Lehrbuchschreiber wird. Für regionale medizinische Netze aus Ärzten und Krankenhäusern könnte es zum Beispiel vernünftig sein, bei Patienten, bei denen bestimmte Erkrankungen vorliegen, etwa ein Diabetes, oder bei denen der Verdacht zum Beispiel auf eine Brustkrebserkrankung besteht, eine bestimmte Vorgehensweise zu definieren. In welcher Reihenfolge sollten welche Untersuchungen durchgeführt werden? Wer überweist den Patienten ins Krankenhaus und wann? Wie kann sichergestellt werden, dass Komplikationen nicht übersehen werden? Hier würde es wenig Sinn machen, wenn man ein Computersystem, das eine solche standardisierte Vorgehensweise abbildet – im Gesundheitspolitiker-Slang »Behandlungspfad« genannt – von einem entfernten Professor entwerfen lässt, der sich zwar mit der jeweiligen Krankheit auskennt, der aber keine Ahnung von regionalen Besonderheiten im Patientenklientel oder in den Versorgungsstrukturen hat. Stattdessen würde ein solches Expertensystem am sinnvollsten von den am Netz beteiligten Ärzten selber erstellt. Anders bei einem niedergelassenen Arzt, der eine Hilfe bei der Interpretation von Laborwerten sucht. Der wäre besser bedient mit einem Programm von einer echten Pharmakologiekoryphäe oder von der entsprechenden medizinischen Fachgesellschaft.

Ein eBAY für Expertenwissen

Eine originelle Antwort auf die Frage, wer Expertensysteme verfassen soll, wurde im November 2003 auf der Düsseldorfer Medizinmesse Medica gegeben. Dort stellte die Softwarefirma Sysmex ein neuartiges Konzept vor, bei dem Laborärzte mit Expertensystemen im Internet handeln. Etabliert ist das System noch nicht, aber es ist eine Idee, über die nachzudenken sich lohnt.

Viele Laborwerte in der Medizin sind einfach zu interpretieren und Ärzte haben in der Regel keine größeren Schwierigkeiten damit. Es gibt aber Ausnahmen, bei denen sich Generalisten wie Spezialisten mitunter von einem gestandenen Laborprofi helfen lassen müssen. Der Griff zum Telefon ist hier die übliche Vorgehensweise. Bei der Interpretation einer Laboranalyse der Rückenmarksflüssigkeit etwa, aber auch bei der infektiösen Gelbsucht und vielen anderen Erkrankungen müssen eine ganze Reihe von Parametern in ihrer Gesamtheit betrachtet werden, um daraus Rückschlüsse ziehen zu können. Nicht jeder Arzt kann jede Laborwertkonstellation interpretieren, und nicht jede auffällige Parameterkonstellation fällt einem Arzt, der bestimmte seltene Erkrankungen mitunter nur ein paar Mal in seinem Leben zu Gesicht bekommt, sofort auf.

Hier setzt die Firma Sysmex an, die vorschlägt, ein Expertensystem für die Laborwertinterpretation auf der Ebene des Labors zu installieren, das die automatisch erstellten Befunde dann dem anfordernden Arzt zusendet. Die Firma bietet ein so genanntes Expertenmodul an, das im Labor über eine EDV-Schnittstelle mit dem jeweils benutzten elektronischen Laborinformationssystem (LIS) kommunizieren kann, also jenem Programm, das in einem Wust von aus allen Himmelsrichtungen eingehenden Blutproben dabei hilft, dass die Angestellten den Überblick bewahren. Kommt ein Auftrag, etwa die Anforderung einer Gelbsuchtdiagnostik aus der Blutprobe des Patienten eines niedergelassenen Arztes, so werden im Labor die gewünschten Parameter bestimmt und dann normalerweise direkt an den anfordernden Arzt weitergeleitet.

Das Sysmex-System füttert nun die Werte vor dem Versand noch rasch in das Expertenmodul, wo unter anderem automatisch die Wissensdatenbank »infektiöse Gelbsucht« aktiviert wird. Diese analysiert die Messwerte, liefert mögliche Diagnosen und gibt gegebenenfalls konkrete Empfehlungen für das weitere Vorgehen. Die Messwerte werden dann zusammen mit der Interpretation des Expertensystems zurück in die Praxis geschickt. Minimalversionen solcher Interpretationshilfen sind bereits in vielen Labors im Einsatz. Doch der Clou bei dem Sysmex-System ist ein elektronischer Marktplatz à la eBAY unter dem Namen j.MD. Hier werden die Wissensdatenbanken, mit denen das Expertenmodul arbeitet, gehandelt wie reife Tomaten.

Hat sich ein angesehener Labormediziner sein Leben lang mit den Feinheiten der Untersuchung von Rückenmarksflüssigkeit beschäftigt, könnte er in einer speziellen Eingabemaske auf dem Marktplatz entsprechende Algorithmen formulieren, die definierte Messwertkombinationen bestimmten Diagnosen zuordnen oder andere Diagnosen ausschließen. Wie ein Lehrbuchautor macht der Ex-Experte so sein über Jahrzehnte mühsam erworbenes

Wissen für die Nachwelt nutzbar, nur dass er statt eines Lehrbuchs ein Expertensystem verfasst.

Möchte nun ein Labor seinen Service verbessern und seinen Kunden die Interpretation der Liquordiagnostik erleichtern, dann könnte dieses Labor, sofern es zuvor das Expertenmodul, also die Hardware, von Sysmex erworben hat, dem Professor seine Wissensdatenbank abkaufen, und zwar zu Konditionen, die die beiden Seiten auf dem Onlinemarktplatz miteinander vereinbaren. Der Marktplatz ermöglicht dabei aber nicht nur den Kauf, sondern je nach dem Willen des jeweiligen Autors auch den Tausch oder die freie Weitergabe von Datenbanken. Die Herstellerfirma selbst mischt sich hier nicht ein und stellt lediglich die Infrastruktur des Marktplatzes zur Verfügung. Sie verdient an dem Verkauf des leeren Expertenmoduls, auf dem die Datenbanken installiert werden.

Die Vorteile sind klar: Ein gut konzipiertes Expertensystem könnte gerade in einem großen Labor viele Anrufe und Nachfragen von Ärzten überflüssig machen, die sich bei der Interpretation der Laborwerte unsicher sind. Auf Krankenhausebene dagegen wird (bei einem auf Fallpauschalen basierenden Finanzierungssystem) Geld gespart, wenn durch eine schnelle und präzise Diagnose der Krankenhausaufenthalt verkürzt wird.

Weiterführende Literatur

[1] Anderson, J., Evaluating the capability of information technology to prevent adverse drug events, Journal of the American Medical Informatics Association 2002, 9, 479–490

[2] Bates, D., Effect of computerized physician order entry and a team intervention on prevention of serious medication errors, Journal of the American Medical Association 1998, 280, 1311–1316

[3] Bates, D., Using information technology to reduce rates of medication errors in hospitals, British Medical Journal 2000, 320, 788–791

[4] De Dombal, F., Computer-aided diagnosis of acute abdominal pain, British Medical Journal 1972, 2, 9–13

[5] Dexter, P., A computerized reminder system to increase the use of preventive care for hospitalized patients, New England Journal of Medicine 2001, 345, 965–970

[6] Durieux, P., A clinical decision support system for prevention of venous thromboembolism: effect on physician behavior, Journal of the American Medical Association 2000, 283, 2816–2821

[7] Evans, R., A computer-assisted management program for antibiotics and other antiinfective agents, New England Journal of Medicine 1998, 338, 232-238

[8] Friedman, C., Enhancement of clinicians' diagnostic reasoning by computer-based consultation, Journal of the American Medical Association 199, 282, 1851–1856

[9] Gardner, R., Evaluation of user acceptance of a clinical expert system, Journal of the American Medical Informatics Association 1994, 1, 428–438

[10] Gardner, R., The HELP hospital information system; International Journal of Medical Informatics 1999, 54, 169–182
[11] Hoppe-Tichy, T., »Medikationsfehler bei der Applikation parenteraler Arzneimittel«, *Krankenhauspharmazie*, 1/2002, 11–17
[12] Lobach, D., Computerized decision support based on a clinical practice guideline improves compliance with care standards, American Journal of Medicine 1997, 102, 89–98
[13] Marckmann, G., Diagnose per Computer? Eine ethische Bewertung medizinischer Expertensysteme, Köln 2003
[14] Puppe, F., Einführung in Expertensysteme, Springer, Berlin/Heidelberg, 1991

Philipp Grätzel von Grätz

Money, Money, Money
Viele Beteiligte, viele Faktoren:
Zur Finanzierung der Telemedizin

Es gibt zwei Megathemen in Gesundheitssystemen, die Gesundheit selbst und das Geld. Abgesehen von der überdurchschnittlich großen Zahl von Verbänden und damit von Partikularinteressen, die zum Alltag insbesondere des deutsche Gesundheitswesens gehören, wird Gesundheitspolitik vor allem dadurch undankbar, dass die Patientengesundheit und das Geld so eng miteinander verwoben sind. Wer sich gesundheitspolitische Debatten anhört und nicht daran gewöhnt ist, für den kann es mitunter sehr schwer sein herauszufinden, was eigentlich gemeint ist, wenn von dem einen oder anderen gesprochen wird. Geht es demjenigen, der lautstark die Patientengesundheit im Mund führt, wirklich um die Gesundheit?

Vielen ja, manchen nein, denn die Argumente »Gesundheit« oder »Verbesserung der medizinischen Versorgung« lassen sich instrumentalisieren und werden in der Gesundheitspolitik instrumentalisiert, Tag für Tag. Im Angesicht leerer Kassen scheint es oft so, dass die einzigen Veränderungen, die öffentlich noch zu vertreten sind, solche sind, die Geld sparen und gleichzeitig der Gesundheit dienen, die gesundheitspolitische, eierlegende Wollmilchsau also. Jeder, der im Gesundheitswesen mehr Geld für den Bereich haben möchte, in dem er gerade aktiv ist, wird dieses Argument bemühen. Im Mund führen es Gesundheitspolitiker, wenn sie lautstark Präventionsprogramme fordern, mit denen sich angeblich Geld sparen lässt. Im Mund führt es die Medizinprodukteindustrie, die die immensen Kosten für medizinische Geräte mit Extrapolationen angeblicher Einsparungen in den Jahren nach Erwerb des Produkts schönrechnet. Im Mund führt es die pharmazeutische Industrie, wenn sie bei der Versorgung alter Menschen Arzneimittelkosten gegen Pflegekosten aufrechnet. Und im Mund führen es auch die zahlreichen medizinkritischen Kontrollfreaks in Politik und Medien, die oft wie selbstverständlich davon auszugehen scheinen, dass man nur neue Bürokratien erfinden muss, damit sich die Volksgesundheit quasi von selbst zu neuen Höhen aufschwingt. Merke: Wer in der Gesundheitspolitik über Geldsparen redet und im gleichen Satz die Patientenversorgung verbessern will, der muss kein Scharlatan sein. Die Chancen aber, dass er einer ist, stehen nicht schlecht.

Elektronische Vernetzung im Gesundheitswesen ist zunächst einmal teuer, das bestreitet niemand. Es gibt allerdings unterschiedliche Blickwinkel, die man einnehmen kann und die einen hinsichtlich der Kostenseite der Vernetzung zu sehr unterschiedlichen Einschätzungen dieser primär hohen Kosten führen können.

Wer Auto fahren will, braucht Straßen. Wer eine vernetzte Medizin betreiben will, braucht eine elektronische Infrastruktur. In Deutschland heißt dieses Projekt »Telematikinfrastruktur«. Es wird in der öffentlichen Diskussion meist reduziert auf die elektronische Gesundheitskarte, umfasst aber weit mehr als das, nämlich unter anderem den elektronischen Arztausweis, ein komplexes Signatur- und Verschlüsselungswesen, das elektronische Rezept, den elektronischen Arztbrief und, mittelfristig wahrscheinlich am wichtigsten von allem, die elektronische Patientenakte. Der deutschen Telematikinfrastruktur ist in diesem Buch ein eigenes Kapitel gewidmet. An dieser Stelle soll nur der Vollständigkeit halber erwähnt werden, dass die Kosten, mit denen das Bundesministerium für Gesundheit für die ersten beiden Ausbaustufen der Telematikinfrastruktur rechnet, für die elektronische Patientenkarte und für das elektronische Rezept, ursprünglich bei etwa 700 Millionen Euro lagen. Aktuell (Stand April 2004) wird mit 1,4 Milliarden Euro gerechnet. Die Bundesregierung geht davon aus, dass sich diese Kosten durch die mit einer elektronischen Patientenchipkarte mögliche automatische Aktualisierung des Zuzahlungsstatus für medizinische Leistungen, durch eingesparte Doppeluntersuchungen, durch die Einsparung von Medienbrüchen bei der Rezeptierung und durch eine reduzierte Zahl an Medikamentenkomplikationen innerhalb weniger Jahre amortisieren. Dieser Optimismus wird nicht von allen geteilt.

Wenn im Folgenden von den Kosten netzmedizinischer Projekte die Rede ist, dann bleibt dieser gesamte Block außen vor. Wir begeben uns gewissermaßen eine Ebene darunter, auf die Kostenebene einzelner distanzmedizinischer Projekte, die in Zukunft, das heißt bestenfalls ab dem ersten Januar 2006, mit einer dann vorhandenen elektronischen Infrastruktur arbeiten können. Die Erwartung ist, dass eine vorhandene Infrastruktur solche distanzmedizinischen Versorgungsprojekte langfristig günstiger machen wird.

Szenarien, in denen sich elektronische Netze rechnen können

Die zwei prinzipiellen Perspektiven, die man bei der Kostendiskussion einnehmen kann, sind zum einen die der medizinischen Einrichtungen beziehungsweise der Anbieter medizinischer Leistungen, seien es Krankenhäuser, Praxen oder Rehabilitationszentren, und zum anderen die des Patienten. Während die erstgenannten fragen, ob sie mit Hilfe von medizinischen Distanztechnologien das Niveau der medizinischen Versorgung (und damit den Ruf ihrer Einrichtung) entweder verbessern oder bei konstantem Niveau die Kosten reduzieren können, fragen die Krankenkassen, bei denen ja die sich im Verlauf eines Lebens summierenden Behandlungskosten des individuellen Patienten letztlich anfallen, eher danach, wie sich der Einsatz einer Distanztechnologie auf die Gesamtbehandlungskosten auswirkt.

Nimmt man die Perspektive einer medizinischen Einrichtung ein, sind die Rechnungen einfacher, werden allerdings konkret in Deutschland dadurch verkompliziert, dass sich zumindest bei Krankenhäusern und im Lauf der nächsten Jahre wohl auch bei Arztpraxen das Vergütungssystem ändert.

Ein paar Worte dazu, denn dieser Umbruch ist für das Verständnis telemedizinischer Gelddebatten hierzulande nicht ganz unwichtig. Grob gesagt orientiert(e) sich die herkömmliche Krankenhausfinanzierung daran, wie lange ein Patient in der Klinik bleibt. Die Kostenträger bezahl(t)en die Kliniken also pro Tag, wobei der Tagessatz von der Art der Klinik abhängt. Dazu kommen beziehungsweise kamen Extra-Entgelte für besondere Leistungen, also Operationen, aufwändige medizinische Diagnostik oder spezielle und besonders teure invasive oder medikamentöse Behandlungen. Dieses System führte dazu, dass Kliniken bestrebt waren, ihre Stationen möglichst voll besetztzuhalten, da ihnen sonst Tagessätze entgingen. Patienten wurden daher schon mal übers Wochenende in der Einrichtung behalten, auch wenn eine Entlassung am Freitag medizinisch möglich gewesen wäre.

Dieses Tagessatzsystem wird seit einiger Zeit und schrittweise umgestellt auf ein so genanntes Fallpauschalensystem, im Fachjargon DRG-System (diagnose-related groups) genannt. Im Fallpauschalensystem erhält eine Klinik für die Behandlung eines Patienten mit einer bestimmten Erkrankung feste Sätze von den Kostenträgern, und zwar unabhängig davon, wie lange die Behandlung tatsächlich dauert. In einem solchen System macht eine Klinik Gewinn mit »unproblematischen« Patienten, die schnell entlassen werden können, und zahlt drauf, wenn die Patienten überdurchschnittlich lang in der Klinik bleiben müssen, überdurchschnittlich viele Operationen benötigen, Komplikationen erleiden und so weiter.

Beispiel Herzchirurgie

In den chirurgischen Fächern wird schon seit einiger Zeit mit solchen Fallpauschalen gearbeitet, sodass man bei bereits existierenden Telemedizinprojekten in diesem Bereich die Kostenrechnungen gut veranschaulichen kann. Beispiel Herzchirurgie: Es gibt rund achtzig Zentren in Deutschland, an denen Herzoperationen durchgeführt werden. Meist handelt es sich dabei um Bypassoperationen, bei denen verkalkte Herzkrankgefäße durch »Umleitungen« aus Venen oder Arterien überbrückt werden, um die Blut- und Sauerstoffversorgung des Herzmuskels sicherzustellen. Ein kleinerer Teil sind die Herzklappenoperationen, außerdem gibt es noch ein paar seltenere Eingriffe, bei denen Herzmuskelgewebe entfernt wird oder Aussackungen an den herznahen

Blutgefäßen beseitigt werden. Gerade bei den Bypassoperationen stehen Herzchirurgen in zunehmender Konkurrenz zu Kardiologen, den Herzspezialisten aus der Inneren Medizin, die Gefäßverengungen in diesem Bereich mit Ballons aufdehnen (»PTCA«) und mit kleinen Spiralen (»Stents«) von innen stabilisieren können.

Weil die Erfolgsraten dieser nicht-operativen Eingriffe steigen, unter anderem durch eine Verbesserung der Stent-Technologie und der medikamentösen Behandlung, sinkt die Zahl der Herzoperationen in Deutschland und auch international seit Jahren langsam, aber stetig. Für ein herzchirurgisches Zentrum ist das ein Problem: Pro Operation kassiert der Chirurg beziehungsweise seine Klinik eine Fallpauschale von, sagen wir, rund zehntausend Euro. Sinkt die Zahl der Patienten, die operiert werden, so sinken die Einnahmen. Man kann es auch anders ausdrücken: Die herzchirurgischen Zentren innerhalb einer Region konkurrieren miteinander um immer weniger Patienten.

Nun kommen die Patienten einer Herzchirurgie in aller Regel entweder aus kleinen Krankenhäusern oder, häufiger, von niedergelassenen Kardiologen. Diese »Zuweiser«, wie sie intern genannt werden, führen im Vorfeld der Operationen jeweils Herzkatheteruntersuchungen durch, um herauszubekommen, wie es mit den Blutgefäßen am Herzen bestellt ist. Herzkatheteruntersuchungen sind Untersuchungen mit Röntgenkontrastmitteln, die als Film auf einer CD gespeichert werden können. Wenn es sich nicht um einen absoluten Notfall handelt, möchte der Chirurg diesen Katheterfilm vor der Operation sehen, um sich selbst ein Bild von den Gefäßverhältnissen machen zu können. Üblicherweise schickt man diese CDs per Post. Der Patient geht zwischenzeitlich nach Hause und wird dann irgendwann zur Operation einbestellt. Nur bei Notfällen wird die CD dem Patienten direkt zur Verlegung mitgegeben.

Viele Netze aus Herzchirurgien und zuweisenden Kardiologen beziehungsweise Krankenhäusern gehen nun dazu über, diese Filme elektronisch zu versenden. Liegt der Film in digitaler Form vor, dann kann er, wenn die entsprechenden technischen Voraussetzungen gegeben sind, direkt nach der Untersuchung vom Herzkatheterarbeitsplatz zusammen mit einem Kurzarztbrief über ISDN-Leitungen oder gesicherte Internetverbindungen in die jeweilige Chirurgie geschickt werden, wo der diensthabende Chirurg zum Beispiel durch einen Pager oder eine E-Mail davon informiert wird, dass ein neuer Herzkatheterfilm eingegangen ist. Er sieht sich diesen Film an und ruft den jeweiligen Zuweiser dann zurück, um mit ihm das weitere Vorgehen zu besprechen.

Für Patienten und zuweisende Ärzte hat das einige Vorteile: Die Patienten können sicher sein, dass »ihr« Katheterfilm auch tatsächlich in der Chirurgie vorliegt, wenn sie zur Operation kommen. In der Praxis ist das bei Postversand zwar nicht regelmäßig, aber doch immer mal wieder nicht der

Fall. Die zuweisenden Ärzte sparen sich den Postversand und haben – nicht zu unterschätzen – durch die Datenleitung die Möglichkeit, sich relativ zügig mit dem Chirurgen kurzzuschließen, wenn es sich um einen komplizierteren Fall handelt. Anders ausgedrückt: Auch bei Not- oder Zweifelsfällen können die Chirurgen sich nun den Katheterfilm ansehen, bevor der Patient auf dem Flur ist, und gegebenenfalls eine Operation ablehnen, bevor er auf die strapaziöse Fahrt von Klinik zu Klinik geschickt wird.

Wenn man sich das so ansieht, sollte man meinen, dass sich die Beteiligten an solchen Systemen die Kosten für die Installation teilen, weil sie letztlich alle was davon haben. Fehlanzeige: Die komplette Infrastruktur solcher Katheterfilm-Netze wird von den Herzchirurgien bezahlt. Die Herzchirurgie des Klinikums Augsburg – nur ein Beispiel von vielen – hat im Jahr 2000 etwa 100.000 Euro investiert, um sich mit einer Reihe zuliefernder Ärzte zu vernetzen. Die Klinik bezahlt außerdem die jährlichen Unterhaltskosten für das System komplett aus eigener Tasche.

Warum lohnt sich das? Es lohnt sich deswegen, weil die Datenleitung eine Art zusätzlicher Service ist, den die Chirurgien den Zuweisern anbieten, um diese dazu zu bewegen, ihnen und nicht der Konkurrenz die Patienten zur Operation zu schicken. Die Zuweiser machen das, weil es bequemer ist und weil die Möglichkeit, sich sehr kurzfristig eine Zweitmeinung zu holen, gerade in Notfällen eine größere Sicherheit für den Patienten (und den behandelnden Arzt) bietet.

In Augsburg hat das eindrucksvoll funktioniert. Nach Installation des Netzwerks konnte das Klinikum zwischen den Jahren 2000 und 2002 die Zahl der Herzoperationen um zwanzig Prozent steigern, und das in einer Zeit, in der deutschlandweit die Operationszahl sogar zurückgegangen ist. In einem System, in dem die Finanzierung auf Fallpauschalenbasis läuft, ist das bares Geld: Wenn an einer größeren Herzchirurgie jährlich zweihundert Patienten mehr operiert werden, dann bedeutet das am Jahresende zwei Millionen Euro mehr in der Kasse – gerechnet mit einem Satz von 10.000 Euro pro Operation.

Wir haben es hier also mit einem Beispiel zu tun, wo die Verhältnisse relativ klar sind: Vom rein finanziellen Gesichtspunkt aus betrachtet ist der große Profiteur einer elektronischen Katheterfilmübermittlung zwischen Zuweisern und Chirurgie die chirurgische Klinik, die deswegen die Installation übernimmt, was sich wegen der recht hohen Fallpauschalen, den insgesamt hohen Operationszahlen und der Tatsache, dass Herzoperationen für Krankenhausverwaltungen gut kalkulierbar sind, für die Herzchirurgie rechnet. Die zuweisende Ärzte bezahlen indirekt, indem sie häufiger in die betreffende Klinik überweisen. Und dem Gesamtsystem beziehungsweise den Krankenkassen ist diese Art von Projekt relativ egal, weil es nicht dazu führt, dass mehr Patienten operiert werden, sondern lediglich dazu, dass die Operationen anders verteilt werden.

Beispiel Röntgennotdienst

Ähnlich klar ist der Nutzen eines teleradiologisch organisierten Bereitschaftsdienstes. Eine moderne Notfallversorgung ohne einen Radiologen, der zumindest ab und zu einmal auch nachts ein Röntgenbild oder eine Computertomografie befunden kann, ist heute kaum mehr vorstellbar. Für viele kleine Krankenhäuser allerdings lohnt es sich nicht, dafür einen eigenen radiologischen Bereitschaftsdienst zu unterhalten. Typischerweise wird dieser Dienst deswegen heute von niedergelassenen Radiologen abgedeckt, meist Großpraxen, in denen sich mehrere Ärzte den Rufdienst teilen und wenn nötig nachts aufstehen, um in die Klinik zu kommen und dort einen Blick auf die vom medizinisch-technischen Personal angefertigten Röntgenbilder beziehungsweise CT-Aufnahmen zu werfen. Für die Krankenhäuser ist diese Lösung billiger, als eigene Radiologen im Nachtdienst zu unterhalten. Aber wenn in einem entsprechend kleinen Haus der niedergelassene Radiologe nur ein-, zweimal die Woche gebraucht wird, ist auch diese Lösung noch relativ teuer, denn der niedergelassene Radiologe wird nach Zeit bezahlt, und nicht nach den tatsächlich geleisteten Einsätzen (und zwar, weil das andernfalls kein niedergelassener Radiologe machen würde).

Es gibt deswegen eine ganze Reihe von Modellen, die den radiologischen Nachtdienst kleiner Krankenhäuser durch ein Teleradiologie-System ersetzen wollen. Ein solches Modell könnte zum Beispiel folgendermaßen aussehen: Kommt ein Patient nachts in die Notaufnahme eines Kleinkrankenhauses, dann fertigt das medizinisch-technische Personal ein digitales Röntgenbild an und schickt dieses zur Befundung stante pede an einen Server, der von einem diensthabenden Radiologen, der im Prinzip überall auf der Welt sein könnte, rund um die Uhr überwacht wird. Anders als seine niedergelassenen Kollegen versorgt dieser Cyber-Radiologe am Server eine große Zahl von Krankenhäusern, was ihn auslastet. Dadurch wird es nun möglich, diesen Radiologen nicht mehr nach Zeit, sondern nach tatsächlich erbrachten Befunden zu bezahlen, und in diesem Augenblick fallen die Kosten für den radiologischen Bereitschaftsdienst für das einzelne Krankenhaus dramatisch ab.

Die Kosten für die Hardware werden sich dabei in Grenzen halten, denn die Umstellung auf digitale Radiologiesysteme ist praktisch überall ohnehin im Gange. Was zusätzlich benötigt würde, wäre ein Server, ein Netz von Radiologen, die sich, wo auch immer sie leben, die Dienstzeiten teilen, und jemanden, der dieses Netz organisiert. Wer den Aufbau des Netzes finanzieren würde, ist klar, nämlich die kleinen Krankenhäuser, die ja mächtig Geld sparen, wenn das teleradiologische Nachtdienstsystem erst einmal läuft. Es gibt noch ein paar rechtliche Klippen, unter anderem die in der Röntgenverordnung niedergelegte Regelung, dass in der Dienstzeit ein »leibhaftiger« Radiologe innerhalb eines bestimmten Zeitraums vor Ort sein können muss, doch lassen die sich wohl umschiffen, zum Beispiel durch einen gering bezahlten »Strohmann-Radiologen«, der seine Praxis vor Ort hat und im Prinzip zuständig ist, der de facto aber nie gebraucht wird.

Leider sind die Kalkulationen nicht immer so einfach, das heißt es ist nicht immer so klar wie in den beiden Beispielen der Herzchirurgie und des teleradiologischen Bereitschaftsdienstes, wer am Ende profitiert und damit für den Aufbau einer Distanztechnologieanwendung am ehesten zahlt.

Beispiel radiologische Zweitmeinungssysteme

Unübersichtlich wird die Sache bei der digitalen Bildkommunikation. Anwendungen, bei denen Ärzte in den Notaufnahmen kleinerer Krankenhäuser die Möglichkeit haben, per Datenleitung Röntgen- oder Computertomografiebilder an die Experten größerer Schwerpunktkliniken zu schicken, um sich dort eine fundierte Zweitmeinung einzuholen, sind im Sinne der Qualitätsverbesserung in der medizinischen Versorgung klar nützlich. Es schadet halt nie, wenn man jemanden konsultiert, der sich in einem Gebiet besser auskennt als man selbst, bevor man weitreichende Entscheidungen trifft. Digitale Bildkommunikation allerdings ist nicht billig, und nicht überall hängt an der Fernbefundung eine finanziell lukrative Bypassoperation dran wie bei den oben vorgestellten Herzchirurgen.

In einer gesundheitsökonomischen Untersuchung der Universität Dresden beispielsweise wurde überschlagen, dass bei insgesamt 65 Patienten, die sich in einer Notaufnahme vorstellen, die über ein teleradiologisches System zur Fernbefundung von Röntgenbildern verfügt, durch das System insgesamt etwa 150.000 Euro gespart werden können, also gut 2000 Euro pro Patient, was natürlich stark davon abhängt, weswegen die Patienten eigentlich kommen. Diese Einsparungen – in den Gesamtbehandlungskosten wohlgemerkt – kommen unter anderem deswegen zustande, weil teure Transporte von einem Krankenhaus in ein anderes wegfallen und weil sich so die Gesamtliegezeit verkürzt. Den Patienten nützt das, aber wie sieht es bei den Leistungsanbietern aus?

Das kleine Krankenhaus, in dessen Notaufnahme sich der Patient vorstellt, wird dank Fernbefundung Patienten häufiger selbst behandeln, statt sie zu verlegen, denn der Experte kann ja bei Bedarf »zugeschaltet« werden. Damit erhält das notversorgende Krankenhaus außer der Pauschale für die Notversorgung auch noch die Pauschale für die entsprechende Leistung, je nach Erkrankung. Es verdient also erst mal mehr. Davon hat es aber (finanziell gesehen) nur dann etwas, wenn die Behandlung schnell geht, die Patienten also nicht zu lange bleiben. Nun sind aber Patienten, bei denen man sich eine Zweitmeinung einholt, überdurchschnittlich oft Problempatienten und damit für ein nach Fallpauschalensystem entlohntes Krankenhaus tendenziell unkalkulierbar. Ein kleines Krankenhaus wird also in einem Fallpauschalensystem versuchen, Problemfälle weiterzuschicken. Das alles hängt natürlich immer davon ab, um was für Patienten beziehungsweise Erkrankungen es sich handelt. Man darf aber jedenfalls nicht automatisch davon ausgehen, dass es in jedem Fall attraktiv ist, einen Notfallpatienten zu behalten. Das kleine Krankenhaus als ausschließlicher Finanzier eines digitalen Bildkommunikationssystems ist daher nicht realistisch.

Wie sieht es mit der Schwerpunktklinik aus, in der die Experten sitzen? Anders als bei digitalen Herzkatheternetzen, bei denen lukrative Operationen zu vergeben sind, gibt es bei der »herkömmlichen« radiologischen Ferndiagnostik nicht so viel zu »gewinnen«. Von einem Konsultationssystem, das dazu führt, dass das kleine Krankenhaus weniger Patienten beziehungsweise nur noch die allerkompliziertesten Patienten überweist, hat die Schwerpunktklinik rein gar nichts. Sie kriegt weniger und durchschnittlich kompliziertere Patienten, hat mehr »Leerstand«, wie es so schön heißt, und damit weniger Geld.

Kurz und gut: Von Ausnahmen (siehe Herzchirurgie) abgesehen, wird sich im gegenwärtigen Finanzierungssystem ein digitales Bildkommunikationssystem nicht »von selbst« herausbilden, und zwar auch dann nicht, wenn die Patienten von einem Qualitätsstandpunkt aus betrachtet offensichtlich davon profitieren würden, und auch dann nicht, wenn sich die Gesamtbehandlungskosten – zum Beispiel durch eingesparte Transporte – tatsächlich reduzieren sollten.

Veranschaulichen kann man das auch an im Prinzip sehr erfolgreichen, neuroradiologischen Konsultationssystemen, von denen es mittlerweile einige gibt. Ein sehr frühes wurde am Uniklinikum Würzburg installiert. Es ist dort bereits seit 1992 in Betrieb. Mehr als dreißig Krankenhäuser schicken CT-Aufnahmen von Patienten mit Schädel-Hirn-Verletzungen per Datenleitung nach Würzburg, wenn sie eine Zweitmeinung benötigen. Nach den Angaben in einer kürzlich von der bayerischen Staatsregierung zusammengestellten Broschüre passiert das ungefähr zwanzig Mal im Monat. In fünf Jahren seien bei 1242 Anfragen aus 32 Krankenhäusern insgesamt 117.766 Transportkilometer für Bilder eingespart worden, was einer Ersparnis von 75.000 Euro entspreche, wird stolz verkündet.

Legt man die ebenfalls angegebenen Kosten des Systems in Höhe von 3000 Euro für die Würzburger Zentralklinik und jeweils 7500 Euro für die Zuweiser zugrunde, dann reicht ein kurzer Überschlag, um zu sehen, dass ein solches System für das einzelne Krankenhaus, zumindest wenn es so selten benutzt wird wie offenbar in dem Würzburger Netz, nicht annähernd kostenneutral ist. Trotzdem reduzieren sich natürlich die Gesamtbehandlungskosten für jeden Patienten, der als Ergebnis einer neuroradiologischen Telekonsultation nicht verlegt wird, ganz gewaltig. Der medizinische Nutzen für den Patienten ist ebenso evident, doch auch dieses digitale Bildkommunikationssystem hätte sich wie die meisten anderen ohne Initiative der Politik wohl nicht von selbst herausgebildet.

Ähnliche Überlegungen kann man zum Thema telemedizinische Notfallversorgung von Schlaganfallpatienten in ländlichen Regionen anstellen. Die Notaufnahmen kleinerer Krankenhäuser ohne eigene neurologische Kliniken werden dabei über eine Videoleitung mit den Schlaganfallexperten in größeren Einrichtungen verbunden. Die Experten haben die Möglichkeit, sich den Patienten per Video live anzusehen beziehungsweise gegebenenfalls die klinische Untersuchung anzuleiten. Außerdem können Computertomografien des Kopfs per Datenleitung übertragen werden.

In Bayern etwa gibt es derzeit drei solcher Netze, die auf Projektbasis den Nutzen der Fernverbindungen evaluieren. Dabei ist der Trend klar positiv: Beim TESS-Projekt des Krankenhauses Günzburg revidieren die Günzburger Experten etwa bei jedem fünften bis vierten Patienten die Verdachtsdiagnose »Schlaganfall« der unerfahreneren Kollegen. Und beim ähnlich arbeitenden TEMPIS-Projekt um die Krankenhäuser München-Harlaching und Regensburg werden bereits heute regelmäßig Lysebehandlungen, mit denen Blutgerinnsel im Gehirn aufgelöst werden, fernmedizinisch angeleitet. Viele dieser Lysen würden ohne das Telekonsultationssystem wahrscheinlich unterbleiben, weil die Lyse eine Behandlung ist, an die sich unerfahrene Ärzte wegen der Gefahr von Blutungskomplikationen oft nicht herantrauen.

Dem medizinischen Nutzen zum Trotz ist es bei der telemedizinischen Schlaganfallnotfallversorgung längst nicht so einfach, ein brauchbares Finanzierungsmodell zu finden. Der finanzielle Nutzen für die kleinen Krankenhäuser dürfte sich aus den geschilderten Gründen in Grenzen halten, zumindest ist er gerade bei der Behandlung von Schlaganfallpatienten, die sehr langwierig sein kann, schwer zu kalkulieren, auch wenn die Klinik durch die eine oder andere nicht durchgeführte Überweisung Fallpauschalengelder erhält, die sie sonst vielleicht nicht eingenommen hätte. Das neurologische Schwerpunktkrankenhaus erntet als Zentrum eines überregionalen Schlaganfallnetzes Reputation, verdient aber nicht mehr Geld, es sei denn, die Konsultationen sind kostenpflichtig, und auch dann muss die Anschubfinanzierung erst einmal wieder reingeholt werden. Allerdings: Die Geräte werden günstiger. Das Günzburger Team hat am Beispiel des TESS-Projekts kürzlich vorgerechnet, dass die Kosten für das gesamte Netz von insgesamt acht Kliniken unter 20.000 Euro lagen.

Außer den Patienten selbst ist der zweite große Gewinner eines funktionierenden telemedizinischen Schlaganfallnetzes wahrscheinlich der Kostenträger, also die Krankenversicherungen – wie übrigens auch bei den neurochirurgischen Konsultationen. Das ergibt sich aus der Überlegung, dass eine falsche Behandlung aufgrund einer Fehldiagnose und langfristige Komplikationen aufgrund einer nicht durchgeführten Lysebehandlung, außerdem teure Transporte vom kleinen Krankenhaus in die neurologische Schwerpunktklinik, die Gesamtbehandlungskosten eines Schlaganfallpatienten eigentlich in die Höhe treiben müssen, und dass deswegen alles, was die genannten Probleme verhindert, Kosten senkt. Die Kostenträger könnten also Interesse an Schlaganfall-Telekonsultationsnetzen oder auch an anderen derartigen Zweitmeinungssystemen haben.

Telemedizin und Gesamtbehandlungskosten – ein wenig bearbeitetes Feld

Hier nun verlässt man bei den ökonomischen Überlegungen zur Telemedizin die Ebene der einzelnen Einrichtung und begibt sich auf die Ebene des Patienten, wo es nicht mehr »nur« (wie beim teleradiologischen Nachtdienst), »vor allem« (wie bei den Herzchirurgen) oder »auch« (wie bei der Telepathologie) um die Verbesserung von Prozessen geht, sondern nun vor allem um die Frage, ob sich durch den Einsatz von Distanztechnologien die Behandlungskosten reduzieren lassen, und das möglichst bei gleichbleibender, idealerweise besser werdender Versorgung der Patienten.

Studien zu dieser Problematik sind rar, und das liegt vor allem daran, dass man sich für valide Aussagen lange Zeiträume ansehen muss, in denen sämtliche Kosten bei der Versorgung eines Patienten aufsummiert werden müssen. Gleichzeitig muss der medizinische Verlauf betrachtet werden, und das alles möglichst im direkten Vergleich zwischen einer Gruppe, die eine von Distanztechnologien unterstützte Behandlung erhält, und einer Gruppe, die nach der sonst üblichen Standardbehandlung therapiert wird. Diese Untersuchungen dürfen außerdem nicht, wie bei Medizintechnologien häufig, »rückwärts« gerichtet sein, man darf sich also nicht irgendwelche Patienten der Vergangenheit ansehen und dann die Kosten extrapolieren, denn dieses Verfahren ist fehleranfällig. Was man gerne hätte, wären vorwärts gerichtete (»prospektive«), vergleichende Studien, in denen Patienten zufällig (»randomisiert«) entweder mit dem Standardverfahren oder mit einer Distanztechnologie behandelt werden.

Lange Zeit gab es derartige Untersuchungen, die ja beispielsweise bei Medikamenten absoluter Standard sind, bei telemedizinischen Verfahren überhaupt nicht. Im Jahr 2000 hat der jetzige Berater von Bundesgesundheitsministerin Ulla Schmidt, Karl Lauterbach, eine so genannte Delphi-Studie vorgelegt, eine Art vergleichende Analyse von fast 1200 Forschungsarbeiten, die sich entweder mit telemedizinischen Projekten oder mit Medizinrobotik auseinander gesetzt haben. Aus der Gruppe der Telemedizinstudien waren 158 ökonomisch auswertbar. Diese haben Lauterbach und Kollegen genommen und externen Gutachtern vorgelegt, die sich zum medizinischen Nutzen äußern sollten. Die Kosten wurden aufsummiert und mit den Kosten der Standardverfahren verglichen. Demnach waren 116 von 158 Telemedizinprojekten billiger als die Standardtherapie, woraus Lauterbach im Endeffekt folgerte, dass Telemedizin bei konstantem Nutzen tatsächlich das Potenzial habe, Kosten zu senken.

Der Autor dieser Zeilen hält es noch heute für ziemlich gewagt, aus dem damals zur Verfügung stehenden Studienmaterial diese These abzuleiten. Prospektive, vergleichende Studien, die medizinischen Nutzen und entstehende Kosten von Telemedizinanwendungen sauber nebeneinander aufführten, waren zu diesem Zeitpunkt noch eine absolute Rarität. Die erste prospektive, randomisierte Studie, die systematisch chronisch kranke Patienten in Tele-Homecare-Behandlung mit solchen Patienten verglich, die eine Standardtherapie erhielten, wurde überhaupt erst im Jahr 2000 veröffentlicht.

Im Jahre 2001 publizierte das British Medical Journal einen Übersichtsartikel zu den gesundheitsökonomischen Aspekten medizinischer Distanztechnologien. Von insgesamt 969 Artikeln, die eine Datenbanksuche zu Themen wie e-Health, Telemedizin und Telehealth ausspuckte, waren damals 184 für eine Kosten-Nutzen-Rechnung auswertbar. Der Autor der Übersichtsarbeit, Richard Wootton, konstatierte eine Kosteneffektivität von Distanztechnologien in Telekonsultations-Projekten nur dann, wenn, wie in ländlichen Gebieten, weite Strecken zwischen den vernetzten Einrichtungen liegen. Er hielt außerdem eine Kosteneffektivität bei Tele-Homecare-Szenarien, also bei der Betreuung chronisch Kranker zuhause, in der Zukunft für denkbar. Wootton hatte selbst mehrfach die Kosteneffektivität von Tele-Dermatologie-Systemen untersucht und war unter anderem in einer randomisierten Studie mit 204 Patienten, die entweder teledermatologisch behandelt wurden oder direkt zum Dermatologen überwiesen wurden, zu dem Schluss gekommen, dass solche Systeme unter herkömmlichen Bedingungen, das heißt bei den in Europa üblichen geringen Entfernungen zum nächsten medizinischen Spezialisten, nicht kosteneffizient zu betreiben sind.

Eine weitere Studie im British Medical Journal untersuchte im Jahr 2003 anhand von über zweitausend Patienten den ökonomischen Nutzen von Video-Telekonsultationen, an denen Allgemeinärzte und der jeweils benötigte Spezialist teilnahmen. Diese Videokonsultationen ersetzten die klassische Überweisung und sollten unter anderem Zweituntersuchungen einsparen, die von den konsultierten Spezialisten oft erneut vorgenommen werden, weil zum Beispiel die Ergebnisse der ersten Untersuchung gerade nicht vorliegen. In der Tat konnten überflüssige diagnostische Tests eingespart werden, wenn eine Videokonsultation statt einer Überweisung durchgeführt wurde, und wie zu erwarten, war das Tele-Prozedere für den Patienten weniger zeitaufwändig als der Besuch des Spezialisten. Nur: Insgesamt billiger war das Telekonsultationssystem nicht, im Gegenteil, es war sogar deutlich teurer, was vor allem an der für alle Seiten sehr zeitaufwändigen Erstvorstellung per Video lag.

So weit die gesundheitsökonomisch skeptische Seite. In den letzten Jahren allerdings ist die Zahl der Studien angestiegen, die von gegenteiligen Ergebnissen berichten, zunächst in den USA, wo in einem stark privat organisierten Gesundheitswesen reges Interesse an gesundheitsökonomischen Fragestellungen herrscht, später in Großbritannien und jetzt, langsam, auch bei uns in Deutschland.

Kontrollierte Kosten-Nutzen-Studien mit medizinischen Distanztechnologien

Die bereits erwähnte erste prospektive Studie zu medizinischen und ökonomischen Aspekten der Tele-Heimbetreuung aus dem Jahr 2000 war das Kaiser Permanente Trial, eine achtzehnmonatige Untersuchung, bei der pflegebedürftige Patienten mit Herzversagen, obstruktiven Lungenerkrankungen, Durchblutungsstörungen des Gehirns, Krebs, Diabetes, Angststörungen und chronischen Wunden mit Videotelefonen und elektronischen Messgeräten ausgestattet wurden. Dadurch gelang es im Vergleich mit Kontrollgruppen, die Zahl der nötigen Schwesternbesuche im Studienzeitraum um knapp ein Fünftel zu reduzieren, ohne dass in den pflegerischen Qualitätsscores Unterschiede ausgewiesen worden wären. Die durchschnittlichen Behandlungskosten lagen um mehr als ein Viertel unter denen der Gruppe mit Standardbehandlung.

In einer zugegebenermaßen etwas kleinen Studie, die im Mai 2003 in der Fachzeitschrift Diabetes Care veröffentlicht wurde, verglichen die Studienautoren die Kosten und die medizinische Effektivität einer telemedizinischen Behandlung von Diabetespatienten im US-Bundesstaat Colorado mit der Standardbehandlung in einer üblichen Arztpraxis. 35 Diabetespatienten besuchten dabei wie auch in Deutschland üblich einmal alle drei Monate ihren Hausarzt. Eine genauso große Gruppe schickte alle zwei Wochen ihre Blutzuckerwerte per Modem.

Interessant: Hinsichtlich der Blutzuckereinstellung gab es zwischen beiden Gruppen keine großen Unterschiede. Sowohl die Zahl der gefährlichen Unterzuckerungen als auch der Verlauf des über die Zuckereinstellung Auskunft gebenden HbA1c-Wertes waren in beiden Gruppen ähnlich. Stark unterschiedlich allerdings waren die Behandlungskosten: Sie betrugen für die Kostenträger in der konventionell behandelten Gruppe durchschnittlich 305 US-Dollar über sechs Monate, in der Telegruppe waren es nur 163 US-Dollar. Im Flächenstaat Colorado war dieser Unterschied unter anderem auf Anfahrtswege und zum Teil Übernachtungen zurückzuführen. Diese Ergebnisse sind also nicht unbedingt übertragbar.

Näher an deutschen Verhältnissen war eine ebenfalls im Jahr 2003 publizierte Studie, bei der insgesamt 216 Patienten mit schwerem, chronischem Herzversagen aus dem Krankenhaus entlassen wurden und ein je dreimonatiges Betreuungsprogramm erhielten. Die Patienten wurden nach dem Zufallsprinzip in zwei Gruppen aufgeteilt. Die eine Gruppe erhielt in der ersten Woche nach Entlassung dreimal Besuch von einer speziell geschulten Krankenschwester, in den folgenden zwei Wochen je zweimal und in den Wochen vier und fünf je einmal. Danach stand die Schwester den Patienten jederzeit bei

Bedarf zur Verfügung. Sie kontrollierte unter anderem das bei herzinsuffizienten Patienten so wichtige Körpergewicht, notierte den Blutdruck und erstattete jeweils dem behandelnden Arzt Bericht, der gegebenenfalls die medikamentöse Behandlung modifizieren konnte.

Die Patienten in der zweiten Gruppe bekamen keine »eigene« Schwester, sondern stattdessen einen kleinen Kasten, mit dem sie Blutdruck, Puls, Körpergewicht und den Sauerstoffgehalt im arteriellen Blut messen mussten. Die Werte übertrugen sie drei Monate lang täglich über die Telefonleitung an eine gesicherte Internetseite. Nach drei Monaten wurde das System wieder abgebaut.

Der Erfolg des Telemonitorings, der Fernüberwachung, war bemerkenswert. Während die so genannten Quality of Life-Scores, die etwas darüber aussagen, wie gut sich die Patienten subjektiv fühlen, in beiden Gruppen ähnlich waren, musste jeder vierte Patient in der Gruppe mit konventioneller Heimpflege im Lauf der drei Monate wieder stationär aufgenommen werden. In der Telemedizingruppe dagegen war es nicht einmal jeder achte.

Finanziell klingt das so: Für die Telemedizingruppe bezahlte der Kostenträger in drei Monaten insgesamt 65.000 US-Dollar, für die konventionell von einer Schwester versorgte Gruppe waren es 177.000 US-Dollar. Eine erneute Erhebung nach sechs Monaten, also drei Monate nach Ende des Betreuungsprogramms für alle Patienten beider Gruppen, ergab immer noch einen mehr als einhundertprozentigen Unterschied: Die Behandlungskosten in der Telemedizin-Gruppe hatten sich auf 223.000 US-Dollar summiert, in der konventionell betreuten waren es rund 500.000 US-Dollar. Erst nach einem Jahr begannen sich die Unterschiede zu verwässern: 541.000 zu 678.000 US-Dollar hieß dann die Bilanz.

Diese an der Universität von Illinois konzipierte Studie kann als ein ziemlicher Meilenstein angesehen werden. Sie ist aus mindestens zweierlei Gründen hochinteressant: Zum einen demonstriert sie wie kaum eine Studie zuvor, dass Telemedizin gesundheitsökonomisch sinnvoll sein kann. Zum anderen zeigt sie, dass auch ein zeitlich begrenztes telemedizinisches Überwachungsprogramm über den Zeitraum der eigentlichen Überwachung hinaus einen Effekt hat, der sich in einer geringeren Zahl von Krankenhauseinweisungen niederschlägt. Im konkreten Beispiel heißt das: Auch wenn die Studienautoren diese Option nicht im Programm hatten, wäre es denkbar, dass man durch wiederholte, kurze Überwachungsepisoden von einigen Wochen oder Monaten den günstigen Effekt der Telemedizin »boostern« kann, ähnlich wie man eine Impfung auffrischt.

Woher aber kam der Unterschied zwischen den beiden auf unterschiedliche Weise überdurchschnittlich intensiv betreuten Gruppen? Die Autoren haben die Gruppen auf externe Einflussfaktoren hin untersucht. Der bedeutendste, die Medikation, war in beiden Gruppen gleich und beinhaltete jeweils die Standardarzneien bei chronischem Herzversagen, nämlich ACE-Hemmer, Wassertabletten und Betablocker. Daran lag es also nicht. Eher darf vermutet werden, dass der mit der Telemedizin verbundene Zwang, sich mit seiner Erkrankung auseinander zu setzen, einen heilsamen Einfluss auf das Verhalten der betreffenden Personen hatte, denn immerhin mussten diese täglich physiologische Parameter kontrollieren, wohingegen in der Krankenschwestergruppe mehr Passivität erlaubt war: Es kam ja jemand, der sich um einen kümmerte.

Doch nicht nur in den USA, auch in Europa und sogar im in Sachen Telemedizin etwas hinterherhinkenden Deutschland werden vergleichende Studien zu medizinischen Distanztechnologien mittlerweile durchgeführt. Der geschilderten Studie aus Illinois sehr ähnlich ist dabei die TEN-HMS-Studie, die ebenfalls die ambulante Betreuung von Patienten mit chronischem Herzversagen untersuchte. Die TEN-HMS-Studie wird im Kapitel »Mein Herz so digital« genauer beschrieben, weswegen hier nur kurz die gesundheitsökonomisch relevanten Daten aufgezählt werden sollen.

Bei der Verringerung der Krankenhaustage innerhalb des ersten Jahres war das Bild ähnlich wie in den USA: Verglichen mit einer von Schwestern intensiv telefonisch betreuten Gruppe lag die Zahl der Krankenhaustage in der Tele-Gruppe um ein Viertel niedriger. Doch insbesondere war die TEN-HMS-Studie die erste Telemedizin-Studie bei Herzinsuffizienz, die nicht nur die Krankenhaustage, sondern auch die Sterblichkeit der Patienten untersuchte. Und hier kam es zu einem wahren Erdrutsch: In der telemedizinisch betreuten Gruppe starben satte vierzig Prozent weniger Patienten als in der Gruppe mit Standardbetreuung. Allerdings: Auch in der Gruppe mit intensiver telefonischer Betreuung durch geschulte Schwestern konnte die Sterblichkeit in dieser Größenordnung reduziert werden.

Auch diese Studie erlaubt es, einige Lehren zu ziehen. Dass eine telemedizinische Fernbetreuung die Zahl der Krankenhaustage reduzieren kann, darf nach TEN-HMS eigentlich niemand mehr bezweifeln. Ersten ökonomischen Überschlagsrechnungen mit den TEN-HMS-Daten zufolge sollten sich die Anschaffungskosten nach maximal zwei Jahren amortisiert haben. TEN-HMS lehrt freilich auch, dass auch mit dem wenig revolutionären und konkurrenzlos günstigen Mittel des Telefons einiges an medizinischem Nutzen eingefahren werden kann. Und dank der Sterblichkeitsanalyse zeigt TEN-HMS schließlich, dass die Fernbetreuung den Patienten zwar medizinisch nutzt und im Untersuchungszeitraum – wichtige Einschränkung – die Behandlungskosten senkt. Dass aber Telemedizin ein Gesundheitssystem insgesamt preiswerter machen könnte, ist eine Milchmädchenrechnung, denn wenn mehr schwerkranke Patienten länger leben, kann das insgesamt nicht billiger werden.

So aber kann und darf man natürlich nicht rechnen, will man nicht die prinzipielle und ziemlich fruchtlose Frage diskutieren, wie viel einer Gesellschaft ihre »Gesundheit« denn so insgesamt wert ist. Rechnen kann man allerdings mit einzelnen Patienten und überschaubaren Zeiträumen, und mit einzelnen Patienten und überschaubaren Zeiträumen müssen auch die Kostenträger rechnen. Wenn man nun aus den wenigen gesundheitsökonomisch aussagekräftigen Studien und aus den zumindest für die Notversorgung von Schlaganfallpatienten »intuitiv plausiblen« Szenarien vorsichtig den Trend abzulesen wagt, dass es möglich sein könnte, mit einer teuren Technologie wie der Telemedizin medizinischen Nutzen zu stiften und – eingesparte Krankenhaustage, seltenere Besuche der Notaufnahmen, weniger Komplikationen durch frühere Therapie bei Schlaganfällen – Behandlungskosten zu sparen, dann stellt sich irgendwann die Frage, wie man ein solches nutzbringendes Instrument tatsächlich unter die Leute bringen kann, wenn die Strukturen des Gesundheitswesens das nicht unterstützen.

Integrierte Versorgungsnetze als Ausweg aus dem Finanzierungsdilemma?

Noch einmal kurz das Problem: Telemedizinische Betreuung der beschriebenen Art involviert sowohl Kliniken als auch niedergelassene Ärzte und gegebenenfalls Pflegedienste. Da aber hierzulande die Finanzierungssysteme dieser Sektoren getrennt sind, weil das Geld für ambulante und stationäre Leistungen aus unterschiedlichen Töpfen kommt, gibt es für die Akteure im Gesundheitswesen wenig Anreiz, diese medizinisch nützlichen und finanziell zumindest interessanten Konzepte auch umzusetzen. Am meisten profitieren könnten bei diesen komplexen Szenarien mittelfristig die Kostenträger, doch die hatten bislang nur wenig eigene Gestaltungsmöglichkeiten, vor allem im für die Distanztechnologien interessanten Grenzgebiet zwischen Klinik und ambulanter Versorgung.

Mit der Gesundheitsreform 2003 hat sich das nun etwas geändert: Den Krankenkassen ist es künftig erlaubt, mit niedergelassenen Ärzten innerhalb gewisser Grenzen selbst zu verhandeln. Bisher waren dazwischen die ärztlichen Kollektivinstanzen der Kassenärztlichen Vereinigungen, die mit der Reform etwas an Einfluss einbüßen. Vor allem aber gibt es in der Gesundheitsreform einen Paragraphen für so genannte integrierte Versorgungskonzepte, die ganz bewusst die ambulant-stationäre Vernetzung fördern sollen. Diese integrierten Versorgungsnetze, die ab 2004 sukzessive entstehen werden, können auch Distanztechnologien nutzen.

Hier bietet sich nun für das hiesige Gesundheitswesen erstmals die Möglichkeit, Tele-Homecare-Szenarien der beschriebenen Art auch tatsächlich im Regelbetrieb unter Beteiligung einer größeren Zahl von Patienten zu realisieren. Ermöglicht wird das durch die Vorschrift, dass bis zu einem Prozent der gesamten Gelder, die von den Krankenkassen in die Kliniken und an die Kassenärzte fließen, von den Krankenkassen für die integrierte Versorgung abgezwackt werden dürfen. Das sind zumindest bis zum Jahr 2006 bis zu 680 Millionen Euro jährlich. Das wird vor allem zu einem Wettbewerb zwischen

Kliniken führen, die sich ihren Anteil an diesem »Extra-Geld« sichern wollen. Der Präsident der Deutschen Krankenhausgesellschaft, Wolfgang Pföhler, sagte auf einer Veranstaltung im Januar 2004 in Berlin voraus, dass sich die deutsche Krankenhauslandschaft in den nächsten Jahren aufgrund finanzieller Engpässe erdrutschartig verändern werde. Die Möglichkeit, mit extrabudgetären Geldern integrierte Versorgungsnetze aufzubauen, ist vor diesem Hintergrund ein willkommenes Instrument. Mit diesem Extrageld können die Kassen gezielt Projekte fördern, die sich der Vernetzung zwischen niedergelassenen Ärzten und Kliniken verschreiben, und hier werden auch medizinische Distanztechnologien zum Einsatz kommen.

Einen Vorgeschmack lieferte gleich im Januar 2004 der Verband der Angestelltenkassen und Ersatzkassen VdAK, einer der größten Versichererverbände im Lande. Er gab den Beginn eines Videoüberwachungsprojekts für Parkinsonpatienten bekannt, das bis 2005 an fünf verschiedenen Krankenhäusern insgesamt zweihundert VdAK-Patienten einschließen soll. Der Hintergrund: Die Ersteinstellung eines Parkinsonpatienten auf seine medikamentöse Behandlung muss bei vielen Patienten im Krankenhaus erfolgen und dauert dort etwa drei Wochen. Das liegt daran, dass sich der Arzt, der die Medikamentendosierung festlegt, mehrmals am Tag ein Bild von der Beweglichkeit der Patienten machen muss, die durch die Erkrankung starken Schwankungen unterliegt. Niedergelassene Neurologen können das oft nicht leisten.

Bei dem VdAK-Projekt nun werden die Patienten zuhause im Wohnzimmer behandelt, und der Klinikarzt schaltet sich nach einem festgelegten Schema bis zu viermal am Tag live über eine Videokamera dazu, um die Bewegungen des Patienten zu analysieren. Hält er eine Änderung der Medikation für angebracht, sendet er das neue Schema per Fax. Interessant wird dieses Projekt zum einen durch die Finanzierung: Die Versicherungen überweisen der Firma, die die Videokameras zur Verfügung stellt, einen Festbetrag, von dem diese unter anderem die Klinikärzte finanziert. Das ist ein bislang im gesetzlichen Versicherungswesen in Deutschland völlig unübliches Finanzierungsmodell, das enorme Kosteneinsparungen denkbar macht. Zum anderen ließen sich natürlich in die Patientenbetreuung durch das Kameraprinzip auch niedergelassene Ärzte einbinden, die so »ihre« künftigen Patienten gleich mitbetreuen könnten, wodurch der Übergang zwischen Klinik und Praxis fließend würde.

Praktisch erfordern integrierte Versorgungsprojekte, dass sich Kliniken, Versicherungen und niedergelassene Ärzte an einen Tisch setzen und herausarbeiten, wer von dem jeweiligen Projekt wie stark profitiert, wer demnach wie viele Kosten zu tragen hat und welchen Anteil an eventuellen Einsparungen er abbekommt, kurz genau das, woran es bislang haperte, wird zumindest im Rahmen solcher Netze nun zwingend erforderlich.

Das Neue daran ist vor allem der Maßstab: Solche Vernetzungsbemühungen können nun im Rahmen der Regelversorgung angeboten werden und nicht als idealistische Modellprojekte auf kleinen, regionalen, subventionierten Inseln. Integrierte Versorgungsprojekte werden gerade Gesundheitsökonomen ein weites Forschungs- und Betätigungsfeld eröffnen, und viele der in diesem Abschnitt aufgestellten Thesen oder vage belegten Hypothesen werden sich künftig unter den Bedingungen des deutschen Gesundheitswesens um einiges fundierter diskutieren lassen, wenn die Erfahrungen aus diesen Projekten erst einmal da sind.

Vierter Teil

Open Access und die biomedizinische Forschungspublizistik

Philipp Grätzel von Grätz

Wo sich transatlantische Herzoperationen, dämmerige Suizidforen und elektronische Gesundheitskarten in den medialen Vordergrund drängen, gerät ein Bereich gerne in Vergessenheit, der durch das Internet mindestens genauso stark herausgefordert wird wie das Gesundheitssystem durch die Telematik, die klinische Medizin durch Expertensysteme oder das Arzt-Patienten-Verhältnis durch Selbsthilfeforen. Verlassen wir die Frontlinien, an denen Patienten und Ärzte mit und ohne unterstützende Netzinfrastruktur ihren Kampf gegen die Krankheiten austragen. Begeben wir uns stattdessen ein wenig ins Hinterland, an die Quellen der Weisheit, dorthin, wo medizinisches Wissen produziert wird.

Nach Jahrhunderten relativer Ruhe knirscht es seit einiger Zeit kräftig in jenem Gebälk, das von den Forschern, den Universitäten und den wissenschaftlichen Buch- und vor allem Zeitschriftenverlagen gebildet wird, um das Haus der Wissenschaft zusammenzuhalten. Die Einführung des Internets hat eine latente Krise im wissenschaftlichen Publikationsbetrieb dramatisch verschärft, die letztlich durch eine immer stärkere Spezialisierung der Forschung mit entsprechender Vermehrung der Forschungsliteratur ausgelöst worden war. In einem bis dahin als ehrenwert und diskret geltenden, kleinen aber feinen Teil der Gesellschaft kommt es seit Ende der neunziger Jahre immer wieder zu bonanzaartigen Tumulten: Wissenschaftler, die jahrelang demütig hingenommen haben, dass sie das Copyright an ihren Forschungsartikeln verlieren, wenn diese einmal zur Veröffentlichung eingereicht wurden, reklamieren plötzlich das Recht für sich, ihre oft genug öffentlich finanzierten Arbeiten selbst zu vertreiben. Ganze Graswurzelbewegungen bilden sich mit tausenden von Sympathisanten, die dafür kämpfen, Forschungsliteratur kostenlos über das Internet zugänglich zu machen. Sie sehen im Netz die Möglichkeit, der modernen Forschung ein Medium zu verschaffen, das die längst angestaubten Wissenschaftsideale wieder aufpolieren hilft, die Robert K. Merton im Jahr 1942 formulierte, jene edle Kombination aus Gemeinschaftsgeist, Universalismus und Uneigennützigkeit gepaart mit organisiertem Skeptizismus.

Auf der anderen Seite begeben sich Verleger in eine Verteidigungsstellung und klagen über Realitätsferne und Naivität »ihrer« Forscher. Oder aber sie gehen selbst in die Offensive und gründen eigene Initiativen, die versuchen, das Internet in den Verlagskosmos zu integrieren, und die gleichzeitig den Befürwortern eines freien Zugriffs auf Forschungsliteratur den Wind aus den Segeln nehmen sollen.

Ein kurzer Blick in die Geschichte der Forschungspublizistik

Ein Forscher, der in einem Elfenbeinturm seine Arbeit vorantreibt, ohne sich um den Rest der Welt zu kümmern, nützt niemandem. Die Ergebnisse seiner wissenschaftlichen Tätigkeit werden erst dann relevant, wenn er sie öffentlich verfügbar macht, wenn andere Forscher darauf zurückgreifen können, um seine Experimente nachzuvollziehen, um seine Thesen zu widerlegen oder zu ergänzen. Wie man eine solche wissenschaftliche Öffentlichkeit erzeugt, dafür gibt es kein Patentrezept. In der frühen Neuzeit, als sich der Wissenschaftsbetrieb, wie wir ihn heute kennen, langsam anfing herauszubilden, kommunizierten Naturwissenschaftler miteinander wie Verliebte in zwei entfernten Städten: per Brief. Isaac Newton und Gottfried Wilhelm Leibniz etwa trugen ihren bekannten Disput in gegenseitiger Hochachtung über den Postweg aus.

Doch die wissenschaftliche Gemeinde wuchs unaufhörlich und mit ihr das Bedürfnis nach einer breiteren Öffentlichkeit und neuen Kommunikationsformen, um die immer rasantere Entwicklung der Naturwissenschaften nicht auszubremsen. Ein geeignetes Mittel dafür stand seit der Mitte des 15. Jahrhunderts zur Verfügung: die Gutenberg-Presse, die den Buchdruck mit beweglichen Lettern ermöglichte und die sich in Europa zunächst langsam und dann rasant ausbreitete. Die ersten gedruckten politischen Periodika, die regelmäßig veröffentlicht wurden, erschienen um 1600 in Mitteleuropa, vor allem in Deutschland und in den Niederlanden. Doch es sollte noch mehr als ein halbes Jahrhundert dauern, bis die Wissenschaften schließlich auf diesen Zug aufsprangen. Im Jahre 1665 präsentierte die französische Akademie der Wissenschaften das »Journal des Savants«, die erste wissenschaftliche Zeitung der Neuzeit. Drei Monate später startete die »Royal Society of London for the Promotion of Natural Knowledge« ihre »Philosophical Transactions«, eine der einflussreichsten wissenschaftlichen Publikationen, die je verlegt wurden.

Von Anfang an bestand die wichtigste Funktion dieser Zeitschriften neben der Erzeugung einer wissenschaftlichen Öffentlichkeit in der Organisation des so genannten Peer Review. Der Peer Review ist eine Art interner Qualitätsfilter für von Wissenschaftlern eingesandte Forschungsarbeiten. Die Redaktionen der Zeitschriften schicken eingegangene Artikel dabei an die so genannten Peers weiter. Peers sind anerkannte Fachleute der jeweiligen Forschungsrichtung. Sie bleiben meist anonym und arbeiten in der Regel ehrenamtlich. Je nach dem, was diese Peers von den Arbeiten halten, nehmen die Zeitschriften einen Artikel entweder an oder lehnen ihn ab, wobei das letzte Wort generell die Verleger und nicht die Peers haben. Dieser Prozess hat über die Jahrhunderte bis heute immer mehr an Bedeutung gewonnen, soll heißen: Er wurde immer teurer und dauerte immer länger.

Vor allem ab dem 19. Jahrhundert entwickelte sich das wissenschaftliche Publikationswesen rasant. Obwohl die Zahl der Zeitschriften stark anstieg, waren wissenschaftliche Publikationen weiterhin kein Konsumgut wie andere. Sie waren oft genug eher eine Liebhaberei und keineswegs eine sichere Einnahmequelle für ihre Verleger. Im Gegenteil: Die Verleger der heute salopp »Papers« genannten Arbeiten balancierten jahrhundertelang am Rande des finanziellen Ruins. Die Geschichte der Wissenschaftspublizistik vor dem zweiten Weltkrieg ist auch eine Geschichte ihrer Pleitiers und Bankrotteure. Nur ein Beispiel: Von den medizinischen Zeitschriften, die in der ersten Hälfte des 19. Jahrhunderts aufgelegt wurden, überlebte die Hälfte nicht einmal das erste Erscheinungsjahr, und nur ein Viertel erreichte ein Alter von zwei Jahren.

Nach dem zweiten Weltkrieg änderte sich die Situation. In den vor allem in der angloamerikanischen Welt noch heute gerne so genannten »goldenen Jahren« der Wissenschaft wurde zwischen 1945 und 1965 in nie da gewesenem Maße öffentliches Geld in die Forschung investiert. Das Resultat war, dass sich der seit dem 19. Jahrhundert evident werdende Trend zu immer spezielleren Forschungsgebieten massiv beschleunigte. Es gab immer mehr Wissenschaftler, und wissenschaftliche Institutionen wurden zahlreicher und zahlreicher. Zum ersten Mal entwickelte sich im Gefolge so etwas wie ein Massenmarkt für wissenschaftliche Literatur. Die Verlagshäuser wurden entsprechend größer und die Verleger mächtiger.

Heute dominiert eine Handvoll Verlage als »big players« den globalen Markt der Wissenschaftspublizistik. Die Firmen Thomson Corporation, Reed Elsevier, Pearson, McGraw-Hill, John Wiley und das Konglomerat Kluwer AcademicPublishers/Cinven and Candover/Springer Science and Business Media teilen sich große Teile des Weltmarkts für akademische Zeitschriften. Im biomedizinischen Bereich sind nur noch sehr wenige Zeitschriften nicht Teil solcher Verlagsimperien, darunter das namhafte New England Journal of Medicine sowie Nature, außerdem jene Magazine, die unter dem Regime einer wissenschaftlichen Gesellschaft publiziert werden. Nach Angaben in einer Markterhebung der französischen Bank BNP Paribas beträgt der Gesamtumsatz auf dem Markt der wissenschaftlichen Publizistik etwa 40 Milliarden US-Dollar, die Hälfte davon in den USA. Etwa 15 Prozent davon gehen demnach auf das Konto wissenschaftlicher Zeitschriften.

Die Bibliothekskrise

Während sich für die Verleger also die traditionell kritische Finanzsituation in der zweiten Hälfte des 20. Jahrhunderts spürbar entspannte, kommt es heute an einer anderen Stelle zu bisher nicht gekannten Problemen. Bibliotheken an Universitäten, Kliniken und größeren Forschungseinrichtungen, die mit ihren Zeitschriftenabonnements den Informationshunger der Wissenschaftler und Ärzte stillen müssen, werden durch die geschilderten Entwicklungen gezwungen, immer mehr Geld für den Erwerb von immer mehr Zeitschriften auszugeben. Das allein wäre vielleicht noch machbar, doch die Zeitschriften werden nicht nur zahlreicher, sondern spätestens seit Ende der siebziger Jahre auch immer teurer. Die relativen Teuerungsraten im wissenschaftlichen Publikationsbetrieb stellen nicht nur die allgemeine Inflationsrate weit in den Schatten. Sie übertreffen auch erheblich die etwas höher liegende Inflationsrate auf dem allgemeinen Zeitschriftenmarkt.

Die Association of Research Libraries in Washington DC etwa hat ausgerechnet, dass sich zwischen 1986 und 1999 die Preise für abonnierte so genannte STM-Zeitschriften – STM steht für Science, Technology, Medicine – im Durchschnitt mehr als verdreifachten. Zu einem ähnlichen Ergebnis kommt die Deutsche Forschungsgemeinschaft DFG, die in einer Erhebung eine Verdreifachung der Preise von neun ausgewählten STM-Zeitschriften zwischen 1992 und 1999 moniert. Die Universitätsbibliothek in Regensburg registrierte zwischen 1997 und 2001 rund 85-prozentige Preissteigerungen für Zeitschriften aus dem biomedizinischen Bereich.

Die Zeitschriftenkrise erreichte ihren Höhepunkt in den späten Neunzigern, als nach Angaben einer Studie der französischen Bank BNP Paribas aus dem Jahr 2003 die durchschnittlichen jährlichen Preissteigerungen bei den Abonnementkosten wissenschaftlicher Zeitschriften im zweistelligen Prozentbereich lagen und die Abonnentenzahlen parallel dazu um jährlich acht Prozent abnahmen. Einzelne Zeitschriften kommen heute auf Jahresabonnementkosten von 10.000 bis 15.000 US-Dollar und mehr. Durchschnittlich sind einige tausend Euro zu berappen. 18 der 25 teuersten Zeitschriften werden dabei von dem britischen Verlag Reed Elsevier herausgegeben (Stand 2001 gemäß einem Report der Analysten von Morgan Stanley). Parallel zu diesen Preisanstiegen hat die Zahl der auf dem Markt erhältlichen Magazine rasant zugenommen, im STM-Bereich um etwa 55 Prozent zwischen 1986 und 1999. Rund 24.000 wissenschaftliche Journale veröffentlichen gegenwärtig pro Jahr etwa zwei bis drei Millionen Artikel.

Der rasante Preisanstieg ruft zunehmend Kritiker auf den Plan: Warum, so fragen sie, werden wissenschaftliche Verlage vom Steuerzahler eigentlich doppelt subventioniert? Zum einen werden ihnen für ihre Zeitschriften die Ergebnisse öffentlich finanzierter Forschungsarbeit kostenlos zur Verfügung gestellt. Zum anderen zahlt der Steuerzahler indirekt über die öffentlichen Bibliotheken auch noch einen Großteil der Abonnementkosten. Die Verleger wehren sich und wollen nicht die schwarzen Schafe sein. Sie nennen als Gründe für den rasanten Preisanstieg die Verbesserung der Druckqualität, die aufwändiger werdende Organisation des Peer Review und die elektronischen Medien.

Wie auch immer, weltweit reagieren die Bibliotheken auf diesen seit den achtziger Jahren griffig »Bibliothekskrise« genannten Zustand: Sie verringern die Zahl ihrer Zeitschriftenabonnements und fördern gemeinschaftliche Dokumentenlieferdienste wie den in Deutschland sehr beliebten Dienst Subito, der gegen geringe Gebühren einzelne Artikel per Fax oder E-Mail verschickt, wenn die entsprechende Zeitschrift in einer teilnehmenden Bibliothek vorrätig ist. Selbst die traditionell mit Geld reichlich ausgestatteten amerikanischen Forschungsbibliotheken mussten in den 15 Jahren vor der Jahrhundertwende die Zahl ihrer Abonnements um durchschnittlich sechs Prozent verringern. In

Deutschland verringern sich die Bestellvolumina der Bibliotheken seit etwa zehn Jahren jährlich um rund zehn Prozent. Bibliothekare schätzen, dass öffentliche Bibliotheken wegen steigender Preise und stagnierender oder fallender Etats seit 1990 weit mehr als die Hälfte ihrer Kaufkraft eingebüßt haben.

Auf der anderen Seite wollen die Verlage nicht die alleinigen Buhmänner sein: Sie monieren, dass die Bibliotheken ihrerseits dazu beitrügen, die Inflation der Zeitschriftenpreise in Gang zu halten, etwa mit Dokumentendiensten wie eben Subito, die dazu führten, dass die Abonnementzahlen sänken und die Preise damit steigen müssten. Moniert werden von Verlegerseite auch immer wieder die ineffizienten Verwaltungsstrukturen der Bibliotheken und insbesondere deren hohe Personalkosten.

Die Bibliothekskrise und das Internet

Mitten in die zwischen Verlagen und Buchverleihern im Stillen ausgefochtene Bibliothekskrise positionierte sich Anfang der neunziger Jahre völlig überraschend das Internet. Von heute auf morgen wurden die meisten Rechnungen hinfällig und die Kombattanten wurden gezwungen, sich neu auszurichten. Für Verleger eröffneten sich neue, papierlose Vertriebswege. Gleichzeitig begann man, die Gefahren zu erkennen, die leicht reproduzierbare, elektronische Manuskripte für die Anbieter von Zeitschriften bergen. Für Bibliotheken wurde es auf einmal denkbar, ganz auf das traditionelle Papierabonnement zu verzichten und stattdessen auf den Ressourcen sparenden Online-Zugriff zu setzen. Doch die nachhaltigste Folge, die das Internet auf dem Gebiet der Wissenschaftspublizistik hatte, war eine ganz andere und ziemlich unerwartete: Nach jahrhundertelangem Dornröschenschlaf erwachten die Wissenschaftler und erinnerten sich plötzlich ihrer Hauptrolle im Publikationstheater.

Auch dieses mirakulöse Erwachen wurzelte letztlich in der Bibliothekskrise: Natürlich war den Forschern aufgefallen, dass die Versorgung mit Originalliteratur schlechter wurde. Immer öfter musste die heimische Bibliothek bei Literaturwünschen den Kopf schütteln oder auf umständliche Fernleihe-Prozeduren ausweichen. In den unvernetzten Zeiten der achtziger und frühen neunziger Jahre allerdings blieb der Wissenschaftsgemeinde wenig anderes übrig, als diese Entwicklung hinzunehmen. Die einzige Alternative, der Selbstverlag, war teuer und extrem zeitaufwändig. Vor allem aber erreichte man mit selbst verlegten Zeitschriften keine breite Öffentlichkeit, wenn man nicht auch noch einen Vertrieb aufbauen wollte.

Das Internet schien alle diese Probleme auf einmal zu lösen. »Eine Zeitschrift auf den Server einer Universität zu stellen, ist keine große Kunst«, sagte Arnaud de Kemp vom Springer-Verlag Ende der Neunziger in einem Interview mit dem Onlinemagazin *telepolis*. Viele Wissenschaftler sahen das genauso: Eine Forschungsarbeit ins Netz zu stellen, erforderte nur wenige Mausklicks. Die technische Infrastruktur war mit den Servern der jeweiligen Institutionen ohnehin vorhanden. Und vor allem hielt man das Problem des Vertriebs für gelöst. Einmal online, hatte im Prinzip jeder Interessierte Zugriff auf die Daten.

Eine Gruppe von Wissenschaftlern, die das Internet schon sehr früh für sich entdeckt hatte, war die Gemeinde der Physiker. Physiker waren nicht nur die Pioniere im ARPA-Net, jenem heute schon fast mystischen Internet-Onkel, der in den achtziger Jahren die Forschungseinrichtungen in den USA miteinander elektronisch verband. Es waren auch Physiker, die der mittlerweile beachtlich gewachsenen Open-Source-Software-Bewegung entscheidende Impulse verpassten. Und schließlich waren es Physiker, die das erste funktionierende Internetforum auf die Beine stellten, in dem bis heute Wissenschaftler fast aller physikalischen Fachrichtungen ihre Forschungsergebnisse präsentieren und zur Diskussion stellen können.

Die Geschichte dieses »Los Alamos E-Print-arXiv« beginnt im August 1991. Zu einer Zeit, als noch kaum jemand in Europa mit dem Namen Internet etwas anfangen kann, beschließen der theoretische Physiker und US-Amerikaner Paul Ginsparg und rund zweihundert seiner Kollegen die Gründung der weltweit ersten frei zugänglichen Forschungsdatenbank, die im Jahre 2001 an die kalifornische Cornell-Universität umgezogen ist. Das Prinzip von »arXiv« ist denkbar simpel: Jeder Forscher kann seine Forschungsergebnisse ins Netz stellen. Jeder andere darf sie lesen, kommentieren, ergänzen oder in Frage stellen. Die Datenbank nützt somit allen Beteiligten. Der Autor selbst erhält unter Umständen wertvolle Hinweise, wie er seine Arbeiten ergänzen oder verbessern kann. Die Leser dagegen bleiben auf dem aktuellsten Stand der Forschung und haben eine ungefähre Vorstellung davon, was die Konkurrenz so treibt, wo zusätzliche Arbeit lohnt und wo nicht.

Was als sehr spezielles Hobby einiger Hochenergie-Physiker begann, hat sich seither rasch zu einer Massenbewegung innerhalb der Physik und darüber hinaus entwickelt. Immer mehr Fachrichtungen drängeln sich auf dem Server. Längst ist »arXiv« kein reines Vergnügen weltferner Physiker mehr. Zwischen ihnen tummeln sich Mathematiker, Computerwissenschaftler, Logiker und sogar Ökonomen. Im Jahre 2002 wurden mehr als 35.000 Originalbeiträge auf den »arXiv«-Server gestellt. Täglich wird auf die Datenbank zwischen 50.000 und 200.000 Mal zugegriffen.

Ginspargs Datenbank brachte die Verleger physikalischer Zeitschriften interessanterweise nicht in die Bredouille. »ArXiv« und professionell verlegte Fachliteratur existieren vielmehr nebeneinander. Die Nutzer schätzen an der Datenbank die Möglichkeit, ihre Arbeiten mit anderen Kollegen vor einer endgültigen Veröffentlichung zu diskutieren. Viele der vorher in »arXiv« diskutierten Beiträge finden später in der einen oder anderen Form ihren Weg in physikalische oder mathematische Zeitschriften. Andere Gedanken werden fallen gelassen und erscheinen niemals auf Papier.

Die Biomedizin tastet sich an Open Access heran

Das Prinzip von »arXiv« klingt nützlich und unmittelbar überzeugend. Das sahen im Jahre 1999 auch eine Handvoll namhafter Ärzte und Biologen um den Nobelpreisträger Harold Varmus so. Varmus war damals Leiter der amerikanischen Gesundheitsbehörde National Institutes of Health (NIH). Er wechselte später auf den Chefsessel des New Yorker Krebsforschungszentrums »Sloan Kettering«. Varmus und seine Mitstreiter schickten sich an, Ginspargs Datenbankkonzept auf die Welt der Biomedizin zu übertragen. Was sie damit auslösten, war das größte Erdbeben, das die wissenschaftliche Verlagslandschaft bis dahin erlebt hatte. Im Gegensatz zu einem Erdbeben allerdings waren die Erschütterungen, die Varmus ausgelöst hatte, von dauerhafter Natur. Seine letztlich gescheiterte Initiative war nur die erste in einer langen Reihe von engagierten Projekten. Einmal aufgeführt, versuchen seit 1999 immer wieder einzelne Gruppen von Wissenschaftlern, das biomedizinische Publikationswesen den Händen der großen Verleger zu entreißen und selbst in die Hand zu nehmen. Zum Zeitpunkt der Veröffentlichung dieses Buchs ist es noch immer weitgehend unklar, ob und wenn ja wie sehr sich das Gleichgewicht zwischen Forschern und Verlegern im wissenschaftlichen Publikationsprozess auf Dauer verschieben wird.

Es ist nicht ganz richtig, wenn man so tut, als habe Harold Varmus mit seiner »E-Biomed« genannten Initiative eine Bombe auf völlig jungfräuliches Terrain geworfen. Einige weitsichtige Biomediziner hatten das heraufdämmernde Unheil schon früher erkannt und beschworen. Namentlich spekulierte der Epidemiologe Ron LaPorte bereits im Jahre 1995 in einem Artikel für das British Medical Journal über den bevorstehenden »Tod der biomedizinischen Zeitschriften«. Er wählte diesen Ausdruck ohne das nahe liegende Fragezeichen auch als Titel seines Thesenpapiers. Es blieb jedoch Harold Varmus vorbehalten, mit seinem völlig unangekündigten Vorpreschen im Mai 1999 einen »Sommer der Panik« einzuläuten.

Im Kern ging es bei E-Biomed um eine Ausweitung der bereits am NIH bestehenden biomedizinischen Datenbanken. Die für Mediziner und Biologen bei weitem wichtigste Quelle für Forschungsinformationen ist die im Internet frei zugängliche Datenbank MEDLINE, die zum Teil auch unter dem Namen PubMed firmiert. Diese Datenbank sammelt so genannte »Abstracts«. Abstracts sind Kurzfassungen von Forschungsartikeln, die nach Schlüsselwörtern archiviert werden. Praktisch alle originalen Forschungsarbeiten, die in englischsprachigen biomedizinischen Zeitschriften erscheinen, und auch ein großer Teil der nicht englischsprachigen Arbeiten sind über MEDLINE in ihrer

Kurzform abrufbar. Das ist immens bequem und vereinfacht den Forschungsalltag kolossal.

Varmus' Gedanke war es nun, unter dem Namen E-Biomed eine ähnliche Datenbank ebenfalls unter der Schirmherrschaft der NIH einzurichten. Allerdings sollten bei E-Biomed nicht nur Abstracts, sondern die gesamten Forschungsartikel abrufbar sein, einschließlich aller Illustrationen, Tabellen und Referenzen. Auf diese Weise würde es möglich, die einzelnen Artikel über Hypertext-Funktionen miteinander zu verlinken. Denn diese Artikel sind in ihrer Gesamtheit nichts anderes als ein gigantischer biomedizinischer Fortsetzungsroman, dessen Kapitel sich immer und immer wieder aufeinander beziehen und dessen unzählige Autoren sich immer und immer wieder gegenseitig zitieren. Ein solcher Plan bedurfte natürlich der Zustimmung der Zeitschriftenverleger.

Varmus ging allerdings noch einige Schritte weiter. Er wollte nicht nur fertige Artikel in die Datenbank aufnehmen, sondern, ähnlich wie es Ginsparg mit »arXiv« vorgemacht hatte, zusätzlich dazu unfertiges Material (oft auch »preprint«-Material genannt), das von den Autoren zur Diskussion unter Kollegen freigegeben wird. Im Gegensatz zu den endgültigen Artikeln bräuchte solches Material in Varmus Vorstellung nicht dem Peer Review unterworfen werden, da es sich ja um Zwischenergebnisse handelt, bei denen eben gerade noch Bearbeitungsbedarf besteht, bevor sie in die »Qualitätskontrolle« geschickt werden können.

Varmus unangekündigter Vorstoß löste einen Aufschrei der Empörung aus. Sein Vorschlag schlug ein wie eine Bombe in die ohnehin schon nicht mehr ganz heile Journalwelt. Die Reaktionen der Zeitschriften waren zum Teil panisch, zum Teil persönlich beleidigend. Dabei wäre ohne die explizite Zustimmung der Verleger zu einer solchen Forschungsdatenbank mit uneingeschränktem Zugriff auf ungekürzte Originalliteratur ohnehin nichts gegangen.

Trotzdem war von Souveränität wenig zu spüren: Die Angst vor einem Untergang der traditionellen Zeitschriftenwelt vermischte sich mit Sorge um die wissenschaftliche Gemeinschaft und Angst vor der Veröffentlichung ungeprüften Materials, das gerade im Medizinbetrieb fatale Auswirkungen für potenzielle Patienten haben könne, so die kollektive Argumentationslinie. Das angesehene »New England Journal of Medicine« entdeckte »ein riesiges Gefährdungspotenzial« und postulierte forsch und selbstbewusst: »Die beste Möglichkeit, die Öffentlichkeit [vor falschen medizinischen Informationen, d. H.] zu schützen, ist das bestehende System von sorgfältig überwachtem Peer Review und einordnenden Kommentaren in den etablierten Zeitschriften.«

Die amerikanische Gesellschaft für Immunologie hieb in dieselbe Kerbe: »Der Vorschlag ist Verrat an einem Eckpfeiler der Wissenschaft, dem Peer Review. Ohne ihn geben wir unsere Überlegenheit preis und gefährden die wissenschaftliche Gemeinde und die Öffentlichkeit als Ganzes.« Dezent verschwiegen wurden bei derartigen Pauschalverdikten die zahlreichen Fälle von dokumentiertem Peer-Review-Versagen mit und ohne Gefährdung von Patienten. Verständlich, denn es war wohl wirklich die Angst vor dem Untergang, die viele Journalherausgeber im Sommer 2000 antrieb. Sogar Tony Delamothe vom British Medical Journal, an sich einer der optimistischeren Vordenker der Branche in Sachen Internet, betätigte sich auf der Konferenz mednet 99 in Heidelberg als Kassandra und verkündete fatalistisch: »Ich frage mich ernsthaft, ob es unsere biomedizinischen Zeitschriften in fünf Jahren noch geben wird.« Nun, es gibt sie noch.

Probleme mit E-Biomed

In der Tat war Varmus' Vorschlag in vieler Hinsicht unausgegoren. Viel Kritik erntete er dafür, dass er mit der NIH einen staatlichen Träger für die Datenbank vorgeschlagen hatte. Sein größter Fehler allerdings war wohl gewesen, dass er zwei Ideen miteinander vermengt hatte, von denen eine ihrer Zeit zu weit voraus war. Die Sympathie in Wissenschaftskreisen für Varmus' Idee eines kostenlosen und uneingeschränkten Zugriffs auf wissenschaftliche Originalliteratur war und ist groß. Varmus Vorschlag allerdings, in ein und derselben Datenbank »kontrollierte« Zeitschriftenartikel und unkontrollierte Manuskripte zu verquicken und damit den jahrhundertealten Peer Review zwar nicht auszuhebeln, aber doch durch ein paralleles Kontrollsystem zu ergänzen, war dann doch für die meisten zu viel des Guten.

> *Peer Review im Netz-Zeitalter*
>
> Der Peer Review erfüllt innerhalb des Wissenschaftsbetriebs die Funktion einer internen Qualitätskontrolle. Forscher verfassen Manuskripte, in denen sie die Ergebnisse ihre Arbeit zusammenfassen, und reichen diese bei einem Zeitschriftenverleger ein. Dessen Aufgabe ist es nun, das Manuskript an die so genannten Peers weiterzuleiten, etablierte Forscher im jeweiligen Forschungsgebiet. Sie beurteilen anonym die Qualität der eingereichten Arbeit und machen, wenn sie von der Qualität der Arbeit noch nicht restlos überzeugt sind, Vorschläge für weitere Experimente. Die Verleger entscheiden dann, ob sie die Arbeit veröffentlichen oder zur Nachbearbeitung zusammen mit den Kommentaren an den Einreicher zurücksenden.
>
> Der Peer Review ist nicht ganz so alt wie die Wissenschaftspublizistik, aber fast. Die Londoner Royal Society hatte seit 1752 ein Komitee, das eingereichte Forschungsarbeiten vor der Veröffentlichung bewertete. Dieses Komitee fühlte sich fast achtzig Jahre lang kompetent genug, die Qualität der eingereichten Beiträge ohne Hilfe von außen zu beurteilen. Einer der ersten Fälle von dokumentiertem Peer Review fand im Jahr 1831 statt, als besagtes Komitee einen Beitrag des Physikers Humphrey Davy an dessen Kollegen Michael Faraday schickte, um ihn von diesem beurteilen zu lassen, bevor er ihn schließlich in Druck gab.

Im Laufe des 19. Jahrhunderts wurde der Peer Review in der Wissenschaftspublizistik zum Standard, doch unumstritten war er nie. Bis heute ist das Hauptargument seiner Gegner, dass der Peer Review nicht funktioniert. Weder gelingt es ihm zuverlässig, Betrüger zu entlarven, die ihre Forschungsergebnisse einfach erfunden haben, noch gewährleistet er, dass wegweisende Forschung auch wirklich als solche erkannt wird. Schärfere Kritiker werfen dem Peer Review nicht nur Wirkungslosigkeit vor. Sie sehen in ihm vielmehr eine Bremse des Fortschritts, weil er die Veröffentlichung von unorthodoxen Ergebnissen zugunsten etablierten Wissens behindere. Fiona Godlee, eine viel zitierte Kritikerin des Peer Review, nennt ihn in einem Artikel in der Zeitschrift der amerikanischen Ärztekammer (American Medical Association) »teuer, langsam, subjektiv und voreingenommen, offen für Missbrauch, fehleranfällig bei der Entdeckung von wichtigen methodischen Lücken und fast nutzlos bei der Entdeckung von Betrug«.

Es gibt zahlreiche Fälle von dokumentiertem Peer-Review-Versagen in der Medizin. Um zu klären, wie gut oder schlecht der Peer Review objektiv ist, wurden viele Studien durchgeführt. Die Cochrane-Gesellschaft, eine weltweit agierende medizinische Institution, die es sich zur Aufgabe gemacht hat, im Dschungel von Millionen klinischer Studien für Durchblick zu sorgen, hat sich kürzlich auch einmal die veröffentlichten Studien zum Thema Peer Review vorgenommen. Wirklich gute Studien zum Thema seien zwar Mangelware, so die Untersucher. Doch deuteten bisherige Daten darauf hin, dass das weit verbreitete Vertrauen in das Kontrollverfahren eher auf Glauben als auf Fakten ruhe.

Das Problem Peer Review ist nicht neu. Mittlerweile wurden vier internationale Konferenzen abgehalten, auf denen Vorschläge diskutiert wurden, wie man das System wasserdichter machen kann. Unter anderem wurde und wird von einigen Zeitschriften versucht, das System zu öffnen, indem man die Identität der Reviewer nicht länger geheim hält. Doch erst das Internet eröffnete radikal neue Möglichkeiten einer wissenschaftlichen Qualitätskontrolle, die längst noch nicht alle ausgetestet wurden.

Sie beruhen letztlich auf elektronischen Literaturdatenbanken beziehungsweise auf der Tatsache, dass Wissenschaftler mit solchen Datenbanken täglich arbeiten. Die Bedeutung eines Artikels müsste sich, so der Grundgedanke, darin widerspiegeln, wer wie oft und wie mit ihm arbeitet. Ein »Zitat-Zähler« existiert in der Zeitschriftenwelt bereits seit längerem, nämlich der Science Citation Index des ISI (Institute of Scientific Information), der Aussagen darüber erlaubt, wie oft ein veröffentlichtes Dokument anderswo von Kollegen zitiert wurde. In einer vernetzten Datenbank ließe sich analog dazu die Zahl der Hyperlinks aus anderen Dokumenten als Bewertungskriterium für die Qualität eines Artikels heranziehen. Man könnte die Besucher beziehungsweise Leser pro Tag, Woche, Monat oder Jahr zählen, ganz ähnlich wie Auflagen uns etwas darüber verraten, wie populär etwa der »Spiegel«, der »Stern« oder der »Focus« ist.

> Doch ist in einer vernetzten Datenbank auch radikal Neues möglich: Forscher könnten Artikel kommentieren, Fehler korrigieren oder Lücken ergänzen. Sie könnten den Autor direkt befragen und, wenn nötig, dessen Antworten zerpflücken. Es könnte eine Software implementiert werden, die den Benutzer beobachtet: Wie lange bleibt er in einem Dokument? Wie oft klickt er hin und her oder wechselt die Seiten? Wie viele Diagramme sieht er sich an?
>
> Einige dieser Ideen haben Physiker im »Los Alamos E-print arXiv« verwirklicht, andere nicht. Der Grundgedanke, mit dem auch Harold Varmus bei E-Biomed spielte, war jedenfalls, der feudalistischen Qualitätskontrolle mit Hilfe elektronischer Netze ein moderneres, demokratischeres Gewand zu verpassen. Die Mehrheit der Biomediziner war dazu im Jahr 2000 (noch?) nicht bereit.

E-Biomed scheiterte letztlich. Varmus überarbeitete seinen Vorschlag nach der massiven Kritik seiner Kollegen und stellte ihn einige Monate später noch einmal vor. Unter dem Namen PubMedCentral wurde dieser zweite Vorschlag als kostenlose Volltextdatenbank Anfang 2000 auf einem von den NIH unabhängigen Internetserver schließlich implementiert. Übrig geblieben ist jedoch nicht mehr als ein Torso, bei dem wenig an die radikalen Vorstellungen des alten E-Biomed erinnert. PubMedCentral verzichtet bis heute auf alle Experimente mit unkontrollierten Manuskripten. Im Verlauf seines Bestehens verzichtete es außerdem auf die Forderung, dass Artikel unmittelbar nach dem Erscheinen im kostenlosen Volltext zur Verfügung stehen müssen, und sogar darauf, dass der Volltext auf dem Server von PubMedCentral abgelegt werden muss. Zeitschriften, die an PubMedCentral teilnehmen, können heute weitgehend selbst entscheiden, wann sie ihre Artikel freischalten, und sie lassen sich in der Regel verlinken, anstatt die Texte der Datenbank direkt zur Verfügung zu stellen.

Die Public Library of Science

Bei E-Biomed wurde etwas naiv außer Acht gelassen, dass es so etwas wie ein kostenloses Publikationswesen auch in Zeiten weltweiter elektronischer Netze nicht geben kann. Die Biomedizin ist zudem stärker als die meisten anderen naturwissenschaftlichen Zweige auf ihre Zeitschriften angewiesen, die nicht nur in dem weiten Feld von Wissenschaftlern, Ärzten, Sponsoren und Fachorganisationen eine gemeinsame Öffentlichkeit herstellen, sondern auch erheblich dazu beitragen, die Forschungslandschaft zu strukturieren. Wie das?

Nun, wer etwas werden will in der Biomedizin, der muss Forschungsarbeiten veröffentlichen. Und viel stärker als etwa in der Physik hängt der Ruf eines Wissenschaftlers in der medizinischen Forschung davon ab, in welcher Zeitschrift der eigene Name erscheint. »Publish or perish«, heißt diese Tatsache griffig im Biomediziner-Slang: Veröffentliche in einer angesehenen Zeitschrift oder verschwinde von der Bühne der Forschung. Wissenschaftler und stärker noch Ärzte, die in Krankenhäusern oder Arztpraxen arbeiten, verlassen sich in vielerlei Hinsicht auf die Hierarchie der Zeitschriften. Für Ärzte ist der Ort einer Veröffentlichung ein Indikator dafür, wie glaubwürdig eine klinische Studie ist. Für Forscher, die in einem anonymen Großforschungsgebiet wie der Molekularbiologie arbeiten, in dem längst nicht mehr jeder jeden kennen kann, ist die Veröffentlichungsliste eines Bewerbers aus China oder Indien ein wichtiger Hinweis auf dessen Qualifikation.

Die Ruhe nach dem Scheitern von E-Biomed war trügerisch und nur von kurzer Dauer. Die zweite Welle im Sturmlauf für frei zugängliche Forschungsliteratur, die Public Library of Science, wurde im Jahre 2001 losgetreten. Ihre Anhänger versuchen bis heute, die beiden theoretischen Defizite, an denen E-Biomed gescheitert ist, in ihrer Strategie zu berücksichtigen. Wie kann man einen freien Zugriff auf Forschungsliteratur gewährleisten, der finanzierbar ist und der gleichzeitig an der funktionellen Einheit Zeitschrift auf die eine oder andere Weise festhält?

Auch die Public Library of Science ist eine Initiative aus den Reihen der Wissenschaftler. Während E-Biomed allerdings als eine geplante »Revolution von oben« vom Leiter des mächtigsten Forschungsförderers der Welt angestoßen wurde, rekrutieren sich die Anhänger der Public Library of Science (PLoS) aus allen Schichten des Wissenschaftsbetriebs, also auch aus dem wissenschaftlichen Fußvolk.

Die Gründung der PLoS im Oktober 2000 durch Patrick Brown von der Stanford University und Michael Eisen von der University of California in San Francisco fiel in eine Phase, in der sich der tumultartige Aufruhr um E-Biomed gelegt hatte. Das Scheitern des E-Biomed-Nachfolgers PubMedCentral war – jedenfalls gemessen an den hehren Idealen der Anfangszeit – bereits absehbar. Die PLoS fuhr von Anfang an einen scharfen Konfrontationskurs. Ihre erste Amtshandlung bestand darin, auf ihren Internetseiten einen offenen Brief an alle Herausgeber biomedizinischer Zeitschriften zu veröffentlichen. Hier ist die entscheidende Passage des im Original englischsprachigen Briefes:

»We recognize that the publishers of our scientific journals have a legitimate right to a fair financial return for their role in scientific communication. We believe, however, that the permanent, archival record of scientific research and ideas should neither be owned nor controlled by publishers, but should belong to the public, and should be freely available through an international online public library. To encourage the publishers of our journals to support this endeavor, we pledge that, beginning in September, 2001, we will publish in, edit or review for, and personally subscribe to, only those scholarly and scientific journals that have agreed to grant unrestricted free distribution rights to any and all original research reports that they have published, through PubMed Central and similar online public resources, within 6 months of their initial publication date.«

Das war offensichtlich glatte Erpressung, und es wurde von den Zeitschriftenherausgebern dann auch so aufgefasst. Die Reaktion auf diesen Aufruf war überwältigend und sprengte die Erwartungen sowohl der Initiatoren als auch der Verleger. Insgesamt setzten im Jahr nach Veröffentlichung mehr als 25.000 Wissenschaftler aus über 170 Ländern ihren Namen unter das Dokument. Es ist allerdings kaum anzunehmen, dass auch nur eine größere Minderheit dieser Unterzeichner tatsächlich den radikalen Boykott durchzieht, den der Aufruf ankündigt. Es ist in der Tat zweifelhaft, ob sich überhaupt eine nennenswerte Zahl der Unterzeichner daran gehalten hat, denn freiwillig darauf zu verzichten, in namhaften Zeitschriften wie »Nature«, »Science«, »Cell« oder »The Lancet« zu publizieren, käme in der Biomedizin gerade für jüngere Forscher einem beruflichen Selbstmord gleich.

Doch ein konsequenter Boykott aller Zeitschriften, die nicht innerhalb von sechs Monaten ihre Ergebnisse frei ins Netz stellen, war wohl auch nicht der Sinn des Unternehmens. Eher ging es um eine Drohgebärde, und als solche war der PLoS-Aufruf im Unterschied zu dem gescheiterten E-Biomed tatsächlich teilweise erfolgreich. So erklärte sich die weltweit wichtigste Zeitschrift für klinische Forschung, das New England Journal of Medicine, im Mai 2001 überraschend dazu bereit, seine Online-Datenbanken tatsächlich nach sechs Monaten auch der nicht zahlenden Allgemeinheit zu öffnen. Ähnliches machen heute zahlreiche andere Magazine, darunter die wichtige Zeitschrift Science, die ihr Archiv zwar nicht nach sechs, aber immerhin nach zwölf Monaten öffnet.

Der oben zitierte Boykottaufruf war ohnehin nur der erste Teil der Strategie der Public Library of Science. Nicht weniger aggressiv ging es im Sommer 2003 weiter: Die Organisation startete eine Fernsehkampagne, in der 30-Sekunden-Spots zur besten Sendezeit verkündeten, dass das kommerzielle Verlagswesen den Zugriff auf die Ergebnisse öffentlich finanzierter Forschung behindere. Die Kampagne fiel zusammen mit einer von PLoS initiierten Gesetzesinitiative des republikanischen Senators Martin Sabo im amerikanischen Repräsentantenhaus. Das Ziel des Antrags, über den der amerikanische Gesetzgeber zum Erscheinungszeitpunkt dieses Buchs noch nicht entschieden hat: Wenn wissenschaftliche Forschungsarbeiten mit Steuergeld finanziert wurden, dann sollte per Gesetz das private Verlagscopyright auf entsprechende Zeitschriftenartikel verboten werden. Das freilich klingt einfacher, als es ist, denn privat-öffentliche Mischfinanzierung ist in der Wissenschaft, in der biomedizinischen zumal, eher die Regel als die Ausnahme. Pikant wird der Antrag des Senators Sabo auch dadurch, dass die USA via NIH in der Tat einen erheblichen Prozentsatz der internationalen biomedizinischen Forschung finanzieren, auf dem wissenschaftlichen Zeitschriftenmarkt allerdings nur eine vergleichsweise geringe Rolle spielen. Hier dominieren klar die europäischen Verlagshäuser.

Die Konfrontationsschiene ist allerdings nur der eine Teil der Strategie der Public Library of Science. Im Gegensatz zu E-Biomed, das als Datenbank konzipiert war, ist die PLoS mittlerweile mit eigenen Onlinezeitschriften in den Wettbewerb um Leser und Autoren eingestiegen. Nachdem sie Ende 2002 über neun Millionen Dollar Spendengelder rekrutieren konnte, begann sie im Herbst 2003 mit der Veröffentlichung der Zeitschrift »PloS Biology«. Die Erstveröffentlichung dieser Zeitschrift wurde mit enormem Wirbel in der Öffentlichkeit publik gemacht und es war gelungen, mehrere Beiträge höchster Qualität in dieser Erstausgabe zu versammeln. Für Mitte 2004 ist außerdem der Launch von »PloS Medicine« vorgesehen. Forschungsartikel, die in diesen Onlinemedien veröffentlicht werden, unterliegen einem Peer-Review-Prozess wie in allen anderen Zeitschriften auch. Allerdings stehen PLoS-Artikel der biomedizinischen Gemeinde vom ersten Augenblick an kostenlos auf den Webseiten der Organisation zur Verfügung.

Dies gelingt, weil PloS mit einem neuen Finanzierungsmodell arbeitet, das unter anderem von der Budapest Open Access Initiative (BOAI) entwickelt wurde. Die BOAI wurde im Dezember 2001 gegründet, auf Anregung des von dem ungarischen Multimillionär und Philanthropen George Soros ins Leben gerufenen Open Society Institute (OSI). Das OSI hat es sich zur Aufgabe gemacht, die Einrichtung von globalen Informationsnetzen in vielen verschiedenen Bereichen zu unterstützen. Die BOAI kümmert sich dagegen speziell darum, Bestrebungen nach freiem Zugriff auf Forschungsliteratur ideell, finanziell und bei Bedarf mit eventuell nötigen Computerprogrammen zu unterstützen.

Das Finanzierungsmodell von BOAI beziehungsweise PLoS sieht vor, dass nicht mehr der Leser Abonnementgebühren zahlen muss, sondern der Autor für die Veröffentlichung seines Manuskripts. Für ein lediglich online veröffentlichtes Manuskript betragen die Publikationskosten nach Schätzungen der BOAI inklusive Peer Review etwa 400 Dollar. Die PLoS veranschlagt deutlich mehr, nämlich im Moment 1500 Dollar. Dass dieses Geld vom Autor aufgebracht werden muss, klingt auf Anhieb zwar ungerecht, hat aber den Vorteil, dass man die Institution »Zeitschrift« auch online beibehalten kann und trotzdem die (immerhin weit überwiegend öffentlich finanzierten) Forschungsarbeiten von Anfang an frei zugänglich sind.

Der Trick ist natürlich der, dass nicht der Forscher selber, sondern entweder die Universität/Institution oder der jeweilige Geldgeber die Kosten der Veröffentlichung übernimmt – gemessen an den Gesamtkosten ist das ohnehin meist ein kleiner Betrag. Auch wenn der Sponsor ein öffentlicher ist, wäre für die öffentliche Hand dieses System insgesamt dennoch erheblich billiger, weil die Bibliotheken sich die Subskriptionskosten sparen würden, die bei Zeitschriften in Papierform ein Vielfaches der Publikationshonorare ausmachen. Tatsächlich sind gegenwärtig wichtige Geldgeber in der biomedizinischen Forschung wie die amerikanische NIH oder der britische Wellcome Trust dazu bereit, bei von ihnen finanzierten Forschungsarbeiten die zusätzlichen Publikationskosten zu übernehmen. In Deutschland sprang im Jahr 2003 die Max-Planck-Gesellschaft auf diesen Zug auf und bietet den Mitarbeitern ihrer Institute jetzt durch ein Institutsabonnement die Möglichkeit, beliebig viele Dokumente bei dem PloS-Konkurrenten Biomed Central (BMC) zu veröffentlichen.

Biomed Central

Nicht der PloS, sondern dem Londoner Onlineverleger BioMed Central gebührt die Ehre, das »Autor-zahlt«-Modell erstmals kommerziell eingesetzt zu haben. BMC entstand im Jahr 2000 im Gefolge des Trubels um E-Biomed. Anreger und Ideengeber war erneut Harold Varmus. BMC begann in diesem Jahr mit etwa sechzig Zeitschriften, die den gesamten Bereich der Life Sciences abdeckten und der Idee des »freien Zugangs« vom Augenblick der Veröffentlichung an verpflichtet waren. Zum anderen bietet BMC eine Dienstleistung an, die es Wissenschaftlern erlaubt, auch eigene wissenschaftliche Zeitschriften mit minimalem Aufwand neu zu gründen. Anfang 2004 sind über den BMC-Server 107 Zeitschriften abrufbar, darunter knapp 50, die von Forschern mit BMC-Technologie in Eigenregie betrieben werden. BMC propagiert nicht nur den freien Zugang, es beansprucht auch – genauso wie die Public Library of Science – keinerlei Copyright auf die veröffentlichten Artikel. Das Copyright verbleibt bei den Autoren, die dem Verlag für die Publikation deshalb eine Lizenz erteilen müssen. Außerdem unterschreiben sie eine Erklärung, die jedem Nutzer das Recht überträgt, die Beiträge aus BMC beliebig zu nutzen, zu reproduzieren oder anderweitig zu verwenden, solange ein eindeutiger Hinweis auf die Herkunft des Artikels sowie auf eventuelle Änderungen angebracht wird.

Das Finanzierungsmodell von BMC ähnelt dem der Public Library of Science. Der Preis pro veröffentlichtem Artikel ist bei BMC mit im Moment 525 Dollar relativ moderat. Beim BMC-Flaggschiff, dem »Journal of Biology«, soll allerdings ab Juni 2004 ebenfalls eine Gebühr von 1500 Euro anfallen. Institutionen – wie die oben genannte Max-Planck-Gesellschaft – haben außerdem die Möglichkeit, einen größenabhängigen Pauschalbetrag zu entrichten, mit dem dann beliebig viele Publikationen von Wissenschaftlern der entsprechenden Einrichtung abgedeckt sind. Auch die Public Library of Science hat seit neuestem einen solchen Institutionsrabatt eingeführt. Im Übrigen können die einzelnen Zeitschriften, die sich unter dem Dach von BMC tummeln, hinsichtlich ihrer Publikationspolitik leicht variieren. Manche verlangen Subskriptionen für redaktionell aufgearbeitetes Material wie zum Beispiel Übersichtsartikel, ohne dass aber der freie Zugang auf wissenschaftliche

Originalliteratur eingeschränkt werden darf. Andere bieten kostenpflichtige Papierversionen ihrer Zeitschriften an, während der Onlinezugriff frei bleibt.

Gefragt, ob sich das ganze Unternehmen finanziell trägt, antwortete BMC-Chef Jan Velterop im Sommer 2002: »Im Moment rechnet sich der Betrieb noch nicht. Wir hoffen, dass wir in drei bis vier Jahren eine schwarze Null schreiben. Es ist uns sehr klar, dass wir nie großen Gewinn machen werden. Mehr als zehn Prozent werden nicht drin sein, aber damit könnten wir gut leben.« Anfang 2004 ist Biomed Central noch nicht in der Gewinnzone angekommen, doch werde der Break Even in nächster Zeit erwartet, wie von BMC zu hören ist.

Ob einzelne BMC-Zeitschriften in Sachen Reputation zu den internationalen Größen wie »Cell« oder »Nature« werden aufschließen können, bleibt abzuwarten. Ein heißer Kandidat ist das unter dem BMC-Dach veröffentlichte »Journal of Biology«. Es wird herausgegeben von Martin Raff, Co-Autor des internationalen Standardlehrbuchs »Molecular Biology of the Cell«. Raffs guter Ruf und seine hervorragenden Kontakte in die Welt der Biologie könnten, so die Hoffnung der BMC-Macher, die nötigen Autoren anziehen. Um sich nicht unter Wert zu verkaufen, veröffentlicht die seit Juni 2000 verfügbare Zeitschrift nach eigenen Angaben nur Artikel, die so gut sind, dass sie auch in Nature oder Cell erscheinen könnten. Weil das bei einem noch weitgehend unbekannten Medium naturgemäß trotz berühmtem Herausgeber nur sehr wenige sind, wird eben sparsam publiziert. BMC hat es noch nicht eilig.

Die Berlin Declaration

In der Verlagswelt wird das neue Publikationsmodell kritisch beäugt. Lange Zeit konnte sich kaum jemand vorstellen, das mit einem Open-Access-Modell ein Zeitschriftenprodukt im Internet entstehen könnte, das den Ansprüchen der Mehrheit der wissenschaftlichen Gemeinde genügt. BMC und PloS wurden belächelt und als vorübergehendes Phänomen abgetan. Doch seit dem Jahr 2003 hat sich der Wind etwas gedreht. So haben sich in der so genannten »Berlin Declaration« im Oktober 2003 die Vorsitzenden praktisch aller deutschen Wissenschaftsorganisationen dafür ausgesprochen, ihre Wissenschaftler dazu anzuhalten, die Publikation bei Open-Access-Anbietern zumindest zu erwägen. Damit stellt sich zumindest hierzulande erstmals ein großer Teil der wissenschaftlichen Gemeinde hinter das neue Publikationsmodell.

Von Impact und Faktoren

Ob sich dieses neue Publikationssystem in der Wissenschaft wirklich durchsetzen kann, hängt nun wesentlich davon ab, wie viele derartige Online-Magazine sich auf dem Markt etablieren können. Werden sie von den Autoren angenommen? Wird das Modell dadurch so erfolgreich, dass den großen Verlagshäusern nichts anderes übrig bleibt, als sich ebenfalls in diese Richtung zu orientieren? Oder werden die Open-Access-Anbieter nur als Notlösungen betrachtet für Artikel, die von renommierteren Zeitschriften abgelehnt wurden?

Es ist wichtig, sich in diesem Zusammenhang vor Augen zu halten, dass das wissenschaftliche Renommée einer Zeitschrift nicht gottgegeben ist, auch wenn viele der etablierten Zeitschriften im Moment so tun, als sei das so. Die gegenwärtig wohl wichtigste Forschungszeitschrift, das Wochenmagazin »Nature«, war nach seiner Gründung im Jahr 1869 jahrzehntelang eine Zeitschrift, die ausschließlich Wissenschaft für das breite Publikum aufbereitete, ähnlich wie es in Deutschland heute »Bild der Wissenschaft« tut.

»Nature« geriet jedoch in finanzielle Schwierigkeiten. Es gelang ihr nur dadurch, den Kopf aus der Schuldenschlinge ziehen, indem sie ihr Konzept radikal veränderte: Sie wurde zu einer Fachzeitschrift, die jetzt überwiegend Originalartikel veröffentlicht, die im vorderen Teil des Magazins populär aufbereitet werden. Den Ruf, den »Nature« gegenwärtig besitzt, musste sich die Zeitschrift nach dem Wandel im Publikationskonzept langsam erarbeiten.

Neue Zeitschriften wie die PLoS- oder BMC-Magazine, die in Konkurrenz zu etablierten Publikationen treten, müssen es heute ähnlich machen. Es dreht sich letztlich alles um die Frage, ob namhafte Forscher bereit sind, in einer bestimmten Zeitschrift wegweisende Arbeiten zu veröffentlichen oder nicht. Tun sie das und werden diese Arbeiten im weiteren Verlauf oft genug von Kollegen zitiert, dann steigt der so genannte Impact Factor (IF) einer Zeitschrift an.

Der IF ist ein indirektes Maß für die wissenschaftliche Qualität einer Forschungszeitschrift. Er wird berechnet aus der Häufigkeit, mit der Forschungsartikel in einer bestimmten Zeitschrift innerhalb von zwei Jahren nach Ersterscheinen durchschnittlich von anderen zitiert werden. Dieser Wert wird dividiert durch die Zahl aller zitierbaren Dokumente. Grundlage für die Berechnung ist eine am Institute for Scientific Information ISI erstellte Datenbank, in der für alle erscheinenden Artikel die Querverweise (»Zitate«) dokumentiert und verwaltet werden. Diese Datenbank bildet auch die Grundlage des Science Citation Index, der Aussagen darüber erlaubt, wie häufig ein wissenschaftlicher Artikel in der Fachpresse von Kollegen zitiert wird.

Der IF ist mit Vorsicht zu genießen, denn er hängt außer vom Zitierverhalten auch von der Größe des jeweiligen Forschungsgebiets und davon ab, wie häufig eine Zeitschrift erscheint. Trotz seiner begrenzten Aussagekraft ist er seit seiner Etablierung in den siebziger Jahren im biomedizinischen Forschungsalltag zu einer allgegenwärtige Kenngröße geworden. Können also die neuen Online-Magazine mit ihrem revolutionären Finanzierungsmodell einen ausreichend hohen IF generieren, um genug Nachahmer zu finden, die dann in der Lage sind, das Gleichgewicht im Publikationsbetrieb nachhaltig zu verschieben? Die Antwort auf diese Frage ist offen und sie darf mit Spannung erwartet werden. Denn eins ist klar: Wenn reine Online-Medien die Bibliothekskrise lösen sollen, dann nur, wenn die Zahl der Zeitschriften in Papierform mittelfristig entweder abnimmt oder zumindest die Abonnementgebühren mittelfristig weniger stark steigen.

Preprint-Publikationen in einer Onlinewelt

Weder BioMedCentral noch die Public Library of Science wagen es übrigens, Hand an den Peer Review zu legen, jenes geheiligte Instrument der wissenschaftlichen Qualitätskontrolle, von dem schon weiter oben die Rede war. Nach dem Proteststurm, der über E-Biomed im Sommer 2000 hinweggefegt war, wird dieses Thema in den Lebenswissenschaften nun behandelt wie eine heiße Kartoffel. Während in der Physik Paul Ginspargs elektronisches Forschungsarchiv, in dem unfertiges Material anderen Kollegen zur Einsicht und Kritik vorgelegt wird, weiter floriert, werden die zaghaften biomedizinischen Versuche, Vergleichbares aufzubauen, von den Forschern in dieser Branche kaum wahrgenommen. Es gibt sie dennoch, diese Versuche, doch ihre Macher – oft Herausgeber renommierter Zeitschriften, die gegen den Trend etwas Neues ausprobieren wollen – achten peinlichst darauf, diese so genannten Preprint-Server von den »kontrollierten« Seiten abzusondern, um ja nicht in den Verdacht zu kommen, irgendjemanden in Gefahr zu bringen. Ein bemerkenswertes Beispiel derartiger Vorsicht ist das Warnschild, das jedem in den Weg gestellt wird, der die Seiten eines der ersten medizinischen Preprint-Server betreten will, nämlich dem vom British Medical Journal unterhaltenen »Netprints«-Archiv. »Warnung«, steht da in roten Lettern auf gelbem Grund, und ein Mensch wird gezeigt, den ein Blitz erschlägt. Wer weiterwill und allen Gefahren zum Trotz einen scheuen Blick auf jenes hoch kontagiöse, da nicht kontrollierte Material werfen möchte, der muss wie bei einer Softwareinstallation auf »Ich akzeptiere« klicken, als Zeichen dafür, dass er nun auch wirklich verstanden hat.

Preprint-Server in der Medizin

»Preprint-Server« ist ein äußerst irreführender Name für Einrichtungen, die letztlich unfertiges Forschungsmaterial ins Internet stellen, um Wissenschaftlern die Möglichkeit zu geben, darüber schon während der Arbeit zu diskutieren. Der Ausdruck »preprint« suggeriert, dass alles Material, das auf diesen Servern abgelegt wird, früher oder später seinen Weg in eine der qualitätskontrollierten gedruckten Zeitschriften findet. Dem ist nicht so. Erfahrungen mit dem bereits mehrfach genannten preprint-arXiv der Physiker zeigen, dass im Gegenteil der bei weitem größte Teil der dort gehandelten Daten nie veröffentlicht wird beziehungsweise manchmal in einer ganz anderen Form als ursprünglich beabsichtigt. In ihrer Wertigkeit entsprechen Artikel auf Preprint-Servern also viel eher einem

Vortrag oder einer Posterpräsentation auf einer wissenschaftlichen Konferenz als einer abgeschlossenen Forschungsarbeit. Und genauso wie man auf solchen Konferenzen wertvolle neue Ideen sammeln kann, bietet auch ein Preprint-Server die Möglichkeit, Kommentare von Kollegen zu sammeln und in die eigene Arbeit zu integrieren.

Preprint-Server scheinen also eine gute Sache zu sein. Mediziner allerdings sind ihnen gegenüber äußerst skeptisch. Warum? Nun, wenn vorläufiges Material in die falschen Hände gerät, so die Befürchtung, könnten damit Menschen, die es nicht richtig einordnen können, potenziell gefährdet werden. Gedacht ist dabei natürlich weniger an den Patienten, der in einem Preprint-Archiv nach neuen Therapien fandet. Ein solcher Patient würde zweifellos auch in leichter zugänglichen Bereichen des Internets genug Unbewiesenes finden, das auszuprobieren nicht ratsam scheint. Nein, Sorgen macht man sich vor allem, weil Journalisten mit ihren besser ausgebildeten Spürnasen in einem Preprint-Server auf Material stoßen könnten, das der Öffentlichkeit dann als wissenschaftliche Erkenntnis verkauft wird.

Diese Argumentation ist wenig überzeugend: Konferenzen sind bekanntlich auch keine geschlossenen Veranstaltungen, und das dort präsentierte Material ist genauso vorläufig wie jenes auf Preprint-Servern. Im Übrigen hat die Öffentlichkeit natürlich auch dann ein Recht zu erfahren, was mit ihren Steuergeldern gemacht wird, wenn das Ergebnis einer Forschung später nirgends veröffentlicht wird.

Es gibt aber noch ein härteres Argument für Preprint-Server, gerade in der Medizin. Wie Patienten am besten zu behandeln sind, das wird heute mehr denn je durch klinische Studien ermittelt. In solchen Studien werden verschiedene Medikamente an Patienten ausgegeben, die zum Beispiel an einer Herzerkrankung leiden. Die Wirkung dieser Medikamente wird dann miteinander verglichen. Oft werden zum Vergleich auch Plazebos herangezogen, also Pseudomedikamente ohne jegliche wirksame Substanz. Typischerweise glaubt man in der Medizin erst dann an die Wirksamkeit einer Substanz, wenn sie in mehreren Studien demonstriert werden konnte. Häufig werden allerdings Studien, in denen eine Substanz XY unwirksam war, gar nicht erst veröffentlicht. Wenn nun ein Autor für einen Übersichtsartikel über die medikamentöse Behandlung einer bestimmten Krankheit die veröffentlichten Studien durchsieht, dann trifft er überdurchschnittlich häufig auf für das entsprechende Medikament »positive« Studien, während die »negativen« möglicherweise nur nicht veröffentlicht wurden. Man spricht dann von einem »Veröffentlichungs-Bias«. Eine »gute Studienlage« für ein Medikament wäre vielleicht gar nicht rosig, wenn wirklich alle Studien auch veröffentlicht würden.

Preprint-Server könnten dieses Problem lösen, wenn man Studienleiter und ihre Financiers verpflichten würde, alle angefangenen Studien als »work in progress« auf diesen Servern abzulegen. Fallen die Studien anders als erwartet aus, dann müssten sie später nicht unbedingt veröffentlicht werden. Es gäbe aber auf jeden Fall eine für jeden verfügbare Möglichkeit nachzuvollziehen, was es so alles an Studien zu einem Thema gab. Die Qualität der Behandlung könnte dadurch im Einzelfall verbessert werden, weil mehr Forschungsergebnisse in die klinischen Entscheidungen einfließen können.

Preprint-Server wurden übrigens mit Beginn des Interzeitalters nicht erfunden, sondern eher re-erfunden. Bereits im Jahr 1961 wurden in den USA auf Initiative der National Institutes of Health so genannte Informationsaustauschgruppen gegründet. Sie arbeiteten allerdings streng analog: Innerhalb einer solchen Gruppe wurde unveröffentlichtes Material fotokopiert und an alle versandt. Das Verfahren war auf Dauer zu aufwändig und teuer und wurde deswegen 1966 wieder eingestellt.

Wegweiser durch die elektronische Forschungspublizistik

[1] Public Library of Science (PLoS)
    http://www.publiclibraryofscience.org
[2] BioMed Central (BMC)
    http://www.biomedcentral.com/
[3] PubMed Central (PMC)
    http://www.pubmedcentral.nih.gov
[4] HighWire Press
    http://highwire.stanford.edu/
[5] German Academic Publishers (GAP)
    http://www.ubka.uni-karlsruhe.de/gap-c/index_de.html
[6] Budapest Open Access Initiative
    http://www.soros.org/openaccess/
[7] Scholary Publishing and Academic Resources Coalition (SPARC)
    http://www.sparceurope.org/
    http://www.arl.org/sparc/
[8] German Medical Science (GMS)
    http://www.egms.de
[9] ArXiv
    http://arxiv.org
[10] Institute for Scientific Information (ISI)
    http://www.isinet.com/

Weiterführende Literatur

[1] Delamothe, T., »Open access publishing takes off«, British Medical Journal 328, 2004, 1–3
[2] Delamothe, T., »Scientific literature's open sesame?«, British Medical Journal 326, 2003, 945 ff.

[3] Dyer, O., »US universities threaten to cancel subscriptions to Elsevier journals«, British Medical Journal 2004, 328, 543
[4] Ginsparg, P., »Winners and Loosers in the Global Research Village«, Beitrag zur Konferenz UNESCO HQ in Paris vom 19. bis 23.2.1996; weit verbreitet im Internet, z. B. unter: http://gateway.library.uiuc.edu/icsu/ginsparg.htm
[5] Godlee, F., »Making reviewers visible: openness, accountability, and credit«, Journal of the American medical Association 6/2002, 287(21), 2762–2765
[6] Godlee, F., »Global information flow«, British Medical Journal 321, 2000, 776–777
[7] Gooden, P. & Morgan Stanley Consulting, »Scientific Publishing: Knowledge is Power«, Marktanalyse mit Schwerpunkt auf Reed Elsevier von der Consultingfirma Morgan Stanley, veröffentlicht am 30.9.2002
[8] Guédon, J. C., »Creating Scientific Value with Open Access«, Hintergrundpapier für das Budapester Treffen des Open Society Institute 16. – 18.1.2003, im Internet unter http://www.soros.org/openaccess/pdf/background_paper.pdf
[9] Kassab, S. & BNP Paribas, »Professional Publishing«, Marktanalyse von BNP Paribas, veröffentlicht 10/2003
[10] LaPorte, Ronald, »The death of biomedical journals«, British Medical Journal, 5/1995, 310, 1387–1390
[11] Relman, A. S., »The NIH E-Biomed-Proposal – A Potential Threat to the Evaluation and Orderly Dissemination of New Clinical Studie«, New England Journal of Medicine 6/1999, 340, 1828–1829
[12] Schroter, Sara, »Effects of training on quality of peer review: randomised controlled trial«, British Medical Journal, doi:10.1136/bmj.38023.700775.AE (published 2 March 2004)
[13] Tan-Torres Edejer, T., »Disseminating health information in developing countries: The role of the internet«, British medical Journal 321; 2000, 797 ff.
[14] White, Caroline, »Little evidence for effectiveness of scientific peer review«, British Medical Journal 2003, 326, 241